Mayo Clinic 科普译丛

糖尿病饮食生活

The Mayo Clinic Diabetes Diet

〔美〕唐纳德·D. 亨斯鲁德（Donald D. Hensrud, M. D.） 主编

屈 伟 主译

译者（以姓氏拼音为序）

董志忠 何书励 郊 蓉 刘 杰

刘 煜 刘国强 庹晓晔 魏雅楠

杨文利 钟娉婷 朱 岳

北京科学技术出版社

作者声明

书中的信息并不能代替专业的医疗建议，仅供参考。作者、编辑、出版者或发行者对由本书引起的任何人身伤害或财产损失不承担任何责任。

本出版物不是由妙佑医疗国际翻译的，因此，妙佑医疗国际将不对出版物中出现由翻译引起的错误、遗漏或其他可能的问题负责。

THE MAYO CLINIC DIABETES DIET: 2nd edition

THE MAYO CLINIC DIABETES DIET JOURNAL: 2nd edition

by Donald D. Hensrud, M.D., M. P. H.

Copyright © 2018 Mayo Foundation for Medical Education and Research (MFMER)

Published by arrangement with Nordlyset Literary Agency

through Bardon-Chinese Media Agency

Simplified Chinese translation copyright © 2024

by Beijing Science and Technology Publishing Co., Ltd.

ALL RIGHTS RESERVED

著作权合同登记号　图字：01-2020-3096

图书在版编目（CIP）数据

糖尿病饮食生活 /（美）唐纳德·D.亨斯鲁德（Donald D. Hensrud）主编；屈伟主译. —北京：北京科学技术出版社，2024.1

书名原文：The Mayo Clinic Diabetes Diet

ISBN 978-7-5714-3394-9

Ⅰ. ①糖… Ⅱ. ①唐… ②屈… Ⅲ. ①糖尿病—食物疗法

Ⅳ. ①R247.1

中国国家版本馆CIP数据核字（2023）第225306号

责任编辑：赵美蓉	电话传真：0086-10-66135495（总编室）
责任校对：贾 荣	0086-10-66113227（发行部）
图文制作：北京锋尚制版有限公司	网　　址：www.bkydw.cn
责任印制：吕 越	印　　刷：北京宝隆世纪印刷有限公司
出 版 人：曾庆宇	开　　本：700 mm×1000 mm　1/16
出版发行：北京科学技术出版社	字　　数：293 千字
社　　址：北京西直门南大街16号	印　　张：22
邮政编码：100035	版　　次：2024年1月第1版
ISBN 978-7-5714-3394-9	印　　次：2024年1月第1次印刷

定　　价：158.00元（随书附赠《糖尿病饮食生活日志》）

推荐序

　　人类 70% 以上的疾病属于慢性复杂性疾病，其发生发展取决于遗传、环境等多重因素。糖尿病就是最典型的"慢病"，它的高发病率和危害性已广为人知。中国是全球糖尿病患者人数最多的国家，2019 年患者人数为 1.164 亿，预计到 2030 年将达到 1.405 亿。老年人、男性、城市居民、经济发达地区居民、超重和肥胖者的糖尿病患病率更高。对于糖尿病这类"慢病"，除了医疗，人们可以直接参与并能见效的就是预防和病后的健康管理。

　　俗话说"病从口入"，在糖尿病的诸多致病因素中，饮食属于环境因素。研究与实践证明，管好饮食的质与量就是从预防到治疗贯穿始终的有效措施。关于饮食管理，已有不少宣传，既有教科书式的说教，也有民间经验，更有不负责任的误导，而最好的是有科学依据且通俗易懂、易于操作的指导。

　　《糖尿病饮食生活》是来自世界一流的医院——Mayo Clinic 的一本权威的糖尿病饮食指南，由 Mayo Clinic 的专家编著和审阅。Mayo Clinic 的内分泌专科水平连续多年独领风骚。他们在为患者提供高水平的系统临床治疗的过程中积累了丰富的经验，而且为糖尿病人群制定出被称为 Mayo Clinic 健康体重金字塔（Mayo Clinic Healthy Weight Pyramid）的饮食指导方案，以方便糖尿病患者在生活中做好饮食和体重管理。《糖尿病饮食生活》专门解答所有糖尿病患者最感困惑、最为纠结的饮食问题。全书共 3 个部分，分 21 个章节，详细介绍了如何选择食谱、如何确定目标、如何制订规划、如何执行规划、如何激励自己实现目标等糖尿病患者最关心的生活中自我管理的重要内容。本书语言简洁明快，文笔生动有趣，图表一目了然，对患者来说，阅读了本书，不用找医生也很容易理解与糖尿病相关的许多问题，书中提供的方案也很容易执行。强烈推荐每一位糖尿病患者家中常备这样一本糖尿病饮食贴心指南，以轻松预防并发症，做到有病而无忧。

柯杨

北京大学医学部教授、博士生导师

什么是 Mayo Clinic 糖尿病饮食 ?

超重、饮食习惯不良、缺乏运动、遗传，这些都是数百万美国人患糖尿病或存在患病风险的原因。虽然这些因素都很重要，并且每一个因素都值得关注，但总有一个因素占首要位置。为了预防糖尿病或改善糖尿病的症状，你要做的最重要的一件事就是减重。

减重可以逆转糖尿病的生理过程。在减重后的几天内，血糖水平通常会有所改善，这种改善有时甚至是非常显著的。

当然，减重并不容易。人们经常通过节食来减重，但常常发现这种方法作用有限，效果令人沮丧。因此，人们最终会停止节食，并重新恢复到减重前的体重。

Mayo Clinic 糖尿病饮食是一种与众不同的减重计划，它不追求短期效果，而是注重帮助你改变不良的生活习惯。习惯很重要，保持良好的生活习惯是治疗糖尿病和预防糖尿病并发症的最佳方法。

Mayo Clinic 糖尿病饮食是一种能量低但又能让人有饱足感的饮食方案，容易坚持，而且可以通过运动消耗更多的能量。

马上开始！第一阶段是"减重！"，持续两周。在这个阶段，可以通过改变生活方式减掉 6～10 磅（1 磅 ≈ 0.45 千克）。最初，这些变化可能会让你震惊，但随着体重的减轻，你会变得更有动力，并意识到自己确实可以做到（记住，仅仅两周时间！）。

第二阶段是"持续！"，你将继续减重之旅。在这个阶段，你可以创建个性化的生活计划，实现每周减重 1～2 磅。达到减重目标之后，你所做的改变也能帮助你保持体重。

Mayo Clinic 糖尿病饮食不仅仅是一个减重计划，它还能帮助你找到良好的感觉并使你保持精力旺盛。我们要帮助你找回轻盈的脚步，让你的眼睛重新焕发光彩。

你很快就会意识到，这种改变生活方式的方法灵活且实用。我们会为你提供改变饮食方式和活动方式所需的知识和工具，但我们不会要求你必须怎么做。

最了解你的是你自己，你可以自己创建个性化的程序。我们提供了很多建议，但你才是那个决定如何做及何时做的人。

这种生活方式的一个常见特点是，你不需要计算能量或碳水化合物含量，也不需要使用食物秤或计算器。我们会教你如何估计每种食物的分量及适合你的食物量。

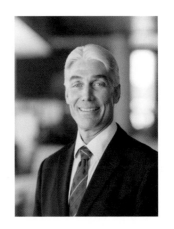

唐纳德·D.亨斯鲁德，医学博士，公共卫生硕士，预防医学专家

我们知道做出改变是有挑战性的，但减重并不一定就是困难或无聊的。许多人发现，他们遵循 Mayo Clinic 糖尿病饮食的时间越长，就越容易得到回报。

有了正确的态度，再加上一份承诺和计划，你就可以享受减重的乐趣，这种感觉很棒，同时也能让你的生活更美好！

目录

备注

1 茶匙 = 5 毫升

1 汤匙 = 15 毫升

1 杯 ≈ 237 毫升

（1 杯的体积相当于成年女性 1 个拳头的大小）

第❶部分
减重！

为了在这两周内减重和改善血糖水平，
你需要：

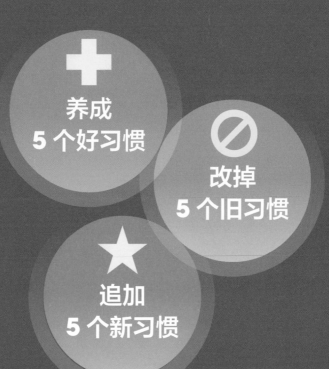

养成
5 个好习惯

改掉
5 个旧习惯

追加
5 个新习惯

就这么简单。开始吧！

第1章

开始之前

　　减重对于预防或治疗与肥胖相关的2型糖尿病至关重要。在改变饮食后的几天内，血糖水平就会开始下降。重要的是，你要知道如何应对这些短期变化。此外，了解饮食和运动如何长期影响血糖水平将有助于你更好地管理自己的血糖。本章提供了有关糖尿病和减重的重要信息，帮助你做好安全减重和享受健康生活的准备。

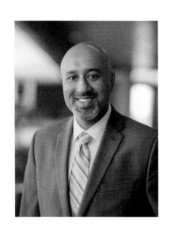

曼普雷特·S. 蒙迪，医学博士，
内分泌学专家

也许你最近被诊断出患有糖尿病，或者医生告诉你，你有患糖尿病的风险。你可能因此而担心，因为糖尿病是一种严重的疾病，可导致严重的并发症。但是，这种疾病是可以控制的，所以，请深呼吸，保持放松，然后继续阅读。

随着超重和肥胖人数的增加，美国糖尿病患者的数量也在增加。超重（肥胖）是糖尿病最重要的患病危险因素之一。要治疗糖尿病、过上健康的生活，控制体重是关键。相信你可以做到！

与体重有关的疾病（如糖尿病）之所以如此流行，是因为如今我们的生活方式发生了改变。我们吃得多、动得少，水果和蔬菜的摄入量也少。饭菜通常是在餐馆买的，这些食物往往分量过大，脂肪含量和能量过高。在工作中，在闲暇时间里，我们的体力活动也越来越少。

有一个好消息是，许多大型研究报道了关于糖尿病的知识，并告诉我们如何控制糖尿病。这些研究表明，通过采取健康的生活方式和减重方式，你可以赢得与糖尿病的这场战斗！

我们知道减重是有挑战性的，但相信你可以成功！这本书将告诉你怎么做。

什么是糖尿病?

糖尿病（diabetes mellitus）是一种影响血液中的葡萄糖（通常称为血糖）水平的疾病。葡萄糖是身体主要的能量来源。

当你吃进食物后，身体会分解食物并将其转化为葡萄糖。胰腺产生的激素胰岛素能够帮助葡萄糖从血液转移到细胞，并在细胞中经过代谢转化为能量。

如果你有 1 型糖尿病，那么你的身体将存在胰岛素分泌不足的现象。1 型糖尿病最常见于儿童或青少年，成人也可能会患上 1 型糖尿病。

如果你患有 2 型糖尿病——最常见的糖尿病类型，细胞就会对胰岛素产生抵抗，这意味着胰岛素不能起作用，这会导致血液中残留过多的葡萄糖。体重增加意味着体脂可能增加，而体脂增加是发生胰岛素抵抗的关键因素。

体重对健康的影响是惊人的。超重会增加患多种疾病的风险。然而，事物都有两面性，体重过大会增加风险，那么，减重就会降低风险。换一个说法，你就是驾驶座上掌控方向的人，通过控制体重，你就能掌控自己的未来。

Mayo Clinic 糖尿病饮食是一个减重计划，旨在帮助你安全减重，以改善和控制血糖。

记住，这种饮食方式不适合 1 型糖尿病患者。大多数 1 型糖尿病患者不需要减重——他们的体重刚好达到，甚至低于理想体重。这种饮食方式是为数百万患有 2 型糖尿病的人准备的，也是为了帮助更多有患糖尿病风险的人，他们可能正处于糖尿病前期。

你感觉不到的东西会伤害你

你可能会想："如果我有点超重、血糖有点高，怎么办?""我感觉很好，我的糖尿病似乎没有引起任何问题，它不会给我带来什么坏处。"

错！2型糖尿病是很容易被忽视的，尤其是在早期，它通常很少出现症状。这也是许多人得知自己患有糖尿病或面临患病风险时常常感到震惊的原因。

如果什么都不做，只会使问题恶化，而且可能会使糖尿病更难以控制。

马上行动！

即使你感觉很好，但如果现在不采取措施避免糖尿病的发生或阻止糖尿病的进程，你体内的很多问题最终会对你造成伤害。通过减重，你可以：

+ 防止自己患上糖尿病。
+ 减少对糖尿病药物的需求，甚至可能不必使用药物。
+ 预防与糖尿病相关的并发症，包括心脏病、脑卒中、神经损伤、肾病和眼部病变。

什么是糖尿病前期？

糖尿病前期意味着血糖水平高于正常，但还不足以归类为糖尿病。糖尿病前期是很重要的，因为它是糖尿病的开始，换句话说，它是身体由健康状态向疾病状态的过渡，可能导致心脏和血管的损伤。

你可以通过选择健康的生活方式来预防或延缓糖尿病前期发展成2型糖尿病。健康的生活方式包括健康饮食、经常锻炼身体、保持健康体重。

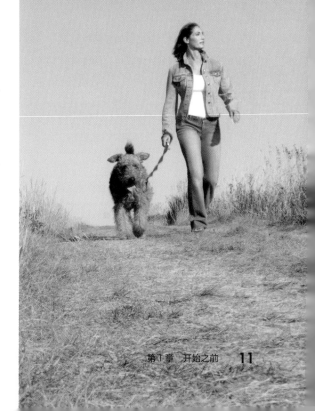

是的，你可以!

如果你患有糖尿病，你可能会怀疑节食是否安全。答案是明确的："不安全!"也就是说，你需要的是合理饮食。当下流行的节食（吃得很少、只吃几种食物、吃"特殊"食物或配方）不是你该选择的。在大多情况下，这种类型的饮食方式是会引发问题的。

也许你以前试过节食，但效果不太好。正如你将看到的，Mayo Clinic糖尿病饮食不仅提供饮食建议，而且可以帮助你逐步改变生活方式。

危险的组合

代谢综合征是一组疾病（包括糖尿病前期和糖尿病），它使你更容易患心脏病和脑卒中。如果你有以下危险因素的 3 个以上，那么你可能患有代谢综合征。

+腹部肥胖。女性，35 英寸（1 英寸≈2.54 厘米）或更大的腰围；男性，40 英寸或更大的腰围。*

+高甘油三酯。0.17 毫摩 / 升（mmol/L）或更高。

+高密度脂蛋白（HDL）胆固醇偏低。女性，低于 0.13 毫摩 / 升；男性，低于 0.10 毫摩 / 升。

+高血压。收缩压，130 毫米汞柱（mmHg）或更高；舒张压，85 毫米汞柱或更高。

+空腹血糖升高或患有糖尿病。空腹血糖 5.6 毫摩 / 升或更高。

健康的生活方式有助于对抗代谢综合征和预防糖尿病。

* 有糖尿病家族史的，腰围要相应减少 3 英寸。对于大多数亚裔美国人而言，腹部肥胖的数据如下：女性，31 英寸或更大的腰围；男性，35 英寸或更大的腰围。对于日本人而言，腹部肥胖的数据如下：女性，33 英寸或更大的腰围；男性，35 英寸或更大的腰围。

🔗 资料来源：美国国家心肺血液研究所和美国心脏协会。

如果你患有糖尿病，那么最好和最安全的减重方法就是吃健康的食物，同时控制好血糖。

Mayo Clinic 糖尿病饮食营养丰富、能量低，以食用蔬菜、水果、全谷物食物、蛋白质和健康脂肪为主。该饮食计划还提倡健康的生活方式（如坚持日常运动），以帮助减重。这是一个所有人都能遵循的饮食计划，不仅限于糖尿病患者。

总而言之，你不必为自己做特别的饭菜，你的整个家庭都可以和你一起享受健康的食物和运动。

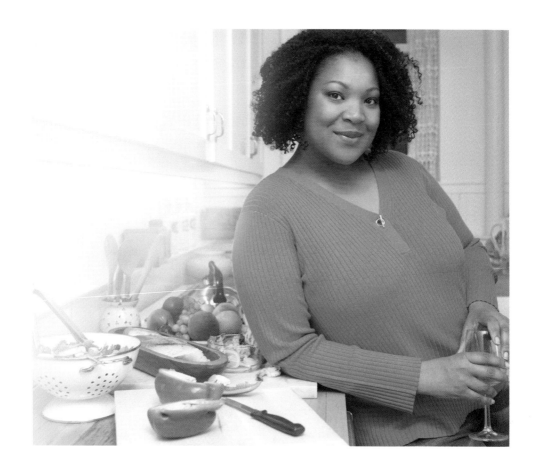

你可以在《糖尿病饮食生活日志》上记录你的结果

血糖检测

什么时候、间隔多久检测血糖取决于多种因素，包括疾病的严重程度和服药情况。

血糖检测也叫血糖监测，通常在饭前和睡前进行，医生也可能建议你在饭后 1~2 小时检测血糖。日常生活的改变（如节食）使血糖检测变得更加重要。监测血糖可以预防低血糖的发生。

血糖检测快速而简单，整个操作过程不到 2 分钟。医生或医疗团队的成员会告诉你需要什么工具，并告诉你如何去做。你应该与他们一起制订最适合你的检测计划。

做好准备

虽然你可能急于开始，但在开始行动之前，你需要先做一些重要的事情。

+ 向医生咨询。 医生会和你一起制订一个安全的减重计划，并给你一些重要的提示，比如什么时候和间隔多久吃一餐饭（通常是一日三餐）、为什么需要监测血糖及血糖水平的预期变化。

如果你正在通过药物控制血糖，这一点尤其重要：减重期间，你可能需要定期调整药物。

+ 定期检测血糖。 当你开始按规定饮食——甚至在你开始减重之前，血糖值就会改变，可能会有一段不稳定时期。这是因为当你按规定饮食时，消耗的能量减少，换言之，你没有给身体提供足够的能量来制造血糖，这是一件好事。

在身体适应能量供应的变化之前，血糖值可能会不正常。血糖可能会先下降，当身体习惯了能量供应的变化时，血糖又会变得平稳或开始上升。如果你正在服用降糖药，那么你现在需要开始监测血糖了。

要注意什么

一旦开始按规定饮食，你就要定期监测血糖，将结果记录在《糖尿病饮食生活日志》（从第18页开始）上。

记录 ▶

如果你监测到的血糖数值太高或太低，应采取适当的措施。医生会帮助你评估不健康的程度并告诉你应该如何应对。

同样重要的是，你要意识到一些症状可能是出现问题的信号，如出汗、颤抖、头晕、虚弱、脉搏过快、口渴、口干、恶心和眩晕。不管你是否在按规定饮食，你都应该知道如何应对这些症状。

准备开始

不要被这些准备工作吓到，或者因此停止做对健康非常重要的事情。准备工作只是几个简单的步骤，它们能确保你得到良好的减重体验。

现在是时候进入下一章了。开始享受你的减重之旅吧！

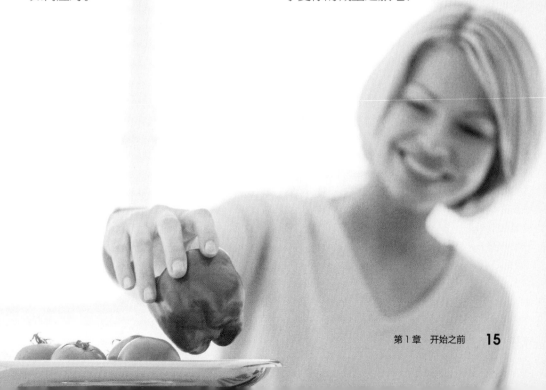

第2章

准备就绪，开始行动

如果你想减重，那就从现在开始吧。让"减重！"行动帮助你在两周内减掉 6~10 磅体重。"减重！"行动是安全可行的，你可以轻松地蜕变成更健康的你。你最终能减重多少，取决于你努力的程度。"减重！"行动执行得越好，你就越有可能减去更多的体重。在你开始减重之旅前，本章将为你提供一些必要的准备建议。

对于减重，你的感觉如何？是满怀希望，是谨慎乐观，还是好奇你最终是否能顺利地通过这个考验？

你要知道的是，减重和保持身材并不容易。如果容易，人们就不必费这么多时间在减重上了。超过 2/3 的美国成人都有超重或者肥胖的问题。

减重富有挑战性，很多人都面临着这个问题。有很多项目声称减重快且不费力，可能这些项目短期内确实有效果，但是大多数人只能坚持几周。

Mayo Clinic 糖尿病饮食要求有一定的计划性且需要付出一定的努力，你要尝试新的饮食方式和积极的生活模式。这些尝试并不枯燥。最重要的是，你投入的时间和精力带给你的潜在回报将是巨大的，你的健康和生活质量会得到明显的改善。

本项目的目标是帮助你达到更健康的体重和实现更健康的生活方式，这不是一种可能性，而是可以实现的。通过生活方式的改变，你的健康风险将会降低，你的超重状况将会改善，你将会对你的体重更加满意。

大多数人都希望通过自我改变而变得更好，但付诸行动的时候却困难重重。其实，知道了如何做之后，只要去行动就可以了。

Mayo Clinic 糖尿病饮食也许是你思考了很久才选择尝试的方法。这个减重项目将通过饮食和运动两方面的改变，帮助你过上更健康、更有意义的生活。

这很容易吗？当然不容易，这不是每个人都能做到的。你可以做到吗？当然可以，只要你愿意付出努力并不断坚持。

我们将成为你本次减重旅程中的伙伴。祝你好运，让我们携手同行。

你准备好了吗

现在就正式开始了，我们和你一样，都非常期待这次减重之旅！在之后的章节里，你会了解到更多关于饮食的原理，知道该怎么做、为什么这么做。

先问问自己：准备好了吗？减重需要找个合适的开始时间。你不想推迟开始的时间，但是你也一定不想在自己面临很多障碍的时候尝试节食，从而使自己陷于失败的境地。

第 20~21 页有个小测试，它能帮助你判断现在是不是开始改变日常生活习惯的合适时机。在测试过程中，请诚实地回答问题。

如果测试结果表明现在不是你开始减重的合适时机，比如有一些因素会干扰你的计划，那么建议你先解决问题，然后再开始减重。

如果测试结果表明现在是合适的开始时间（正如我们希望的一样），请继续阅读以下内容。

重要的事情优先做

在开始减重之前，确认你已经准备好了。准备得越充分，你成功的概率就越高。请做好以下工作。

+ 了解你的计划。 阅读第 1~6 章，这样你就知道接下来应该做什么了。

+ 选择开始的时间。 不要延迟开始的时间，因为拖延会让你失去动力。在你开始的那天，欢呼雀跃地开始吧！

+ 准备好健康的食物。 在开始之前，把不利于减重的食物从厨房里清理出去，换成水果和蔬菜等健康的食物。

+ 准备好运动装备。 准备好舒适的运动鞋和运动服，确保你能活动自如。

+ 建立一种监测方式。 你需要一种监测你的行为习惯的方式。你可以参考本书第 25 页的"习惯追踪表"。

本书应与《糖尿病饮食生活日志》共同使用。你可以开发属于自己的方法，去实现你每天和每周的目标。

记录 ▶

+ 做好心理准备。就像运动员在大赛前做心理建设一样，告诉自己你能行（因为你很棒），这将产生积极正面的作用。

发现你的内在动力

有个奇怪的现象：你已经对减重有了很好的认知——少吃多动，但是为何你在读这本书的时候没有任何行动呢？很有可能是因为你还没有找到开始行动的动力。

减重的时候不仅要了解如何做，比如吃什么、不吃什么，更关键的是找到自己内在的动力。

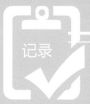

记录

《糖尿病饮食生活日志》将成为你减重时期的重要参考书，除此之外，你需要再找一个笔记本、一个App 和一个上网的工具，它们能帮助你追踪和记录本次减重的过程，进而帮你养成良好的习惯。

本书的食物范例是用来提醒你记录饮食量和运动情况的。

阅读第 12 章，你会发现，记录食物、活动及追踪你的体重将有助于长期减重。

App 和上网的工具能帮助你在线记录自己不断更新的饮食和日常活动。不管使用什么方式，适合你的就是最好的。

准备测试

在问题下勾出
最佳答案

① 你减重的主观能动性有多大?

    a. 高度的主观能动性

    b. 适度的主观能动性

    c. 有主观能动性

    d. 轻微的主观能动性或者一点都没有

② 鉴于你目前的生活压力,你能在多大程度上专注于减重和改变生活方式?

    a. 可以轻松地做到专注

    b. 相对轻松地做到专注

    c. 不确定能否做到专注

    d. 只能稍微专注,或者完全不能做到专注

③ 最初的减重速度通常较快,但从长远来看,最佳的减重速度是每周减1~2磅。你对减重速度的期待是否符合实际?

    a. 很符合实际

    b. 比较符合实际

    c. 相对符合实际

    d. 不太符合或者不符合实际

④ 除了一些特别的庆祝场合,你会经常暴饮暴食吗?你有饮食失控的感觉吗?

    a. 没有

    b. 有

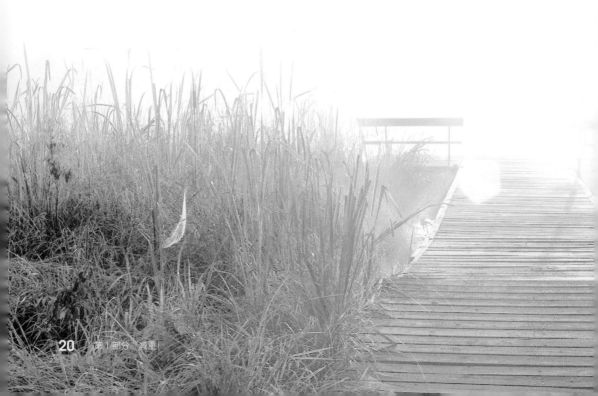

⑤ 如果你上一个问题的答案是"有"，那你在过去的一年中多久发生一次这种饮食行为？

     a. 大约一个月一次或更少

     b. 一个月几次

     c. 大约一周一次

     d. 一周三次或更多

⑥ 你会因为情绪不佳（比如忧虑、失望、愤怒或者孤独）而饮食吗？

     a. 从来没有或者很少

     b. 偶尔

     c. 经常

     d. 总是

⑦ 你对于改变并保持饮食习惯有多少自信？

     a. 完全有自信

     b. 适度的自信

     c. 有点自信

     d. 完全没有自信

⑧ 你对自己每周坚持锻炼有多少信心？

     a. 完全有信心

     b. 适度的信心

     c. 有点信心

     d. 基本没信心

如果你大部分的答案是：

+ a 或 b，你可以开始减重。

+ b 或 c，你应该考虑一下是否准备好，也许你应该等等，等准备好之后再考虑开始。

+ d，你应该推迟开始减重的时间，花点时间先做准备，重新评估一下，也可以和医生交流。

注意：如果你问题 **5** 的答案是 **b**、**c** 或 **d**，请你和医生沟通一下。如果你有进食障碍，那么你应该接受适当的治疗。

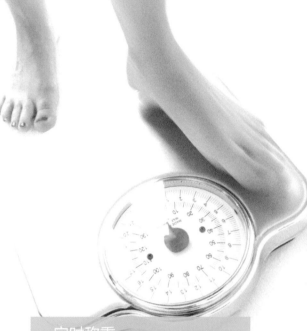

要想成功减重，你需要弄清楚你的内在动力——是什么让你有了强烈的坚持下去的愿望。

先问自己：为什么我想减重？也许有好几个原因，比如提高健康水平、消耗更多的能量、塑造更好的身材。列一个清单，将上述内容根据重要性分出优先级。

先看看你最主要的减重动机，假设医生认为你是因为血糖过高而行动迟缓和浑身乏力，那么你的答案将包括："我害怕糖尿病引起的一系列健康问题""我想拥有更强的体能，这样我就可以和家人、朋友一起享受更多的乐趣"。答案没有对错之分，只要考虑对你来说什么是最重要的。

牢记这些动机。将"我要不要吃甜甜圈呢？"写在便签纸上，贴在家里和办公室里，通过手机或者你想看到（或者你不想看到）的照片提醒自己不要偷吃。

发挥你的创造力。你已经找到你的减重动机，接下来，发挥你的创造力，寻找保持减重动力的方法。

定时称重

每天称重有助于你严格执行饮食计划。每天称重时，不要对体重的波动过于在意，短期的体重波动反映的多半是体内水分的正常改变，而不是脂肪的减少或增加。连续称重几天或者几周后，回顾你的体重变化趋势。

确认起点

在开始减重之前，先确认起点。

▎记录 ▶

+ 记录最初的体重。 每天定时测量体重，比如每天早晨测量。

+ 确定身体质量指数（BMI）。 按照第 153 页介绍的方法确定你的 BMI。记录下来，以便之后做对比。

+ 测量腰围。 使用一条有弹性的带子，在髋骨最高点水平围绕一圈，测量你的腰围，记录结果。

+ 记录血糖值。 连续几天测量晨起空腹和晚餐前的血糖值，记录下来。

你还可以做其他的事情。

+ 考虑你的健康状况。 如果你除了糖尿病还有其他情况，比如心脏疾病、呼吸系统疾病、怀孕或关于健康的其他问题，请在开始减重之前，先向医生咨询。

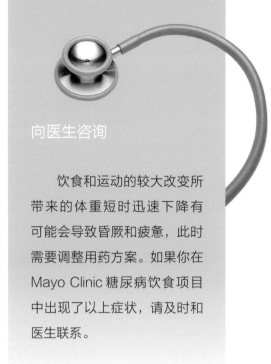

向医生咨询

饮食和运动的较大改变所带来的体重短时迅速下降有可能会导致昏厥和疲惫，此时需要调整用药方案。如果你在 Mayo Clinic 糖尿病饮食项目中出现了以上症状，请及时和医生联系。

最后几个问题

完成以上的准备，你就可以开始减重了。

关于减重，还有下面几个建议。有时候人们发现事情做起来很困难，是因为想要做的太多了。

坚持一些良好的生活习惯，比如每天吃健康的早餐。不要考虑减重多少或者如何减，遵循这些良好的习惯就可以。

有时候，一些行为会导致增重，比如中午吃快餐、睡前吃冰激凌和不运动。大多数人没有意识到这些行为可能产生的后果，一旦这些行为累加在一起，便会导致体重增加。旧习惯很难改，但改掉它也不是不可能。

如果在接下来的两周按照以上的建议做，你就能避免可能导致体重增加和诱发糖尿病的问题。

减重计划正在改变你的生活方式——摒弃那些不健康的生活方式，用健康的习惯替代它们。这就是你能成功减重的原因。

人无完人，很少有人能在两周内完成这三方面的要求，但是你需要尽最大努力去做。你可能会对你做到的事项感到惊讶，你将发现一切并没有你想象中那么困难。

在你设定的日期，开始行动吧！

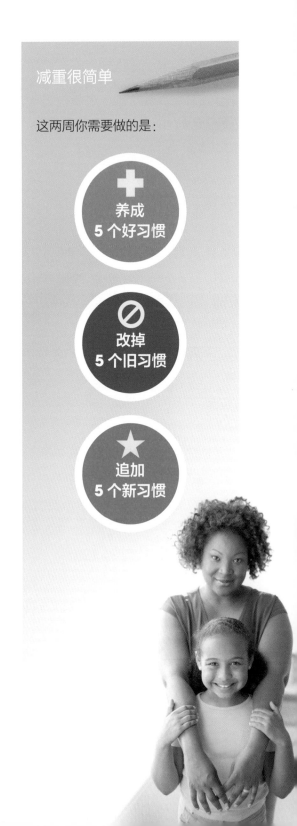

减重很简单

这两周你需要做的是：

养成
5 个好习惯

改掉
5 个旧习惯

追加
5 个新习惯

习惯追踪表

习惯
追踪表

做到了就打√	第1天	第2天	第3天	第4天	第5天	第6天	第7天	总计
养成 5 个好习惯								
1. 吃健康的早餐								
2. 吃蔬菜和水果								
3. 吃全谷物食物								
4. 吃健康的脂肪								
5. 运动								
改掉 5 个旧习惯								
1. 吃东西时不看电视								
2. 戒糖								
3. 不吃零食								
4. 吃适量的肉和乳制品								
5. 不到餐馆就餐								
追加 5 个新习惯								
1. 对食物进行记录								
2. 对日常活动进行记录								
3. 多运动								
4. 吃"真正的食物"								
5. 设定每日目标								
总计								

养成
5 个好习惯

第3章

养成 5 个好习惯

改变固有习惯是很有挑战性的，人们往往低估了改变自己的日常生活模式的难度。但通常最具挑战性的事情会随着时间的推移变得更容易。换句话说，坚持下去，你会变得更好。本章将讨论你日常生活中的 5 个习惯，帮助你顺利启动你的减重计划。

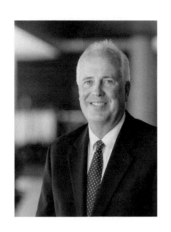

马修·M. 克拉克，哲学博士，
心理学家

在减重期间，人们经常会反复思量哪些事情可以做、哪些事情不能做。比如："我中午不能再吃快餐了。""我压力大的时候就想吃巧克力，但这好像不好吧?""看电影时我就忍不住想吃爆米花，但这好像不好吧?"

这些都表明他们正在积极转变自己的生活方式。不过，对于个体而言，关注的重点往往不在于得到了什么，而是放弃了什么，因此，人们都愿意和别人分享他们感觉真正失去的东西。

本章讲述的不是你需要放弃什么，而是你需要给每天的生活增加些什么。你要把 5 个好习惯慢慢融入日常生活中。记住，新行为的养成需要时间。这些改变不会自动发生，过程也并不容易，但希望你能尽最大努力。如果把注意力集中于正在进行的事情上，你就不会太在意要放弃的东西。

减重的长期目标能取得成功并不只是靠减少坏习惯，还需要你学会走出困境。如果你是一个压力大了就想吃东西的人，那么当你感受到压力的时候，就要控制自己不去吃东西。在日常生活中，你更需要学会减压，避免让自己陷入高压中。

尽你所能去接受这些改变。记住，不管有多大压力，都要尽力推动正向的转变。

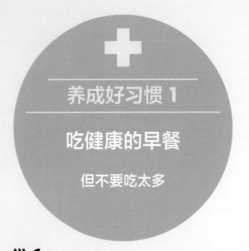

养成好习惯 1

吃健康的早餐

但不要吃太多

做什么：

每天坚持吃早餐，但不要吃太多，吃点东西会让你的一天有个好的开始。

为什么：

研究表明，吃早餐的人比不吃早餐的人更容易管理好体重。吃早餐也有助于你在一天中变得更有精力。

定时吃饭（包括早餐）能使你的血糖维持在一个稳定的范围。如果你是通过服用药物来控制血糖的，这就显得尤其重要了。

怎么做：

+ 多吃全谷物食物。比如燕麦、全麦面包等。

+ 颜色多样。多吃各种颜色的新鲜或者冷冻但甜度不高的水果。

+ 早餐要吃饱。可以喝低脂牛奶和酸奶，吃鸡蛋、坚果和坚果酱，比如花生酱，这能让你通过早餐获得满足感。

+ 提前做好计划。如果时间允许，前一天晚上提前准备好一盒谷物、一个碗和一把勺子，为早餐节省时间。

+ 做一个明智的选择。选择你想吃的麦片，冷食或热食均可，查看其营养成分，比如膳食纤维和糖的含量。如果你想加牛奶或者酸奶，应选择低脂或无脂的。你也可以加香蕉片或者蓝莓。

+ 混合多种食材。尝试制作水果奶昔，将香蕉、菠萝、新鲜或者冷冻的蓝莓和低脂酸奶等原料搅拌均匀。

✦ 随身携带。准备一些便于随身携带的食物，如苹果、橙子、香蕉、速食麦片、单杯装的低脂酸奶、全麦百吉饼（袖珍版）和单片的低脂农家干酪。将以上食物与水果混合，再加入膳食纤维和甜味剂，一起搅拌后即可食用。

✦ 吃卷饼类食物。在全麦玉米饼上放炒鸡蛋、柿子椒丁、洋葱，或者花生酱和香蕉，做成卷饼。

✦ 吃得更健康。比如法式吐司，可用全麦面包、蛋清或者鸡蛋等替代品进行制作，加入一点儿肉桂、香草提取物增加甜味。使用不粘锅或者烹饪喷雾剂煎制吐司，并在上面放一些不甜的苹果酱、蓝莓酱或者香蕉干。

✦ 时常创新。如果你不喜欢传统的早餐食物，那么由瘦肉、低脂奶酪、蔬菜和全麦面包制作的三明治会是不错的选择。

如果你以前没有吃早餐的习惯，那从现在开始每天坚持吃一点，可以从一块水果或者一根能量棒开始，以后逐渐增加其他的食物。一旦养成习惯，你就很容易坚持下去，而且每天早晨你都会感觉饥肠辘辘。

如果长期不吃早餐，你可能在早餐时间不会觉得饿，也不会想吃早餐。然而，你在这一天随后的时间里会进行弥补性饮食。所以，吃早餐有助于减重。

养成好习惯 2

吃蔬菜和水果

**每天至少吃 4 份蔬菜和
3 份水果**

做什么：
每天至少吃 4 份蔬菜和 3 份水果，
至于怎么计算，请看第 96～97 页。

为什么：
新鲜的果蔬是保持健康饮食和减
重的基础。过度加工的食物、甜品和苏
打水的能量密度较高，而果蔬正好相
反，它们体积相对较大、能量密度相对
较低。建议多吃蔬菜，因为水果含糖量
相对较高，较易导致血糖升高。

怎么做：

+ 选择你喜欢的果蔬。可以选择你
喜欢的果蔬，但也不要太局限。偶尔尝
试其他的水果和蔬菜，也许它们诱人的
味道和口感会让你感到惊讶。

+ 果蔬的分量占优势。蔬菜应该占
据餐盘的大部分，其次是水果。先吃果
蔬，而不是把它们留到饭后再吃。

+ 将果蔬作为食物的首选。做饮食
计划时，以果蔬为中心设计食谱。

+ 生熟混合。尝试生的和熟的蔬
菜。把蔬菜稍微烹调一下，蒸或烤，使
其质地更柔软，再撒点香料调味。

+ 随身携带果蔬。买一些新鲜的小
型果蔬，比如小胡萝卜、圣女果和葡
萄，将它们随身带着，在感觉饿的时候
拿出来吃。

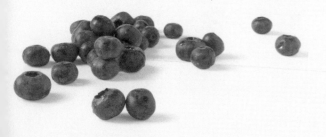

+ 将水果作为配料。将香蕉、草莓或其他水果加入麦片或者酸奶里。

+ 吃新鲜的食物。干果和水果汁的能量比新鲜水果或者冷冻的甜味水果更高，因此，果蔬的"无限量"规则不适用于它们。干果和水果汁会使你摄入的能量显著增加。

+ 探索。去当地的农贸市场买菜，那里有品种多样的新鲜食物，你可以不断尝试新的产品，而且在农贸市场也有助于搭建良好的社交关系。

+ 创新。找到将蔬菜和其他食物融合的方式，如把蔬菜加入汤、炖品、比萨或三明治里。

+ 包装。旅行之前，将果蔬包装好，方便随时吃。

我做得到！

这个减重项目鼓励吃果蔬，只是别吃过多的水果。与水果中的少量碳水化合物相比，体重减轻对你的整体血糖水平的影响更大。因此，如果吃果蔬能帮助你减重，那就吃吧！饿的时候，你可以把果蔬当零食吃。

养成好习惯 3

吃全谷物食物

比如全麦面包、燕麦和糙米

做什么：
吃全麦面包、意大利面食、糙米、燕麦片和其他全谷物食物，而不是过度加工的食物。

为什么：
全谷物食物包括完整的谷壳，富含维生素、矿物质和膳食纤维，是有利于健康的食物。全谷物食物通过增加膳食纤维含量和食物的体积来增加饱腹感，从而帮助你减重。它们比精米吸收得更慢，而且不易导致血糖的波动。

怎么做：

+ 把早餐食物换成全谷物。早餐吃全谷物麦片，比如燕麦片或糙米麦片，或用全麦面包代替白面包。

+ 常备全谷物食物。在储物柜里多备些全谷物食物，包括全谷物糙米和野米、全谷物意大利面食、全谷物非甜麦片（如果你需要增加甜度，可以加点儿水果）、皮塔饼和全麦百吉饼。

+ 吃糙米。吃糙米是一个有利于健康的选择。如果你想吃速食，可以选择速食糙米。

+ 吃全谷物主食。准备一顿全谷物素食餐，比如全谷物菠菜烤宽面、红豆糙米、全谷物沙司意大利面或蔬菜糙米。

+ 尝试全谷物配菜。全谷物食物也可以尝试作配菜用，如炒熟研碎的小麦、荞麦或全谷物大麦。

+ 加入全谷物。煲汤或炖菜时加入全谷物大麦或野米。

+ 使用全麦面粉。在制作煎饼、华夫饼、松饼和面包时，用全麦面粉替代一半的白面粉。

+ 学会看食品标签。在超市采购的时候，注意食品标签上的特殊成分，比如全麦、燕麦或糙米。那些带有"100% 小麦""杂粮""石磨研磨而成"等字眼的产品意味着不包含全谷物。

全谷物食物的口感与我们平时常吃的精细食物不同，你可能不太习惯。但是如果你去尝试，也有可能会逐渐喜欢那种口感。想想那些你小时候不喜欢现在却喜欢的食物，你就明白了。

很多人发现，当他们习惯了全谷物风味和质地的食物后，就很难再接受精米和白面了。

选择膳食纤维

全谷物食物（还有水果和蔬菜）含有膳食纤维，不易被酶解并被身体吸收。膳食纤维主要有两种：不可溶性膳食纤维和可溶性膳食纤维。不可溶性膳食纤维又叫作粗纤维，是一种不易被消化的物质，能促进人体的消化功能。很多蔬菜和全谷物食物都含有大量粗纤维。可溶性膳食纤维是指果蔬和谷物中会吸收水分的物质，它有助于降低血液中胆固醇的含量。大麦、燕麦和豆子含有大量的膳食纤维。富含膳食纤维的食物也会减少葡萄糖的摄取，有助于保持血糖水平的稳定。成年男性每天应摄取 28~34 克膳食纤维，成年女性每天应摄取 22~28 克膳食纤维，具体的量取决于年龄和日常活动水平。

养成好习惯 4

吃健康的脂肪

比如橄榄油、
植物油或坚果

做什么：
选择健康的脂肪——橄榄油、菜籽油，以及含健康脂肪的食物——牛油果、坚果和坚果酱。

为什么：
食用这些脂肪有利于心脏健康。但是不要忘记所有脂肪都含有较高的能量，因此，即使再健康的脂肪也只能少量食用。

饱和脂肪酸与胰岛素抵抗及 2 型糖尿病相关。如果你少摄入饱和脂肪酸，而吃更健康的脂肪，就能降低患心血管疾病和 2 型糖尿病的风险，还能增强体内胰岛素的作用。

怎么做：

+ 查看食品标签。选择相似食物中脂肪含量、能量更低的那个。一些低脂和脱脂的食物含糖量更高，能量也不低，其中有一些还是高盐食物。

+ 做出明智的选择。商业产品中的脂肪含量会标注在营养标签上。尽量避免选择饱和脂肪酸和反式脂肪酸含量较高的食品，尽可能选择标注含有不饱和脂肪酸的食品。

+ 少吃乳制品。为了减少饱和脂肪酸的摄入，选择低脂或者脱脂的牛奶、酸奶、酸奶油、奶酪或其他乳制品。

+ 不要吃含反式脂肪酸的食物。这种食物是很不健康的，如今生产商正在减少反式脂肪酸的使用，尽管如此，还是要留意食品的标签。反式脂肪酸在人造奶油、蔬菜沙拉酱和其他过度加工的食品中是普遍存在的。

+ 不要煎炸。选择低油的烹饪方式，比如烧烤、蒸煮、烘焙等。一个质量好的不粘锅有助于减少油的使用量。也可以选择喷雾式的油、低盐高汤，甚至用水来取代。

+ 减少脂肪的食用量。选择看得见脂肪含量的肉，在烹饪时把肥肉剔掉，把鸡胸肉的皮去掉。即使是少量的肥肉和皮，脂肪含量也很高。

脂肪：它们不完全一样

单不饱和脂肪酸和多不饱和脂肪酸是最佳的选择。选择脂肪含量低或者不含饱和脂肪酸的食物，避免食用含反式脂肪酸的食物。饱和脂肪酸和反式脂肪酸易导致血液里的胆固醇水平升高。几乎所有脂肪都含有较高的能量。

+ 单不饱和脂肪酸存在于橄榄油、菜籽油、花生酱、大多数坚果与牛油果中。

+ 多不饱和脂肪酸存在于其他植物油中，比如红花籽油、玉米油、葵花子油、大豆油、芝麻油和棉籽油。

+ 饱和脂肪酸存在于动物性食品中，比如肉类、猪油、蛋黄和全脂奶制品（黄油和奶酪）。它们也存在于可可油、椰子油、棕榈油和其他热带植物油当中。

+ 反式脂肪酸也被称作植物氢化油，它们广泛存在于硬化的植物油中（如硬化的人造黄油和植物起酥油），以及由这些氢化油制作的食品（饼干、蛋糕和其他烘焙食品）中。糖果、零食和法式炸薯条中也含有反式脂肪酸。

养成好习惯 5

运动

每天运动 30 分钟，甚至更长时间

做什么：
每天在你的行程中安排出至少 30 分钟的时间去走路或做其他运动。

为什么：
久坐不利于健康，而运动会消耗能量，且运动越多，能量消耗得越多。另外，运动产生"海绵效应"，当你运动的时候，肌肉从血液中吸收更多的糖分，在你身体中循环的糖分就会变少。

怎么做：

+ 选择你喜欢的运动方式。对你而言，最佳的运动就是你能坚持的运动。

+ 灵活安排。只要你方便，任何时候都可以运动。

+ 计算所有的运动量。走路到商店、在花园里锄草和打扫房间等都算运动。

+ 做间歇性运动。3 次 10 分钟快走与 1 次 30 分钟快走带来的好处差不多。

+ 安排碎片时间的运动。利用一天中的碎片时间来活动身体，如四处走动、步行去取水、上下走几层楼梯等。

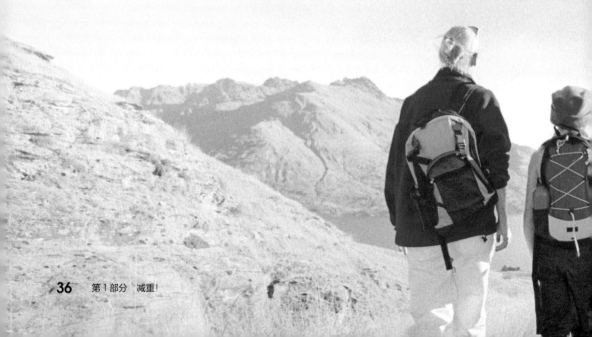

＋ 不要过度运动。如果你没有运动的习惯，那么刚开始时就不要操之过急，给身体一个适应的过程。人们经常犯的错误是一开始就进行高强度的运动。

＋ 发现更多的运动方式。当你打电话或发邮件时，尽量站立完成；当你看电视或读书时，可以同时蹬着动感单车。

＋ 尝试各种运动。尝试不同类型的运动方式，总做一种运动会令人感到厌烦。

＋ 寻找一个同伴。找一个同伴一起运动会增加乐趣，也有助于你坚持完成运动计划。

我做得到！

运动最艰难的时候就是刚开始的时候——穿上运动鞋出去快走或跑步吧！当你想要退缩的时候，用正向的自我暗示去克服。

学会正向自我暗示

＋ 用"完成的时候我感到精力充沛"代替"我很累"。

＋ 用"我可以一步步来"代替"我现在应该更好"。

＋ 用"每一点努力都会让我变得不一样"代替"错过这个也没关系"。

＋ 用"每天坚持一次"代替"我从未坚持完成任何运动项目"。

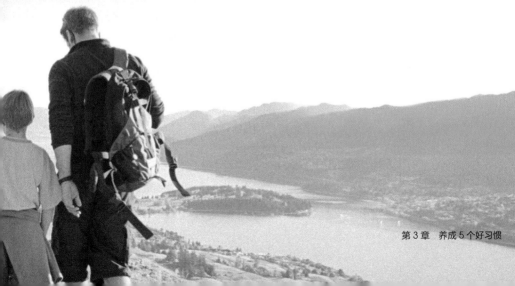

从 Mayo Clinic 健康体重金字塔开始……

学会参考 Mayo Clinic 健康体重金字塔中的饮食方式。在本书的第 10 章和第 16 章，你将学会如何摄入更多金字塔底部的食物和摄入更少金字塔顶端的食物，以及如何增加运动量。接下来的内容中，我们将按照金字塔结构更细致地规划你的日常饮食。

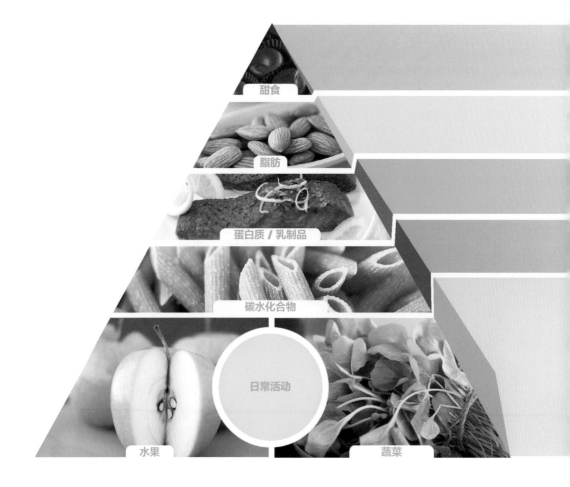

甜食

脂肪

蛋白质 / 乳制品

碳水化合物

日常活动

水果

蔬菜

Mayo Clinic 健康餐桌

下图是根据金字塔安排饮食时一顿饭的结构。蔬菜和水果占餐食的大部分。摄入更多果蔬的方式之一就是享用一盘绿色沙拉。其他食物应当适量吃。碳水化合物大约占 25%，蛋白质 / 乳制品也大约占 25%。脂肪和甜食尽量少吃，也可以不吃。至于饮品，可以喝一些低卡或零卡的饮料。

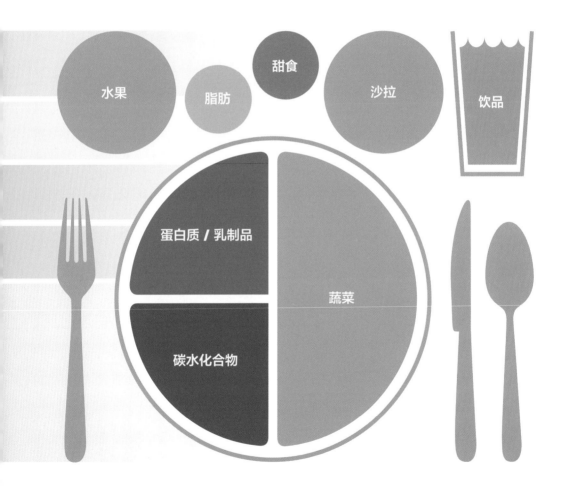

第4章

改掉5个旧习惯

改变任何习惯都是具有挑战性的，而通过改掉那些在情感上、社交上及心理上对你影响深远的事来重塑自己则尤为困难。改掉本章所述的5个旧习惯或许会让你觉得有点吃力，但你也能因此看到体重方面的明显变化。

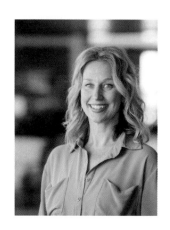

克里斯汀·S.维克斯，哲学博士，心理学家

现在，让我们打起精神来。这是具有挑战性的一部分内容，在这部分内容中，你可以真正了解到如何吃及为何这样吃。不妨将这些挑战看作一次真正了解自己的机会。

与很多人一样，你可能将食物当作提神的工具——为了补充能量、改善情绪，或是为了在无聊的时候有事可做。饮食是社交和情感活动的一种形式，它对我们的身心也会产生好的或坏的影响。当你感觉改变太难的时候，请不要灰心，把注意力放在你的感受上。也许你在不吃糖的最初几天会感到暴躁和被剥夺了什么，但是坚持下去呢？你是不是慢慢适应了？

在前两周的"减重！"阶段抓住机会并为之努力。之后，根据你获得的新体验，找出那些你想继续坚持的习惯。培养新习惯很难，有时候你需要忍受一些不适，我们当然并不希望你痛苦不堪、忍饥挨饿或者暴跳如雷。在感到沮丧、无趣或悲伤的时候，请学会接纳自己，而不是用食物去慰藉这些情绪，这样你才能变得更强大。

我们既要对自己好一点，也要对自己狠一点，有些事如果不试一试，你永远不会知道自己真正的实力。请记住，你并不需要做到完美，如果你搞砸了，那么就欢迎你进入"不完美人类俱乐部"。打起精神，加油！

改掉旧习惯 1

吃东西时不看电视

让运动的时间和看电视的时间一样长

做什么：

吃东西时别看电视，或者换个说法，看电视时别吃东西。这同样适用于任何需要盯着屏幕的事（屏幕时间），比如看手机和看电脑。让运动的时间和看电视的时间一样长。

为什么：

研究显示，看屏幕的时间过长会导致健康风险的增加及体重的增长——盯着屏幕吃东西会让你在不知不觉中吃入过多的食物。如果你定好了规矩：吃东西时不看电视，并且看多久电视就要运动多久，那你就可以改掉一个旧习惯（无意识进食），并且培养一个好习惯（增加运动）。

+ 使用便利贴。在电视上贴一张便利贴，在看电视之前或看电视时提醒自己要去运动。

+ 别忘了其他电子设备。同样的规则也适用于台式电脑或平板电脑等设备。

+ 累积时间。在看电视之前，通过运动累积允许看电视的时间。没累积够时间就不许看电视。

+ 吃东西时别分心。吃东西时别看电视、电脑或手机。沉溺于屏幕时，你很难注意到自己吃了多少，这样就很容易吃得过多。

+ 发挥创造力。在看电视时，可以做很多运动。下面是一些示例：

▶ 绕着客厅走几圈

▶ 在跑步机上走路或跑步

▶ 骑动感单车

▶ 原地踏步

▶ 做力量和灵活性训练

▶ 用弹力带做运动

▶ 举重

▶ 跳舞

✦ 休息一下。如果你看的是一个时间比较长的节目，可以在节目间隙做些运动，或在广告时间休息一下。如果你是个运动新手，更应该如此。

✦ 录制你最喜欢的节目。如果你的时间不是很充裕，不妨先将节目录制下来，这样在回看时就可以跳过广告了。这种方式可以为你节省 1/3 的看电视时间。

✦ 把电脑收起来。当电脑刚好在你眼前的时候，你会很容易开始点击它。可以将电脑放在你看不见的地方。

✦ 注意手机的使用。你会用手机做很多事，如打电话和收邮件。然而，手机上的社交软件会不知不觉地浪费掉你的时间，让你没时间做其他事情。你需要限制自己使用手机的时间，尤其是准备用手机打发时间时。

✦ 寻找替代方案。远离各种屏幕，出去散散步、骑骑车，或者去庭院里干些活。寻找有助于你改掉长时间看屏幕这个习惯的机会。

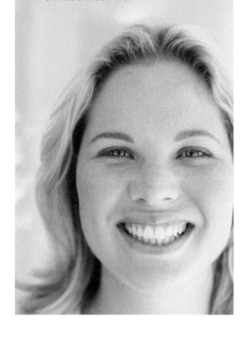

我做得到！

多对自己说积极的话——"我可以！"，而不是"我不行！"。给自己打气，而不是让自己泄气。将目光聚焦在积极的方面，而非消极的方面。

✦ 来点音乐。音乐能使你更愿意活动起来。除了音乐，运动时听有声读物也是一个不错的选择。

✦ 设置一个屏幕区域。在家里留出一块地方专门看电视或使用电脑。尤其要注意，应避免将电视放在卧室里或厨房里，否则你很容易被吸引，从而一动不动地长时间观看。

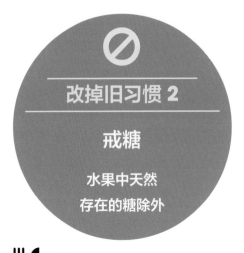

改掉旧习惯 2

戒糖

水果中天然
存在的糖除外

做什么：

如果你想吃甜食，那就吃新鲜水果。除此之外，不要摄入其他来源的糖——糖果、白砂糖、红糖、蜂蜜、果酱、果冻及含有大量糖或高果糖玉米糖浆的食品（如汽水和一些咖啡饮料）。

为什么：

这里有 4 点关于戒糖的关键原因：①糖含有较高的能量；②糖没有太多的营养价值；③如果你吃了糖，你就不会想吃其他更健康的食物；④糖对于健康有直接的负面影响。除此之外，糖还会使你的血糖迅速升高。

基于多种考虑，限糖是个好主意。更多关于糖尿病和糖的信息，参见第182 页。

怎么做：

+ 清除家里的糖。在你开始减重前，扔掉家里的糖果和汽水，储备新鲜水果并定期补充。

+ 读标签。很多产品都含糖，如果标签上的前几个成分中有玉米糖浆、蔗糖、葡萄糖、果糖、麦芽糖、红糖、糖浆或高果糖玉米糖浆等，则该产品可能含糖量较高，请把它扔掉。

+ 把红酒和啤酒藏起来。红酒和啤酒中也含有一定的糖分，所以在两周的"减重！"阶段最好也杜绝酒类。

+ 用水果来增加甜味。在早餐麦片粥、燕麦片或薄饼上放点新鲜水果，而不是加糖或糖浆。当然，最好也不要吃含糖的早餐麦片。

+ 试试不同的调味料。可将肉桂粉和不加糖的苹果酱混合起来涂在煎饼或吐司上。多香果、豆蔻、丁香、生姜和肉豆蔻等调味料都可以增加甜味。

+ 尝试天然甜饮料。用果汁混合气泡水代替汽水。

+ 享受水果奶昔。将新鲜水果、香草味脱脂冻酸奶、果汁和冰块混合，即可享受新鲜天然的甜食。

+ 自己动手做甜点。将烤苹果或烤菠萝做成甜点。

+ 尝试新口味。利用这两周来尝试一些新食物。在超市或水果店买一些平时不常吃的水果，例如金橘、荔枝、芒果、木瓜、石榴或杨桃等。寻找其他天然甜味食品，用它们来满足你对甜食的渴望。

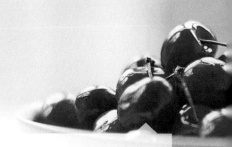

关于人工甜味剂

为什么不能买低能量的人工甜味剂呢？低能量人工甜味剂听上去是个不错的东西，既能让你尝到甜味，又能让你摄入较少的能量或碳水化合物。但事实并非如此，所以，别这么快下手!

许多使用低能量甜味剂的即食食品，如无糖苏打水、无糖糖果和无糖饼干，都没什么营养价值，应该避免食用。另外，研究显示，食用含低能量甜味剂的食物实际上可能会导致能量摄入增加和体重增加，因为它们会使你在其他时间更渴望甜食。在谨慎控制食用量的前提下，低能量人工甜味剂可以成为健康饮食计划的一部分，但是在两周的"减重!"阶段，建议别碰它们。

改掉旧习惯 3

不吃零食

蔬菜和水果除外

做什么：
如果你在正餐时间之外想吃点零食，那么就只吃蔬菜和水果。

为什么：
常见的零食通常能量高且几乎没有营养价值，而蔬菜和水果刚好相反，可以让你既有饱腹感又不会摄取过多能量，同时还富含健康的营养素。每天吃几次蔬果类零食可以帮助你控制体重，而吃常见的商业化零食则会使你的体重增加。

怎么做：

+ 清理食物柜。在开始减重前，将家里的饼干、薯条、糖果、冰激凌等食品都拿走。别将它们藏在食物柜或冰箱里。别以为你可以克制住吃掉它们的欲望。把它们都清理掉！只要它们在你家里，那它们迟早都会进入你的嘴里。

+ 备货。你应该储备充足的蔬果，而不是零食。别想着只靠苹果或小胡萝卜过日子，它们应该只是众多选择中的两种，你还可以吃奇异果、芒果、甜豌豆和甜椒片等。

+ 加调料。尝试用不同的调味料和香草来为蔬果创造新口味。还有一种选择是用蔬果蘸脱脂酸奶或鹰嘴豆泥来吃。

+ 规律饮食。建立规律的三餐模式，在相对固定的时间进食。尽量不要将两餐之间的时间间隔安排得过长，因为过长的时间间隔会让你产生强烈的饥饿感并驱使你无意识地吃零食。

+ 主动出击。找出导致你想吃零食的因素，尽量避免这些因素或者寻找替代方式。如果你在工作间隙习惯性地吃零食，试试用出去散步来代替吃零食；如果每次路过自动贩卖机你都忍不住买糖果，那就改道；如果生气、悲伤的情绪让你想吃冰激凌，那就去拜访一下朋友，和朋友聊聊天。

✦ 扪心自问。有时候我们吃零食并不是因为饿了，而是为了消磨时间或

缓解压力。当你拿起零食的时候，请问问你自己："我是真的饿了，还是只是无聊呢？"

糖尿病与零食

糖尿病患者可以吃零食吗？一些资料建议吃零食，而另一些资料则不建议这么做。那么，到底该听哪个呢？

通常，当你的血糖过低以致出现低血糖的时候，建议你吃零食。这种情况发生时，你会出汗、感到虚弱、发抖，甚至神志不清。在两餐之间摄入含碳水化合物的零食可以预防这种情况的发生。面临低血糖风险的人多数正在接受糖尿病药物的治疗，特别是胰岛素治疗。

如果你并未接受糖尿病药物的治疗，那你通常不会面临低血糖的风险。如果你患的是2型糖尿病并且主要的治疗方式是饮食和运动，那么你也不需要担心低血糖，此时零食也不是必需的。但你还是有吃零食的理由——你饿了！如果非要在两餐之间吃点东西，那就吃健康的食物。在最初两周的"减重！"阶段，我们建议只以蔬菜或水果作为零食。

改掉旧习惯 4

吃适量的肉和乳制品

一副扑克牌大小的肉及低脂乳制品

做什么：

想象一副扑克牌的大小，每天吃的鱼和肉就以此（大约3盎司，1盎司≈28克）为准。另外，如果需要摄入乳制品，只食用脱脂牛奶和低脂乳制品，并注意适量。

为什么：

所有的肉类，包括瘦肉和去皮禽肉，都含有饱和脂肪酸和胆固醇，而且能量很高。另外，红肉、加工肉摄入过量还与癌症风险升高相关。全脂乳制品也含有饱和脂肪酸，可导致人体内胆固醇含量升高。肉和乳制品都有低脂、低能量的替代品。

怎么做：

+ 别把肉类当成主菜。当你安排餐食时，应将重点放在蔬菜、水果、全谷物米饭或面食上，仅仅将肉类看成其他食品的补充。

+ 追求优质。当你吃肉的时候，应追求品质而不是数量。宁可吃一小块上等的肉，也不要吃一大块质量欠佳的肉。

+ 远离肥肉。在烹饪之前去掉肉眼可见的肥肉，或去掉禽肉的皮。

+ 告别煎炸方式。尝试肉类的不同加工方式，如用烧烤代替煎炸。食物的烹饪方式会极大地影响你摄入的脂肪及能量。

+ 多吃鱼。推荐每周至少吃两份鱼。与肉相比，鱼的饱和脂肪酸含量较低。鱼类，尤其是长鳍金枪鱼、三文鱼、鲭鱼、鲱鱼，富含 ω-3 脂肪酸，能够降低心脑血管疾病的发生风险。

+ 吃火鸡。用火鸡肉馅来代替牛肉馅。当购买火鸡肉馅时，记得买标示清楚的火鸡胸肉馅，不要买可能添加鸡皮的火鸡肉馅。

✦ 寻找植物替代品。豆类和豆制品是动物蛋白的优质替代品，可以当作每日蛋白质摄入的来源。1/2 杯熟豆子、青豆、小扁豆或豆腐与 2 盎司的鱼肉或禽肉所提供的蛋白质相当。

✦ 多吃素食。尝试每周至少吃一次素食。试试茄子千层面或炒蔬菜。把炖菜和三明治里的肉换成鲜切菜或烤蔬菜。享受洋葱、辣椒、蘑菇、番茄片和洋蓟制成的蔬菜比萨。还可以做一顿由红豆、大米、豌豆或小扁豆、素三豆（芸豆、黑豆和鹰嘴豆）、辣椒组成的美食。

✦ 寻找脱脂或低脂乳制品。避免食用全脂乳制品。饮用脱脂牛奶、低脂酸奶，购买低脂乳酪及乳酪制品。

我做得到！

在一整天中，你会做出对执行计划产生影响的诸多决定："我是吃汉堡、薯条还是沙拉呢？""我是不是要出去走走呢？"

时刻为这些决策做好准备，并制定引导自己做出正确选择的策略。那些有利于健康的决定很快就会变成你的习惯。

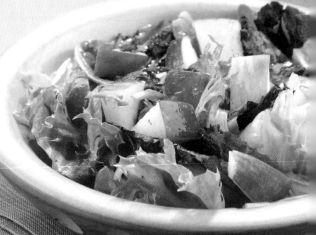

改掉旧习惯 5

不到餐馆就餐

除非这顿饭符合减重原则

做什么：

不管是在外就餐还是自己做饭，都要确保你的食物和饮料符合"减重！"阶段的原则。

为什么：

体重增长往往和在外就餐相关联。餐厅、熟食柜台、面包店展示区、美食街或小吃摊上诱人的美食外观和气味往往令你招架不住，即使并不是真的饿，你也会买下高能量的食物，结果就是摄入了超高能量。另外，大多数餐厅会提供大分量的食物，当食物摆在你面前时，你往往会全部吃掉它。

怎么做：

+ 考虑快手菜。如果在外就餐是因为时间受限，那不妨找些简单又健康的快手菜食谱。周末做一些准备工作，这样工作日的时候你只需要将食材混合加工即可。

+ 备好基本食材。确保你有足够的基本食材，这样即使是赶时间，你也可以准备好餐食。（基本食材的清单参见第189页。）

+ 购买包装好的食材。你可以购买已经切好的蔬菜和水果、已经调好味（但不能是裹了面包屑）并可以直接放进烤箱的鱼肉或鸡肉，也可以在回家的路上到熟食店里买一份健康沙拉。

如果必须在外就餐

+ 事先做好计划。如果你知道今天要出去吃饭，那么就要调整你当天的饮食计划。例如，你晚上要去餐厅吃饭，那中午就该吃得清淡点，而且还应该安排好运动的时间。

+ 先吃点东西。别饥肠辘辘地走进餐厅，否则，你会比你所希望的吃得更多，在选择食物时也很容易做出不明智的决定。建议你在去餐厅之前先吃点健康零食垫垫肚子。

+ 跳过开胃菜。它们通常不是菜单上最健康的选项，并且有可能是隐藏的能量来源。如果你想点开胃菜，那么就选择水果或蔬菜吧。

+ 谨慎选择沙拉和汤。避免选择以奶油为底汤的汤品和杂烩。以骨汤为底汤的蔬菜汤通常更健康。如果你想吃沙拉，应选择未经调味或只加了低脂调料的沙拉。要注意自助沙拉，那里可能有高能量的食物，而且因为可以随意拿取，你很可能会吃得过多。

+ 寻找健康的食物。确保你一餐的食物主要由蔬菜组成。至于肉类，鱼肉或鸡肉通常是最好的选择。尽量选择清蒸蔬菜、烤土豆、水煮的新鲜土豆、糙米或野米、新鲜水果，不要选择炸薯条、薯片或蛋黄酱沙拉。

+ 大胆提出要求。如果你想提出特殊的要求，别犹豫。大多数餐厅都会为能够满足你的要求而感到荣幸。

走进餐厅却不能点自己喜欢的食物是一件非常困难的事。你甚至可能因此想要放弃。别这样！

别让放弃成为一种习惯，学着享受自己做出健康选择的体验和氛围。总之，就是享受你所拥有的，而不是期望你没有的！

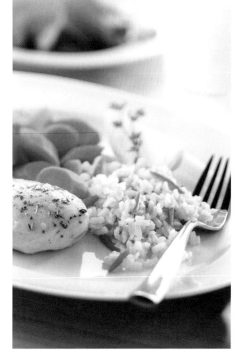

+ 跳过甜点。除非菜单上的甜点是健康的，比如新鲜水果、冻酸奶，否则最好的选择就是跳过甜点环节。

追加
5 个新习惯

第 5 章

追加 5 个新习惯

在"减重！"阶段，养成 5 个好习惯和改掉 5 个旧习惯都是必须做的。追加 5 个新习惯虽然不是必要的，但依然是值得推荐的，它们和减重也密切相关。完成的内容越多、遵循得越严格，你就越容易在减重和血糖控制上获得成功。

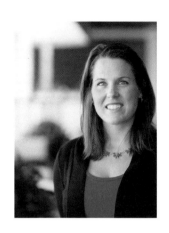

莎拉·M. 林克，Mayo Clinic
健康生活提升计划教练

　　作为一名执业健康教练，我每天都和那些希望积极改变生活方式的人在一起，能够养成新的、健康的习惯是他们获得长期成功的关键。这一章提出的 5 个有益的新习惯将在你的健康生活之旅中起重要作用。

　　追踪自己每天的活动情况及饮食内容似乎是件困难且乏味的事情，但这可以帮助你认识到自己不健康的行为模式。研究表明，坚持追踪自己的饮食摄入与运动水平的人更容易达到他们的减重目标，其中的部分原因可能是人们倾向于高估自己消耗的能量，而低估自己摄入的能量。

　　当然，也别被多运动的建议吓到。如果时间是限制因素，那就在日常活动中稍稍增加一些运动。这可能很简单，比如，去卫生间时选择最远的那个，或打电话时四处走动。

　　除非你自己亲自尝试，否则你不会知道什么是最适合你的方法。如果一种方法不奏效，那就试试另一种。坚持下去，你终将找到最适合你的方法，它会帮助你获得长期的成功。

　　每天做一点小小的改变，就会慢慢形成习惯。习惯会成为日常规范，并且最终成为你的生活方式。哪些小改变是你今天要去做的呢？

★

———— 追加新习惯 **1** ————

对食物进行记录

追踪你吃的
所有东西

做什么：
对你每天吃的所有东西进行记录，包括种类及数量。

为什么：
这些记录能让你知道自己究竟吃了什么、吃了多少，也能帮助你发现自己的饮食习惯中存在的问题。坚持饮食记录的人更容易减重成功。

如果你最近正在分配碳水化合物的摄入量，那么饮食记录能够显示出你的执行情况。记住，为了使你的血糖保持在稳定水平，你最好将一天需要摄入的碳水化合物分配到三餐中。

怎么做：

+ 做一份饮食日志。使用某种追踪工具去记录你吃的所有东西。"所有"意味着一个不落。你可以使用《糖尿病饮食生活日志》去追踪你吃的东西。你也可以在手机上找一款 App 或是使用在线工具完成饮食日志。

+ 明确一份食物的大小。你需要估算不同处理方式下食物的分量。新鲜蔬果就看大小（小、中或大）；对于面食、米饭、汤和饮料，看它有几碗、几杯或几勺；烘焙食品就记录其体积；肉类就测量其重量或体积。更多的关于一份食物大小的信息详见第 97 页。

+ 学会估计。对于炖菜或汤这样的混合食物，尽你所能去估计能量。试着将其中的主要成分列出来。

+ 别忘了额外的摄入量。记录时别忘了可能伴随食物而摄入的酱、肉汁和调味品，它们的能量可能比你吃的任何东西的能量都高。

+ 别忘了记录零食。别忘了记录零食和其他不经意间吃入的东西，它们也是能量的来源。

+ 喝的东西也要记录。将你喝下的所有饮品的种类（水、牛奶、果汁、咖啡）及数量记下来。

+ 随身携带。将你的饮食日志随身携带，这样你可以在吃东西的时候立刻记录，不用事后再去回忆。

如果你对自己的体重不满意，不妨拍张自拍照，随身带着照片，并在你面对食物诱惑的时候拿出来看，告诉自己："我正在进步，我不会回到原来的样子！"

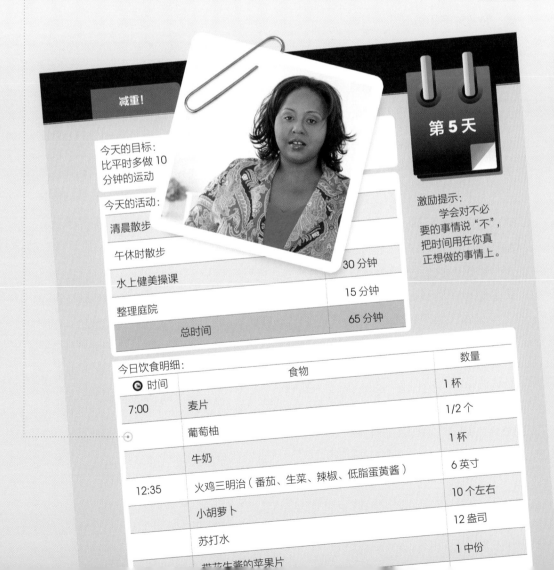

减重！

今天的目标：
比平时多做10分钟的运动

第 5 天

激励提示：
学会对不必要的事情说"不"，把时间用在你真正想做的事情上。

今天的活动：	
清晨散步	
午休时散步	
水上健美操课	30 分钟
整理庭院	15 分钟
总时间	65 分钟

今日饮食明细：	食物	数量
⏱ 时间		1 杯
7:00	麦片	1/2 个
	葡萄柚	1 杯
	牛奶	6 英寸
12:35	火鸡三明治（番茄、生菜、辣椒、低脂蛋黄酱）	10 个左右
	小胡萝卜	12 盎司
	苏打水	1 中份
	花生酱的苹果片	

追加新习惯 2

对日常活动进行记录

追踪活动类型、持续时间及强度

做什么：

记录你一天之内所有活动的种类、持续时间和强度。

为什么：

这些记录能帮助你追踪一天之内的各种体力活动和运动。坚持对日常活动进行至少两周的记录能帮助你量化运动并且制订规律的健身计划。看到自己的进步，你的信心会增强，你会更愿意制定更高的目标。与食物记录相似，有很多种方式可以记录你的活动或运动，使用《糖尿病饮食生活日志》就是一种选择。

✦ 记录时间。将那些持续了 5 分钟及以上的活动记录下来，如家务活、业余爱好、娱乐活动和运动。标明每项活动持续的总时长。

✦ 记录强度。在进行活动的时候，留意活动的强度及自己的感受，如你的心率、呼吸频率、出汗情况及肌肉疲劳程度等。记录你完成每项活动的速度。

✦ 记录距离。如果你的活动方式是走路或者慢跑，估计一下你总共走过或跑过的距离，或者你所耗费的时间。你或许会发现戴一块手表或计步器对测量很有帮助。

✦ 记录其他信息。你还可以记下你活动时的天气情况、地形、你的感受及其他你认为重要的事。

✦ 慢慢来。别因为要做活动记录而感觉压力过大，以致超负荷运动。记录应该反映出你为自己设定的运动目标是合理的（并且是可达到的）。只要做安全、让自己舒适的活动就好，即使记录上有几行空白也无所谓。

+ 放在身边。和饮食日志相似，将活动记录放在随手能拿到的地方。做完活动后，你要及时将其记下来，而不是在一天结束时去回忆这一天都做了什么活动。

+ 回忆并估计活动量。如果你忘了做记录，尽最大努力回忆你这一天都做了什么活动、做了多久。

我做得到！

将这部分计划看作一场游戏——每天都是一场比赛，如果你在一天内完成了大部分事项，那你就赢了（反之就输了）。为全面打赢两周的"减重!"赛和拿下 14：0 的比分而努力吧！

减重!

第 6 天

减重!

每日记录 · 第 5 天

第 5 天

今天的目标：
比平时多做 10 分钟的运动！

今天的活动：	
清晨散步	⏱时间
午休时散步	10 分钟
水上健美操课	10 分钟
整理庭院	30 分钟
	15 分钟
总时间	
	65 分钟

今日饮食明细：
⏱ 时间

激励提示：
学会对不必要的事情说"不"，把时间用在你真正想做的事情上。

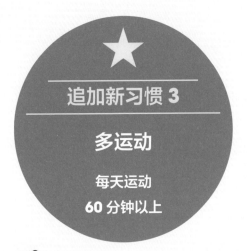

追加新习惯 **3**

多运动

每天运动
60 分钟以上

做什么：
将每天运动的时间提升至 60 分钟以上。动起来吧！除了早期习惯的不少于 30 分钟的运动之外，你不需要再额外运动 60 分钟。60 分钟以上是指总共的运动时间。当然，在合理范围内，运动的时间越多越好。

为什么：
每天至少 60 分钟的活动量能够消耗更多的能量，并且能够促进健康。

+ 按顺序。先从增加频率开始，然后增加时长，最后增加强度。第 228 页的表格展示了如何逐渐提高步行计划的频率、增加时长。有几种方法可以增加步行的强度，如加大步伐、加快摆臂、提高步速或在山坡上行走。

+ 慢慢来。如果你已经有一段时间没有运动了，做 60 分钟的运动时要格外小心。运动前一定要热身，而且要慢慢开始。一开始，只要每天都能运动就足够了，不要强求，健康和安全才是最重要的。

+ 低起点。保持足够低的强度，让自己可以顺利完成 30 分钟的运动。一旦你能够适应更长的持续时间，就增加强度。最后，试着将每天的运动时间增加到 60 分钟以上，然后再慢慢增加运动强度。

+ 了解你的局限性。在决定什么运动适合你的时候，要考虑到自己身体的限制，但不要让没有时间或不想改变成为你不锻炼的借口。

+ 安排日程表。在日程表上，把运动的事项安排进去，就像安排会议和约会一样。如果运动这个事项在日程表上，那你就更有可能去完成它。这也是你要做的最重要的事情之一。

+ 使用计步器。记录下你连续 3 天的走路步数，把 3 天的步数加起来再除以 3，计算出你每天的平均步数。将目标设定在每天增加 2000 步或 3000 步，直至达到每天 10 000 步。

寻找运动的理由，而不是不运动的借口。只要熬过了最开始的 5 分钟、10 分钟，剩下的就容易多了。你越是经常运动，就会越想运动。

+ 增加灵活度。为了防止无聊，你可以进行各种各样的活动，而不是重复同一项活动。你可以在步行、骑自行车和瑜伽之间轮流切换，也可以参加舞蹈或其他有氧运动的课程。锻炼时间也可以在清晨和傍晚之间轮换。

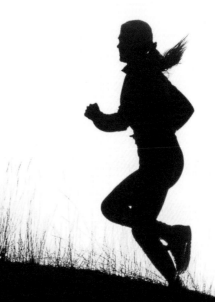

追加新习惯 4

吃 "真正的食物"

选择新鲜且健康的冷冻或
罐装食品

做什么:

只吃天然状态的食物或经过轻微加工的食物——"真正的食物"。限制或避免摄入加工程度过高的食品，如罐头、大多数盒装食品和预制食品。

为什么:

食品的加工是为了保证食品的安全性，同时也方便人们食用，但加工过程可能会添加大量的脂肪、糖和盐。"真正的食物"富含维生素、矿物质、膳食纤维、抗氧化剂和其他营养素，而速食通常仅有高能量。不是所有处理过的食品都不好，但你要做出最健康的选择。"真正的食物"通常是本地种植的，它们没有太多包装。

怎么做:

+ 提前计划。如果提前做好计划，你更有可能吃到"真正的食物"。在你的购物清单里，一定要有大量的新鲜水果和蔬菜，还要有含优质碳水化合物的全谷物食物，如糙米和全麦意大利面食。另外，也要有肉类。

+ 有目的地购物。大多数"真正的食物"都位于农产品区、肉类区及海鲜区。购物时，把时间花在这些地方。避免在加工食品的区域停留。

+ 购买瘦肉。在购买鱼、家禽和畜肉等蛋白质时，一定要购买瘦肉，并将食用量限制在一拳大小。购买的产品应该是天然状态的，而不是裹着面包糠、培根或用奶油酱腌过的。

+ 冷冻也无妨。冷冻能保存蔬菜和水果中的营养素，尽管这个过程可能会稍微改变它们的外观。冷冻的蔬菜和水果可以快速解冻并加入沙拉或其他菜肴中。

+ 去农贸市场。农贸市场是发现新鲜的"真正的食物"的好地方。

+ 看看标签。如果你选择的是预加工食品，请阅读包装上的营养成分标签。尽量选择能量低、营养成分多的食品。一般来说，加工程序越少的食物成分清单越短。

+ 冲洗干净。如果你购买的是罐装的蔬菜和豆类，食用前用清水冲洗以去除加工过程中添加的多余的钠。

+ 保持简单。"真正的食物"通常在简单烹调时味道最好，此时它们的自然风味更加浓郁。寻找简单的食谱，这些食谱在你改变计划或是感到匆忙的时候也能派上用场。

+ 充分利用预包装食物。许多杂货店都有各种新鲜的蔬菜和水果，这些蔬菜和水果都是包装好的，可以立即从袋子里拿出来并食用。有些商店也可能会有包装好和切好的瘦肉，打开包装后即可用于炒制或烧烤。

想象一件你一直想做却由于体重的原因而无法做的事。时刻记住这个画面，尤其是当你面对吃与不吃的选择时。

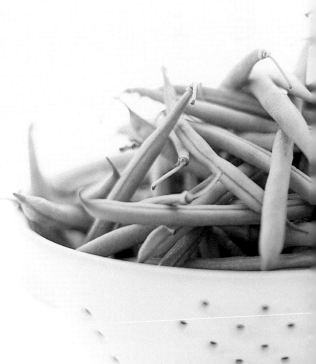

追加新习惯 5

设定每日目标

定一些可以激励你的目标

做什么：
每天设定一个让自己可以采取行动并在当天实现的目标。一旦确定了目标，就把它写下来。

为什么：
你的总体减重目标通常可以通过逐步达成一系列相互联系的较小的目标来实现。设定目标能让你保持动力，能帮助你坚持完成计划。

✦ 把它放在醒目的位置。把你写下来的目标放在你一天中大部分时间都能看到的地方。每天读几遍，以保持自己的积极性。

✦ 别把目标和体重联系起来。避免以减重为基础设定每日目标，因为体重可能随体内水分的变动而变化。当你在运动和饮食方面达到目标时，减重是自然而然会发生的事。

✦ 要积极。避免使用"应该""必须""不能"或"不会"等生硬指令，这会使你不自觉地出现消极情绪，并导致气馁和失败。例如，与其说"我今天不能吃垃圾食品"，不如说"当我想吃零食时，我会吃些水果"。

✦ 奖励自己。当你达到目标时，一定要奖励自己。可以用一次足疗犒劳自己，让自己充分享受成功的满足感，也可以给自己一段额外的放松时间，不论什么方式，奖励都是非常重要的。

✦ 不要把目标设定得太容易。设定一个现实的目标，现实并不等于容易，但把目标定得太高又有难以实现的风险。合适的目标具有一定的挑战性，它会让你感觉稍有些吃力，实现的过程中需要多付出一些努力。

✦ 调整目标。如果你设定了一个目标却没有实现，你可能会发现自己不得不改变或重新定一个目标。如果你觉得这个目标太具挑战性，你可以重新设定它，但不能只是为了方便而改变目标。

✦ 寻找其他机会。除了一个每日目标，睡觉前你还可以记下一个鼓舞人心的信息，把它贴在床边或浴室的镜子上，让它成为你第二天一觉醒来就能看到的东西。这条信息并不是一个目标，而是鼓励的话语。清晨的一条积极的信息或许能够让你的一天有个好的开始。

专注于今天，而不是昨天或明天。每天努力一点，你就会成功。

当你为未来设定一个目标后，你就很容易拖延，因为这个目标看起来像是为明天而设定的。在设定目标时，你可以写下"今天，我要多走 10 分钟"，而不是"明天，我需要开始走得更多"。

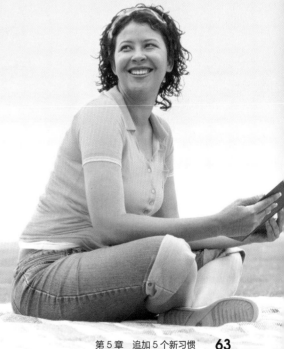

第 **6** 章

你学到了什么

　　你已经体验过吃得好、动得多的两周生活，并且维持着比过去更健康的体重。现在就来看看你从已经做过的这些行为中学到了什么，这会让你未来的人生更成功。

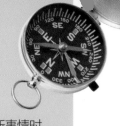

恭喜你！你已经完成了 Mayo Clinic 糖尿病饮食前两周的任务。现在是进行反思的时候：你在过去的两周里过得如何？事情比你预想的更困难还是更简单呢？

很多人发现"减重！"这个阶段并非如刚开始想的那样艰难。事实上，你可能已经做到了原来你觉得可能做不到的事，而这赋予了你力量。

记住！你在"减重！"这个阶段里养成的习惯是需要长期坚持的。这些习惯以不同的方式将你带离舒适区。你已经度过这个阶段，表扬一下自己吧！

同样重要的是，你在"减重！"这个阶段学到了什么。这很重要，因为你学到的这些都可以帮助你更好地完成下一个周期的任务。

当你在分析"减重！"这个阶段的结果时，如果觉得自己不完美，千万别灰心，也不要给自己太多压力。在这个阶段，你只是在追求一种模式，而非让自己变得完美。总而言

保持热情

当着手去做一件新事情时，一开始你往往会觉得很兴奋并且活力满满，但经过一段时间后——当新鲜感退去后——你的热情就会逐渐消失。减重这件事也是如此。在这趟新旅程中，你的热情一旦被削弱，你就会发现自己在保持热情这件事上要花更多的精力。

这就是"不断地重新审视自我并认可自我"的重要性。认真地回想一下你最初减重的理由，并提醒自己必须坚持这件有益健康的事。

你在这条路上坚持得越久，就越会觉得这条路容易走。

之，就是多吃蔬菜和水果，少吃垃圾食品，多运动一会儿，少看一会儿电视，这些才是重点。

为了将来的成功，把你在"减重！"这个阶段学到的东西真正地融入你的个人计划中去吧！

分析结果

"减重!"阶段主要强调的是习惯——改变那些会使你增重的旧习惯,养成有助于减重的新习惯。

分析你这两周的减重结果可以帮助你了解哪些方法对于改变旧习惯和培养新习惯最为有效。这些分析还会帮助你判断接下来是否应该继续减重。

注意,重点是你自己!对别人有效的方法不一定对你有效,甚至还可能适得其反。

看一看你过去两周的习惯追踪表,还有你的日常目标、食物记录和运动记录。

用这些信息来确认你的个人模式。如果某个方法很适合你,那想想为什么是它,如何运用它在下一阶段为自己更好地助力。

如果这个方法不适合你,那你的阻力是什么?有什么其他更好的方法吗?

1 使用习惯追踪表,仔细看每一行的内容,并且在各个习惯后面标记坚持的天数。每周记录一张表,然后把两周的结果整合起来。下一页的内容就是示例。

+ 哪些习惯你坚持下来了?

+ 列举你能够坚持这些习惯的理由。

+ 哪些习惯你没有坚持下来?

+ 列举你无法坚持这些习惯的理由。

+ 对于那些具有挑战性的习惯,思考可以帮助你更好地坚持的策略。翻阅第 248 ~ 269 页的行动指南,指南里论述了人们在尝试减重的过程中常见的障碍和不同的解决方法,看看哪些策略对你有用。

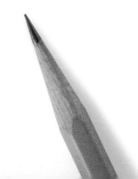

习惯追踪表

习惯
追踪表

做到了就打 √	第 1 天	第 2 天	第 3 天	第 4 天	第 5 天	第 6 天	第 7 天	总计
养成 5 个好习惯								
1. 吃健康的早餐	√	√		√		√	√	5
2. 吃蔬菜和水果	√	√	√		√		√	5
3. 吃全谷物食物	√	√	√	√		√	√	6
4. 吃健康的脂肪	√	√	√	√	√		√	6
5. 运动	√		√		√	√	√	5
改掉 5 个旧习惯								
1. 吃东西时不看电视			√		√		√	3
2. 戒糖	√	√	√		√	√	√	6
3. 不吃零食	√	√	√	√		√	√	6
4. 吃适量的肉和乳制品	√	√	√	√		√	√	6
5. 不到餐馆就餐	√	√	√	√	√	√		6
追加 5 个新习惯								
1. 对食物进行记录	√	√	√	√	√	√	√	7
2. 对日常活动进行记录	√	√	√	√	√	√	√	7
3. 多运动	√						√	2
4. 吃"真正的食物"	√			√			√	4
5. 设定每日目标	√	√	√	√	√	√	√	7
总计	14	12	12	10	10	9	14	

2 在习惯追踪表中，计算出每一列的得分，这就是你每一天的习惯总分。

+ 一周中的哪几天你做得较好？

+ 为什么这几天你做得较好？查阅你的日志或者每日目标以寻找答案。

+ 如果某些天你做得不好，分析一下可能的原因是什么。

+ 同样，你能从你的日志或者每日目标中得到答案吗？寻找可能对你有帮助的模式。你是否在每周的开始做得比较好，但是一到周末就失去动力？一周中的哪一天对你来说是个挑战呢？

+ 在你分析个人习惯时，可以查阅行动指南（第 248~269 页），看看是否能找到解决困难的方法。

3 查阅饮食日志（或者笔记本和手机）里的体重记录表。把你减掉的体重数值加起来，并且量一下你的腰围。

+ 你是否在某一周减掉的重量多于另一周？如果是，那可能的原因是什么？

+ 你的腰围是否变小了？小了多少？通过体力活动获得的肌肉增量可能会使你的腰围变小。

+ 你在评估自己的习惯时学到的东西和你的体重变化是否有关？

4 虽然你的分析很重要，但是别过分沉迷于它。对于为什么一些事做得很好而另一些事做得不好，你自己可能有很好的见解。带着你学到的东西，继续前进。现在是时候开启下一个阶段了。

真正的原因是什么？

当你分析自己的习惯追踪表和其他日常记录时，想想过去两周你可能学到的与你自己和你的习惯有关的东西。例如，你在周末很难保持健康的饮食和运动，这是为什么呢？

还有更多的情况：

+ 你会在感到无聊、焦虑或陷入压力时吃东西吗？

+ 在某些地方，如家里、商场、办公室，你是否更难保持良好的习惯？

+ 当你和别人在一起而不是独自一人时，是否更能遵循良好的饮食习惯？

+ 你是否在屏幕（电脑和电视）前花了太多的时间？

+ 当你在休息时，是否会把本应该完成的事拖延到截止时间才去做？

当你过渡到"持续！"阶段时，也许你最大的挑战将是如何防止自己回到旧习惯中。当你进入"持续！"阶段时，偶尔重温"减重！"阶段的时光可以帮助你走上正轨。

现在，进入"持续！"阶段

第②部分

持续！

"减重！"给了你一个快速的开始。"持续！"将会让你走上一条你可以享受一辈子的道路。

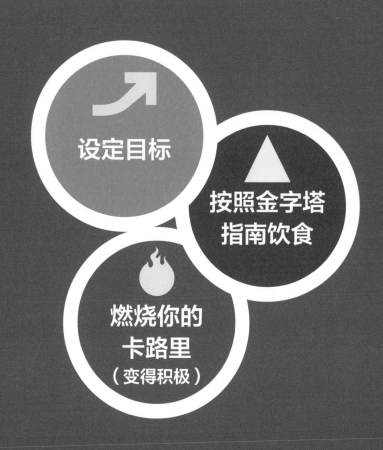

设定目标

按照金字塔指南饮食

燃烧你的卡路里
（变得积极）

现在是过渡时期，开始吧！

第7章

下一阶段

　　"减重!"这一阶段就像是你把自己投入水池中,努力使自己的头部浮出水面来学习如何游泳。这种方法并不巧妙,但效果立竿见影。现在你需要学习的是如何进行狗刨式游泳,"持续!"阶段将提供给你游泳所需的工具和技术,让你可以游得更远一些。

恭喜你！你已经顺利通过了"减重！"阶段。给自己一些赞美吧！当然，可能你并非每一天都做得很完美。或许你某个上午在工作的时候吃了一个甜甜圈，又或者上周六你守在电视机前看电视而没有按计划去健身房锻炼。但无论如何，更多的时候你都在尽力改变不良习惯，尽管有些时候这对你来说极具挑战性。

但是，完美并非目标，坚持到底才是最重要的！真的，你向自己证明了改变是一件有可能的事——并非如你一开始想的那样困难。不久前，你可能都无法想象没有糖果或苏打水的午休时光，但是现在你不介意将它们改成小柑橘或无糖冰茶，而且，你会觉得改变之后更舒服。

"减重！"阶段的核心目的就在于使你进入状态并且改变一些不良习惯，从而真正减重。通常来说，一个人改变的不良习惯越多，减重就越多。"减重！"阶段并没有刻意强调细节，比如你每天应该摄入多少能量，而是通过改变一些和饮食、运动相关

的重要的习惯，使你轻松、有效地实现减重的目标。希望这能使你变得更强大、更自信。

从"减重！"阶段过渡到"持续！"阶段强调的是你坚持在这条路上前进并且不断做出改变。记住，随着时间推移，量变可以引起质变。

你每天都会面临不同的选择——可能是在曲奇饼干和苹果之间做选择，也可能是在步行或睡觉之间做选择，"持续！"阶段就是持续性引导你做正确的选择，从而实现你的目标。如你所见，这就是过渡时期的内容——这是一个转折点，你将学会用新的方式来照顾自己，以一个全新的心态来实现它。

从短期到终生

"减重！"阶段的一个重要目标是精神重建，这样一来你就不会再依赖以往在饮食、运动方面的旧的思考方式了。

"持续！"阶段的任务是从长远的角度来思考问题。这本书的名字叫《糖尿病饮食生活》，它代表了一种可持续的饮食模式，而不是大众普遍理解的那种时断时续的节食模式。

这种新型的饮食模式（包括运动）是你在生活中可以一直坚持的。因为它制定了总体原则，同时有多种实施方式，不会让你觉得无聊和难以接受。

到目前为止，你的习惯改变得如何？不可否认的是，有些习惯的改变看起来比其他的更具挑战性。随着时间推移，也许你无法完美地坚持所有的好习惯，但也请尽可能多地坚持，并为之努力。

"减重！"阶段养成的 5 个好习惯是你可以坚持一生的好习惯。尽可能去保持这些习惯。每一天，享受健康的早餐、足量的水果和蔬菜、全谷物和健康脂肪，并且预留一定时间做运动。

"减重！"阶段需要你改掉 5 个旧习惯是为了避免你摄入不必要的能量。很多人会问这些准则在"减重！"阶段结束后是否还需要继续坚持，答案是肯定的，你要尽最大努力去坚持，但可以偶尔允许自己放纵一下。

+ 糖分。可以再吃一块甜品或者喝一杯白酒吗？可以的。但你要界定好这种行为是经常性的还是偶然的。可以在生日的时候吃一块蛋糕吗？可以。可以每天都吃蛋糕或者甜品吗？不行。要注意并控制糖分的摄入量。

+ 餐馆。不去餐馆就餐，并不是说你再也不能去餐馆吃饭了，而是要你尽可能多地在家里吃。自己在家做饭可以让你吃得更健康。

+ 零食。如果你可以走出这一步，逐渐将零食从你的屋子里清出去，用水果、蔬菜填满厨房，那么你将无须再纠结是喝桃汁还是吃甜豌豆来满足自己的欲望。如果到朋友家参加"超级碗聚会"呢？你可以吃一些（只是少量）零食，但你要清楚，这只是偶尔的行为，你第二天必须回归正常状态。

+ 屏幕。在屏幕（电视、电脑、手机）前进食的习惯最好摒弃。当然你还可以偶尔在看电影时吃无黄油爆米花，但"电视晚餐"应该成为过去了。如果边运动边看电视很适合你，那就保持这个习惯。

"减重！"阶段追加的 5 个新习惯，其中的一些你应该保持一生，比如吃"真正的食物"，而不是加工食物，还有就是多运动。坚持运动并进行记录，直到你觉得你已经了解了自己的弱点及背后的诱因。

记住，当你不知道为何又开始增重时，你可以随时重新开启你的食物记录和运动记录。

一条新路

在接下来的章节里，你将深入了解"持续！"阶段。你可以学到一些特殊的方法和策略，帮助你在探索长期保持健康体重的旅途上走得更远。你将学会如何设定目标并且控制能量的摄入。你将学会如何看一眼食物的外观就知道它含有多少能量。你将学

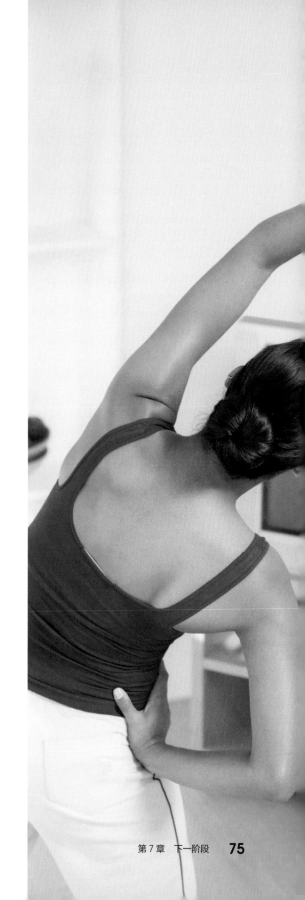

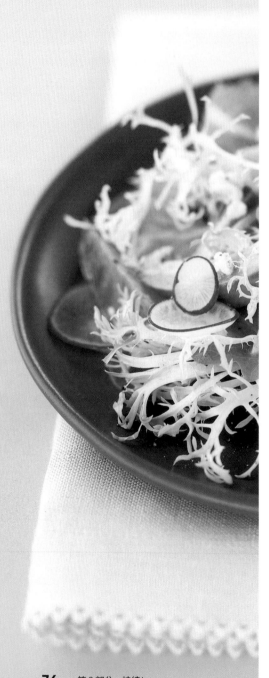

会更多消耗能量的方法。你还将在购物、拟定菜单、克服常见困难的时候找到帮手，并且保持你的热情。

在这段旅途中，你一直在不停地做出改变。很快，你就会发现你愿意吃一些你以前不会吃的食物，你之前不喜欢它们，或者是你认为你不喜欢它们。有了正确的态度，你就能不断接受新食物，你会发现有更多美味在等着你!

如果你保持开放和好奇的心态，那么这段前进的旅程就会变得越来越美好。举个简单的例子，你午餐通常会吃一份简单的沙拉——生菜、番茄、黄瓜、全熟蛋加上油和醋，但现在你意识到用菠菜也能做一份健康的沙拉。如果你加一些烤葵花子或者煮熟的藜麦呢? 再来些红洋葱或烤甜菜如何呢? 这样看起来不是很搭吗? 很快，你将会拓展对沙拉的认识，之前可能只是受限于你拥有的食材。你甚至会享受这个挑战，利用现在的时令蔬菜，以及你所能看到的或想到的各种蔬菜，去做出各种沙拉。

是的，改变是具有挑战性的，但千万别低估你自己。看看你在"减重！"阶段完成了什么！即使一开始只是前进了一小步，但只要你在减重这条路上继续前行，你就会发现，走得越远，你就越享受自己的旅程。

这真的很简单吗？不，否则每个人都能做到了。这有可能实现吗？当然，你已经在路上了。当你在前进的路上遇到绊脚石时，无须惊讶，因为别人也同样会遇到。这本书的特定章节可以帮助你鉴别绊脚石，教会你如何成为问题的解决者。行动指南里展示了各种大家可能会遇到的问题场景，以及面对和解决的方法。第21章会帮助你解决问题，让你重回正轨。

这是你的生活

虽然你在这本书中得到了很多指导，但你要记住一点，这是你自己的旅程和计划——不是你妈妈的，不是你好朋友的，也不是你邻居的，这是你为自己铺筑的一条健康生活之路。

根据自身情况制订最适合自己的计划，包含饮食和生活方式的个人计划，它将帮助你长期坚持下去。这种具有个人特色的计划好过难以捉摸的"银弹"。但这不意味着，你不可以向别人（家人、朋友、专业人士）寻求帮助（第13章）。

学习了健康饮食的基本概念，你会变得更积极，但要确保适合你，包括你的计划表、优先事项和整体人生观。减重是一个复杂的过程，事实上，有成千上万的因素可以影响减重和运动。你的任务就是决定你要干些什么来使你的计划更具有可行性。不要觉得你这一路都不能再做出改变，如果某种方法行不通，那就换种方法。

另外，保持简单。不要太在意细节，比如你的三餐食物所含成分的精确数字，或者游泳究竟让你消耗了多少能量。你可能听过这样一句话："别让完美成为美好的敌人。"有时候，太注重细节可能会使你更难达到目标。

无论什么时候，如果你想要改变得更彻底或感觉自己又回到旧习惯，你可以重复两周的"减重!"阶段。当你需要重回正轨时，考虑把"减重!"当成你个人状态重置的按钮。

最后，当你觉得管理自己的饮食和日常运动已经得心应手时，你就可以让这本书闲置了。这本书的目的是让你达到完全的自我控制，并且掌握一些维持健康生活的基本技能。当新的饮食习惯和运动习惯成为你的第二自然天性时，你将会在面临选择时默认选取健康模式。你可以独立思考，你知道你要做些什么!

在生活中持续

每个人都是不同的，这也是为什么"持续!"阶段对每个人来说都是不一样的。以下列举了一些不同的场景，饮食如何发挥作用，取决于你的生活环境和个人偏好。

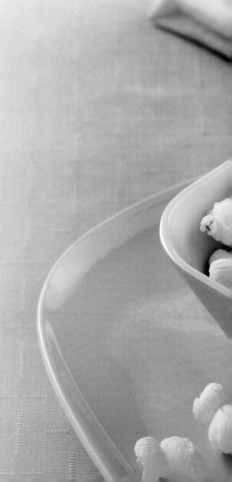

谢拉，44 岁

个人信息：已婚，有 3 个孩子，个体户，经营一个小型平面设计公司。

生活方式：忙碌的职业母亲，没有大量时间准备三餐，喜欢和家人共享空闲时光。

目标：减重，让自己变得更有活力、更有自信。

6:00	起床，遛狗，做咖啡，叫醒家人
6:15	吃早餐：一盘切好的水果，全麦吐司加杏仁黄油，橙汁
7:00	带孩子步行至公交站，然后遛狗 30 分钟
7:35	做 15 分钟的身体伸展运动
8:30	洗漱换装，到办公室工作，休息时频繁做伸展运动
10:30	吃上午的小食：酸奶和一杯茶
12:30	准备午餐：番茄，用盐、胡椒、少许橄榄油和酸橙汁调味的罗勒金枪鱼沙拉，新鲜浆果，柠檬水
13:30	步行去见客户
15:30	孩子放学回家，拿出新鲜的蔬菜和鹰嘴豆泥作为孩子的小零食
16:00	和孩子一起做作业、散步
17:00	准备晚餐：炒虾和蔬菜，糙米饭。与家人一起享受晚餐
18:15	一边看电视一边和孩子做瑜伽，回复邮件
20:00	准备孩子第二天带去学校的午餐
21:00	和丈夫一起看电视，吃点爆米花
22:00	睡前阅读，准备休息
22:30	关灯

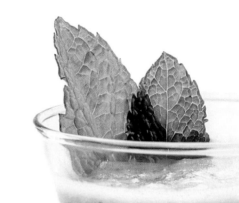

史蒂文，30 岁

个人信息： 男，单身，制药公司的法律顾问。

生活方式： 长时间工作，不吃早餐，喜欢做饭。

目标： 减重，让自己变得更有活力、形体更好。

6:30	起床，做少量身体伸展运动和核心运动，准备开启新的一天
7:00	准备早餐：奶昔、新鲜水果
7:30	开车上班；在距公司稍远处停车，走路到办公室；在路上买咖啡和报纸
10:30	休息，在办公室里走动；喝点咖啡，吃点烤坚果
12:30	和公司客户吃午餐：烤鱼配沙拉和苏打水
15:00	吃点爆米花
17:30	下班，去健身房；做些运动，和朋友在当地俱乐部打美式壁球
18:30	开车回家，车里播放电子书
19:30	准备晚餐：搭配胡萝卜和干樱桃的野米饭，烤鸡胸肉，用大蒜和柠檬汁调味的芝麻菜
20:30	看喜欢的节目
21:30	上网，读书，或者和朋友闲聊
22:30	准备上床休息
23:00	关灯

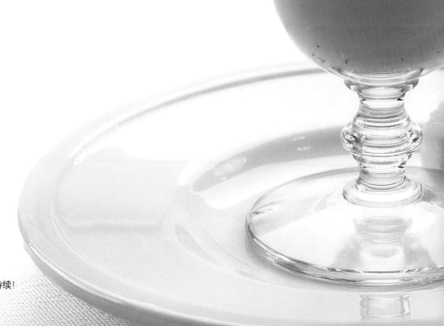

马克斯，60 岁；珍，62 岁

个人信息：马克斯的工作是轮班倒型的，珍已退休，两人的孙辈经常来拜访。

生活方式：时间比较自由，有不同的食物偏好。

目标：保持健康，跟孙辈一起出去旅游。另外，珍想减重。

7:30	起床，吃早餐。马克斯的早餐是燕麦片、香蕉和咖啡；珍的早餐是酸奶、水果和茶。准备开启新的一天
10:00	到附近的公园散步
11:00	购物，闲逛
12:00	外出吃午餐。珍的午餐是沙拉，马克斯的午餐是俱乐部三明治和凉拌卷心菜
13:15	马克斯去上班，带上健康的冷藏主菜当晚餐；珍在家附近闲逛
15:00	珍喝茶和吃点新鲜葡萄
16:00	珍一边骑动感单车一边看下午的电视节目
17:00	珍加热昨晚的剩菜：鸡肉香肠丸和菜花土豆泥
18:00	珍和女儿、外孙们视频聊天
18:45	珍去教堂参加每周聚会
21:00	马克斯下班回家，珍也回家；两人一起看电视，在他们的运动记录上比较每日步数；马克斯做治疗室建议的腰部运动；两人吃点果酱烤面包
23:00	准备休息前，珍播放舒缓音乐
23:30	关灯

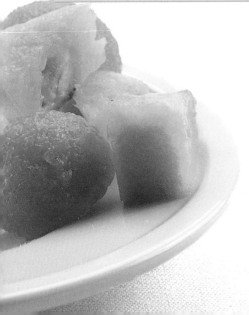

第8章

了解你的目标

你的理想体重是多少？一定低于你现在的体重吧，否则你不会看这本书。你的心中可能已经有一个确切的数字了，但在你正式确定你的理想体重之前，我们先来讲讲个人目标及它们如何帮助你获得成功。

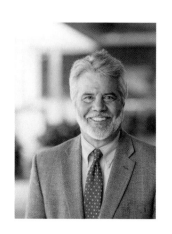

菲利普·哈根，预防医学博士

对于那些想要减重的人来说，是否设定目标决定着减重能否成功。目标可以激励你，使你保持专注。它们帮你把想法变成行动，并助你达到目的。

但是，设定目标并非说说那么简单。你不可能只是把目标写下来，然后期待它们自己实现。

你实现减重目标的能力与目标的实际可行性息息相关。很多人谈到减重时，都有一些不切实际的期望，他们往往把自己的目标设定得太远、太高，并且不具可行性。

在确认目标之前，你应该花点时间思考你目前的自身情况。你想要减重，原因是什么？为什么减重对你很重要？你这么努力奋斗的动力是什么？

一旦有了答案（或者一些可靠的假设），你就可以准备你的计划了。把那些太大的、不容易实现的目标都分解为可实现的小目标。下面的信息会提示你应该怎么做。

许多人将在这个过程中对自己有更多的了解，他们会对自己能够以一个正确的态度对待这件事，并通过有效的计划取得成就而感到惊讶！

达到并且保持健康的体重是一件持续终生的事，有些时候你仍会觉得这件事做起来很难。减重是一项大工程，这可能是你一生中最大的任务之一。

无论做哪件大事，如果你只在意结果（在很遥远的未来！），那过程中会很容易气馁。要实现你最终的梦想，你就要明白如何将它转化为很多小的、可实现的、具有可行性的目标，这些小目标串起来就构成了你的最终目标。

不论做什么事，目标都是很重要的。它会帮你规划航向，帮你把渴望和梦想变成实际性的、有意义的里程碑。

本章节提供了一个实用的指南来帮助你设立和实现自己的目标。在本章节中，我们将讨论你的目标。在下一个章节里，我们将会介绍金字塔目标。这些都是基于 Mayo Clinic 健康体重金字塔的饮食指南（第 38 页），为帮助你实现个人目标而设计的。

设立长远的目标

没有远大的抱负，你的人生理想不会轻易实现。但是你要记住，实现人生理想更离不开艰苦的努力。

运动员在成为冠军之前，都必须像冠军那样努力训练自己。有长远的目标，做充分的准备，坚定地执行计划，然后实现目标。

所以，你可以有长期的减重目标，但你需要立足于现实，制订合理的计划，并付出足够的努力。

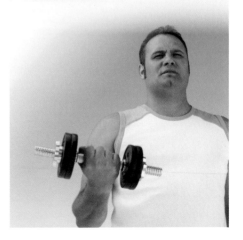

个人目标

个人目标是专门为你自己设定的。在一个新项目开始前的几周，你可能早已在心中有了自己的一些小目标。减重就好比是目标清单里最重要的项目，但你也可以设定其他的目标，比如让形体变得更好看，培养更健康的饮食习惯，或者让自己感觉更舒服。

如果还没有准备好，那就在小纸条上写下你的目标，然后写明这些目标为什么对你而言很重要。是什么驱使你做出这么大的改变？你想让自己的身材更好或者穿更小码的衣服吗？你期待少吃一点控制血压和血脂的药吗？你的驱动因素可能远远不止于此。

问问自己，每个目标对你来说到底有多重要。通常，这个目标越重要，你就越有斗志去实现它。结合实际去查看和分析你的每个目标，可以帮助你优化和确认你最应该努力的方向在哪里。

再问自己，你究竟有多少信心能实现写下的这些目标。在 1 ~ 10 的量尺上，如果你的信心值小于 7，那你可能需要将你的目标高度调低些，这样你才能有更多的信心去实现它们。如果你的目标不止一个，那么你要思考一下，一次性设定这么多目标是会分散你的注意力，还是会激发你的活力。

分析目标有助于你优化甚至改变目标。也许你那个想减掉 20 千克的目标会受即将到来的同学聚会影响，但你现在意识到了，你真正想要的是变得更健康、自我感觉更好，所以你自然知道要怎么做。

通常，个人目标的制定大多是围绕着体重、运动、健康饮食和良好的自我感觉这些方面。

体重目标

当你准备设定一个确切的减重目标时，只要你的目标体重是安全（健康）和切合实际的，那就没有错误答案。第153页的身体质量指数（BMI）表可以作为参考。

一个切实可行的减重目标是什么样的？这取决于你的体重，你现有体重的10%可能是个不错的目标。如果你现在的体重是180磅，那你减重的目标就是18磅；如果你现在的体重是250磅，那你减重的目标就是25磅（以此类推）。

你不一定要立即达到你的长期减重目标。你的长期减重目标目前看来可能并不切合实际，把它分解为数个小的短期目标可能更好。短期目标依然取决于你的体重，你现在体重的5%就是个不错的短期目标。如果你现在的体重是180磅，那你减重的小目标就是9磅；如果你现在的体重是250磅，那你减重的小目标就是12.5磅。也可以让医生帮助你基于你的身体状况设定合适的目标。

运动目标

与减重目标没有错误的答案一样，你必须达到的运动量也没有唯一答案。尝试一周内的多数日子都进行至少30分钟的运动。记住，任何一种运动都对你有利，只要它们是健康且安全的。

你现在应该已经知道动起来是你实现减重目标的一项主体内容。规律运动有利于肌肉增长并使你变得强壮，而肌肉会比脂肪消耗更多的能量，从而使你瘦得更持久。

你在"减重！"阶段里进行了什么运动？你觉得这些运动对你有用吗？现在是可以把目标调高一点，还是依旧力不从心？你能挑战自己是好事，但你应该确保自己设定的目标是合理的。

健康饮食目标

也许你有一个小目标是吃得更健康，这里有很多方法可以提供给你，让你提高自己的饮食质量。

想想你的问题出在哪儿，你可以做些什么来解决这些问题？

表现力与结局

这里有两种类型的目标可以助力你的减重。要想成功，你需要把这两种目标结合起来。

+ 结局目标。 结局目标聚焦于结果，比如"我想要把体重减到145磅"，或者"我想要减重30磅"。

+ 表现力目标。 表现力目标聚焦于过程或
行动，比如"我将每天步行30分钟"，或者
"我将每天吃4份蔬菜"。

表现力目标常常是可以帮助你实现大目标的一
小步。如果不设定表现力目标，就好比尝试跑一场之前没有
经过训练的马拉松，你没有赢的胜算，而且这会成为你惨痛的教训。

当结局目标和可以提供必要助力的表现力目标捆绑在一起时，结局目标实现起来
就容易多了。建立小的每日表现力目标不仅可以让过程变得更可行，还可以给你更多
的空间让你做个性化的目标调整。如果你可以做到这点，那么你的所有行动都会变得
更好管理和更具有可持续性。

对于减重，你不一定非要一个设定宏伟的结局目标。有些人觉得只关注吃得健康
和运动得多（结合表现力目标）比设定一个更大的结局目标更有效；有些人则认为追
寻特定的体重目标可以帮助他们在这一路上保持动力。

记住，有时实现一些合理的短期目标比追寻一个又大又不切实际的目标要好
得多。

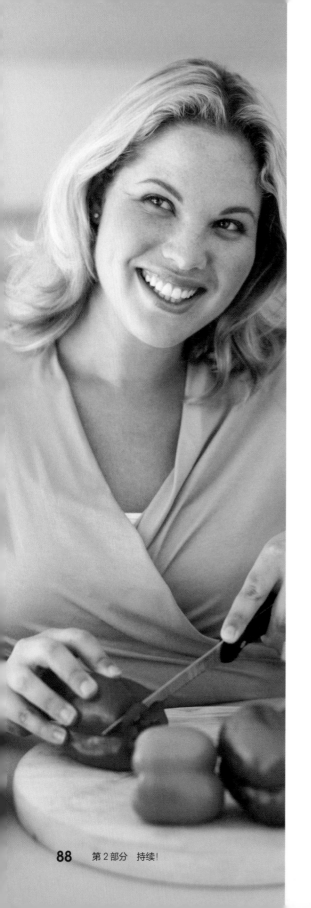

也许你的目标是少吃一些红肉、多吃一些鱼或海鲜，或是在你饿的时候吃点水果而不是糖果或薯片，又或者是三餐都吃点蔬菜。饮食清单是列不完的。

在为期两周的"减重！"阶段中，我们要求你做一些特定的饮食改变，这其中，哪些改变是你想继续坚持甚至加强的？哪些改变是你想花更多的时间和耐心去完成的？当你设定目标时，把这些因素考虑进来。

自我感觉良好的目标

拥有更多活力、运动更轻盈且自我感觉更舒适，这样不是很好吗？这当然是好的，而且是你可以实现的。你可以通过实现其他目标来获得这些感觉良好的结果。在饮食和运动上努力，不仅可以让你达到健康的体重，还能让你自我感觉更舒适。

设立 SMART 目标

当你思考并且准备写下你的个人目标时，想想你要怎样实现这些目标。如果你设定的表现力目标足够 SMART（机智）的话，那你成功的可能性会大大增加。

+ 明确（S）。 准确阐述你想要实现什么，你要怎么样实现它，以及你打算什么时候去实现它。举个例子，与其说"我想要多运动一点"，不如说"我想在每天的午餐后步行 15 分钟"。

+ 可测量（M）。 如果不测量，你怎么知道你已经实现目标了呢？如果你的目标是午餐后步行 15 分钟，那你只要戴上手表就可以知道你是否达到目标。或者试一下运动记录设备，比如用运动手环来记录你一天行走的步数。第 12 章介绍了如何测量并记录你的目标。 ▎记录 ▶

+ 可达成（A）。 设立一个切合实际的目标，以便你有充足的时间和资源来实现它。这样，你可以很容易就

开始行动。在小的改变上取得成功，紧接着在下周实现下一个小目标，好过于一口气做太多事却最终失败和放弃。

+ 有意义（R）。 设定一个对你来说很重要的目标，但它并不需要多宏伟。

+ 限定时间（T）。 你需要及时实现你的目标。像前面说的一样，去追寻你的目标，不仅可以让你保持激情，还可以确保你在一定的时间内完成任务。

一旦确立了目标，把它们写下来并摆在显眼的地方，而不是将它们锁在抽屉里或者藏在日记本里。眼都看不见，心里又怎么会想着这件事呢？

经常翻看目标来监督你的进度。你设定的这些目标是否太简单或太难？换句话说，它合理吗？不要担心，你可以边行动边调整目标。实现目标的过程需要专注，更需要灵活度。

第9章

设定目标

如果你不喜欢计算能量，那正好，你也不需要这么做！在本章中，你将学习如何将你每天摄入的能量保持在一个合理的范围内，或者足够接近这个范围，这样在减重过程中，你就不用再计算你吃的食物的能量了。

下面我们将详细说明如何把你每天的个人目标变为现实。在前两周，我们提出了一些基本概念帮助你减重，基本上就是多吃点这个、少吃点那个。

在"持续！"阶段，我们提供了更具体的计划，让你知道每天应消耗多少能量来减重，以及吃哪些食物来帮助你把每日摄取的能量限定在合理范围内。我们设置了金字塔目标。这些目标中的食物的选择依据就是 Mayo Clinic 健康体重金字塔指南，这份指南是你健康饮食的基本指南。

金字塔目标有两个重要作用：它可以帮助你减轻体重，使你达到减重目标；同样重要的是，它将通过建立一个你可以受用一生的健康饮食计划来帮助你保持体重。

金字塔目标的本质就是教你如何健康饮食。经过足够长的时间，这种饮食方式就会成为习惯。

选择你的每日能量目标

要想制订饮食计划，首先就得确定你的每日能量目标。要减轻体重，每天摄入的能量就得比消耗的能量少，为此，设定一个目标是非常有帮助的。

在"持续！"阶段，如果你的目标是每周减重 1~2 磅，那就意味着你每天要比平时少摄入 500~1000 千卡（1 千卡≈4.18 千焦）。如果你每天比平时少摄入 500 千卡，而活动水平保持不变，那你一周大概能减掉 1 磅的体重，因为 1 磅身体脂肪的能量约等于 3500 千卡。

你可以按照以下流程来确定你的目标：记录 1 周内每天消耗的卡路里数，取这些数的平均值，然后减去 500~1000。但这样做工作量很大，你也不一定需要这样做。可以通过下面的表格来简化处理，该表格是按照每周减少 1~2 磅体重所需的平均每日摄入量来设计的。

健康减重的每日能量目标

体重 / 磅	每日能量目标 / 千卡			
女士	**1200**	**1400**	**1600**	**1800**
250 及以下	√			
251～300		√		
301 及以上			√	
男士	**1200**	**1400**	**1600**	**1800**
250 及以下		√		
251～300			√	
301 及以上				√

在上面的表格中，找到你当前的体重及与该体重相关的每日能量目标。你可以以此为标准开始你的减重之旅。

你可以根据自己的目标和希望的减重速度来调整。如果你经常感到异常饥饿或减重太快，调到下一个等级的每日能量目标。注意，不要低于列出的最低等级。通常不建议女性每天的摄入量低于 1200 千卡、男性每天的摄入量低于 1400 千卡，否则可能无法获得足够的营养。

能量和血糖

碳水化合物对血糖的影响最大，因而糖尿病患者也更加关注碳水化合物。关注碳水化合物的摄入固然很重要，但更重要的是，你要记录每天摄入的总能量。

原因有两个：首先，摄入的能量越多，血液中循环的糖分就越多，患糖尿病并发症的风险就越大。影响血糖的不仅是摄入的特定食物（如碳水化合物），还有每日的摄入总量。

其次，限制摄入量至关重要的一个原因，也是你读这本书的原因——帮助你减轻体重。在可控的生活方式中，没有什么比减重对空腹血糖的影响更大。

确定你的每日食物份数目标

现在，你已经知道一天应该摄入多少能量了。但事实是，你吃的不是能量，而是食物，那怎么知道每天该吃多少食物呢？你可以进行详细的记录和分析，把你吃的食物转化为能量，但这可能比较麻烦。为了使这个过程变得简单，本计划关注 Mayo Clinic 健康体重金字塔中食物组的份数而不是能量。

利用你的每日能量目标，查看下表以确定你每天该吃多少份金字塔食物组中的食物。

记录份数比计算能量要容易得多，并且可以对摄入量进行相当接近实际的估算。下表还提供了需要摄入的食物种类，以确保饮食均衡。

请注意，表中所列碳水化合物、蛋白质/乳制品和脂肪的建议份数为上限，尽量不要超过上限。也许你做不到那么完美，但是你越严格地遵循这些建议，你成功减重的可能性就越大。

蔬菜和水果则略有不同。这些食物组的建议份数是下限。我们希望你

每日能量目标建议份数

食物组		每日能量目标 / 千卡			
		1200	1400	1600	1800	2000
V 蔬菜	4份或更多	4份或更多	5份或更多	5份或更多	5份或更多
F 水果	3份或更多	4份或更多	5份或更多	5份或更多	5份或更多
C 碳水化合物	4份	5份	6份	7份	8份
PD 蛋白质/乳制品	3份	4份	5份	6份	7份
Ft 脂肪	3份	3份	3份	4份	5份

至少摄入列出的份数，只要你愿意，可以吃更多。

当你看到每天至少要吃 4 份蔬菜和 3 份水果时，请不要惊慌。正如你将在后文中看到的那样，一份食物的量并没有你想象的那么多。我们会在整个过程中为你提供许多提示，以帮助你实现目标。

多数人不习惯吃这么多的蔬菜和水果，然而，研究表明，多吃蔬菜和水果不仅可以帮助人们减轻体重，而且还是保持体重的关键因素。

糖尿病和碳水化合物

Mayo Clinic 健康体重金字塔由 5 种食物组成，其中一种就是碳水化合物。但实际情况是，其他食物组中也含有碳水化合物。某些乳制品，例如牛奶和酸奶，含有碳水化合物，牛奶

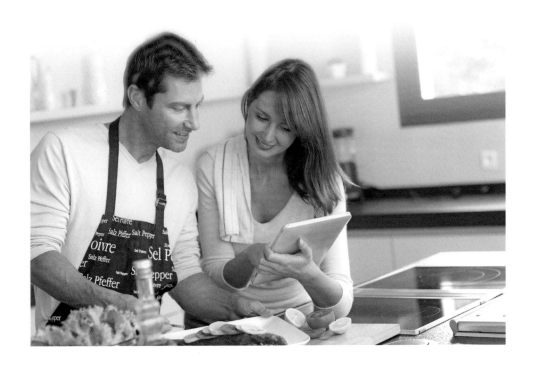

与营养师合作

尽管我们尝试以一种易于理解的形式为你制订计划，但明确吃什么和吃多少可能是个复杂的任务。注册营养师可以帮助你理解这些信息，并将其组合成适合你口味、生活方式和目标的计划。

第一次见面时，营养师可能会询问你的饮食习惯，比如你每天的饮食量是多少，你一天中什么时间进餐和吃零食，以及你的体育锻炼水平和每天的行程。

你和你的营养师可以一起找出对你而言哪些目标是切实可行和可以实现的，而哪些则是不可行的。你可以自己决定准备哪种食物、什么时候吃，以此来执行 Mayo Clinic 糖尿病饮食计划。

中的天然糖就是碳水化合物。水果和豆类（大豆、青豆和小扁豆）中也都含有碳水化合物。

对于糖尿病患者来说，一定要记住，碳水化合物不仅限于碳水化合物组的食物。

第 16 章中包含特定食物组及它们与糖尿病的关系的更多信息。如果你愿意，在第 16 章中你还将学到更多关于如何将碳水化合物纳入个性化饮食计划的信息。如果你想使用美国糖尿病协会（ADA）的方法管理日常碳水化合物摄入，请参阅第 172 页，获取将 Mayo Clinic 食物份转换为 ADA 食物份的信息。对于某些食品，ADA 对碳水化合物的计算方式有些特殊。

但是，最重要的是，如果你遵循第 93 页中列出的建议份数，那你每日除了要达到你的每日能量目标外，还应该吃接近推荐量的碳水化合物。

在本书的后面，我们还将分析规律进餐是如何防止血糖水平大幅上升和下降的。

一餐和一份

当你看到一些要吃的食物的份数时，第一反应有可能是："我不能吃这么多！"你一定是把一餐和一份混淆了。

Mayo Clinic 健康体重金字塔利用杯、汤匙和茶匙等常用量度定义一份食物的量。不要将一餐食物与一份食物混淆。一餐食物是你在盘子里放的所有食物，一餐可能包含几份食物。

如今，越来越多的人超重或肥胖的原因之一是增加了一餐的量，尤其是在餐馆就餐时。我们已经习惯了在用餐时吃大量食物，而这远远超出了身体的需要！

要想减轻体重并保持身材，你需要学习如何估算份数，以便控制饭量。在本书中，我们提供了许多工具和小技巧来帮助你。

份数的大小一目了然

你接下来的任务是分辨不同的食物，并迅速估算出多少相当于一份。这听起来可能很困难，但实际上并不难，因为我们为你提供了计算一份食物的方法。

在下一页，我们提供了带有图片示意的图表，帮助你评估 Mayo Clinic 健康体重金字塔各种食物组的份数。

请牢记这些图片示意，你可以根据自己的推荐量指导自己用餐。例如，你晚餐吃的鸡胸肉的量大约是一副扑克牌的大小，半个烤土豆大约是一个冰球的大小，放在土豆上的黄油大约是一个骰子的大小，和鸡肉搭配的胡萝卜大约是一个棒球的大小，还有菠萝丁大约是一个网球的大小。

这些图片示意可以帮助你获取接近实际的一份的量。你可以在第270～297页找到各种食物具体的份数。

"一份"的快速判断指南

蔬菜	能量 / 千卡	视觉大小
1 杯西蓝花	25	1 个棒球
2 杯生的绿叶菜	25	2 个棒球

水果	能量 / 千卡	视觉大小
1/2 杯水果切片	60	1 个网球
1 个小苹果或 1 个中等大小的橘子	60	1 个网球

碳水化合物	能量 / 千卡	视觉大小
1/2 杯意大利面或干谷物	70	1 个冰球
1/2 个百吉饼	70	1 个冰球
1 片全麦面包	70	1 个冰球
1/2 个中等大小的烤土豆	70	1 个冰球

蛋白质 / 乳制品	能量 / 千卡	视觉大小
3 盎司鱼	110	1 副扑克牌
2~2.5 盎司肉	110	2/3 副扑克牌
1.5~2 盎司硬奶酪	110	1/3 副扑克牌

脂肪	能量 / 千卡	视觉大小
$1\frac{1}{2}$ 茶匙花生酱	45	2 个骰子
1 茶匙黄油或人造黄油	45	1 个骰子

注：这些视觉大小的提示可以帮助你使用从第 272 页开始的食物清单。

理解一份食物的含义

估计用餐时食物的量是控制摄入量的好方法。不幸的是，眼睛会骗人。大多数人会在无意间低估他们所吃的食物的量，实际他们的摄入量比他们自己认为的要多，而他们还常常困惑为什么体重又增加了。这里有一个练习，可帮助你更好地理解一份的概念。

将干麦片倒入碗中，直到你感觉达到 1/2 杯的量。不要使用测量设备，单纯依靠你自己的感觉。

然后将谷物从碗中倒入量杯中。谷物接近 1/2 杯的量了吗？如果你估计错误，不要感到沮丧。大多数人估计的

1/2 杯的量都要比实际的 1/2 杯的量多。再次尝试，看看这次是否更准确。一份干谷物的量通常相当于 1/2 杯的量。

煮意大利面时可以进行相同的练习。意大利面煮熟后，将你认为是一份的意大利面放在盘子上，然后将其倒入量杯中。一份煮熟的意大利面大约是 1/2 杯。你估计得是否准确？

用你经常吃的食物进行这项练习。练习得越多，你对金字塔食物的一份的量就控制得越准确。

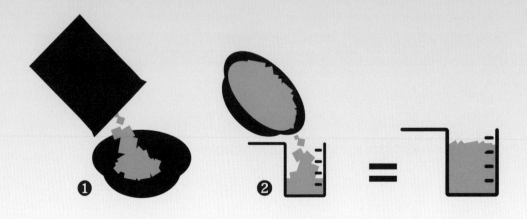

控制食物的量

对于某些人来说，一开始的时候少吃一点（蔬菜和水果除外）可能是一个挑战。适应一段时间后，大多数人就会习惯，并且发现自己对少吃一点感到很满意。当你适应之后，可以借助以下技巧帮助你控制所吃食物的量。

+ 吃慢点。如果吃得太快，那你会在大脑还未收到已经吃饱的信号时，就已经吃多了。

+ 把食物盛到碗中。不要直接从煮食物的容器中取餐食用。把食物盛到盘子或碗中，看着盘子或碗中的食物可以帮你更好地理解一份的量。

+ 专注于你的食物。吃饭时看电视、读书或工作会分散你的注意力，你会在不知不觉中吃过量。吃东西的时候一定要专注。

+ 拿少量的食物。取餐的时候要稍微少拿一些。使用较小的盘子或碗可以让食物看起来更多。

+ 不要勉强自己把食物吃光。有饱意后立即停止进食。为了不浪费而多吃的那点食物会让你增加不必要的摄入量。更好的方法是，一开始就拿小份的食物，这样你就不会浪费了。

第10章
制订饮食计划

　　把厨房秤和计算器放到一边吧，Mayo Clinic 糖尿病饮食可以帮助你用最少的仪器和设备达到减重的目的。学会几个关键概念后，你就可以开始啦！

你已经做好了所有的准备，现在是时候把你的计划付诸实践了——按照 Mayo Clinic 健康体重金字塔和 Mayo Clinic 健康餐桌开吃吧。

制定食谱是一个成功的饮食规划的重要组成部分，但是制定食谱让很多人感到畏惧，他们担心需要花费太多的时间，而他们并没有足够的时间。他们还担心需要高超的烹饪技巧，而烹饪并不是他们的强项。

健康的饮食不一定是复杂或耗时的，遵循一些基本的规则会对你有所帮助。

＋ 事先想好一周内你想吃的东西并备好食材，这样你才有合适的原材料来准备你的饭菜。

＋ 当你制定食谱时，脑中要有一份食物的标准。想一想 Mayo Clinic 健康体重金字塔底部的蔬菜和水果，这些是你应该多吃的食物，因为它们对你的健康有好处。

＋ 不要忘记控制量。你要清楚哪些食物你可以多吃，哪些食物需要限制摄入量。

＋ 时间紧张时，你可以把剩菜或健康的预包装食物当作一顿饭。

当你执行糖尿病饮食计划时，你的饮食可能与过去不同。你需要吃更多的水果和蔬菜，少吃红肉。你可能需要一些时间来适应这些改变，应该尽快找到新的替代食物以做准备。

当你改变原有的日常生活习惯，吃饭对你而言可能很麻烦。请保持耐心，随着时间的推移，吃饭的过程会变得更容易，新的饮食模式会逐渐成为你的新习惯。

关于时间

想要减重的人都清楚地表达了一个共同的想法：没有充足的时间是最根本的问题。"我很忙，请不要给我复杂的饮食计划。""我没有时间去称食物的重量或计算食物的能量。"

事实上，健康的饮食并不需要花费很多时间。首先，你需要懂得你应该吃什么食物，你可以吃多少，这样你的饮食结构才能符合 Mayo Clinic 健康体重金字塔的标准，你盘子里的食物才有合理的量。

本章内容能够帮助你做到这一点。你将在本章中学习如何做每天的饮食计划，以及如何估计食物的量。

前面的内容已经给出了一份食物的快速判断指南，可以帮助你训练大脑，让你一眼就能估计出你的餐盘里有多少份金字塔食物，让你明白哪些金字塔食物组应该被计算在内。

不要纠结于确切的量，如果某天的量不够，第二天再补回来，一周内的饮食达到平衡就行。

为什么要如此关注份和量的大小呢？如果你能遵循金字塔饮食标准，并能控制量，那你不需要担心，因为你的摄入量会自动下降到位。

按照 Mayo Clinic 健康体重金字塔和健康餐桌进餐

遵循 Mayo Clinic 健康体重金字塔的饮食建议其实很简单。翻到第 104 页，看看金字塔的图。它的形状能让你大致知道你应该吃什么、应该吃多少。重点关注底部的蔬菜和水果，这些食物的能量密度（单位质量食物的能量）低，你可以多吃。

这就是为什么建议你多吃蔬菜和水果，而不是其他食物，因为它们单位体积所含能量是最低的。（在第 15 章和第 16 章，你会学到更多关于能量密度的内容。多吃蔬菜和水果就是 Mayo Clinic 健康体重金字塔和 Mayo Clinic 健康餐桌的重要饮食原则。）

在金字塔里，越是上层的食物，其能量密度越高。为了减重或控制体重，金字塔上层的食物应该尽可能少吃一点。这也就是为什么全谷物、精益蛋白质、乳制品、健康脂肪和甜食每天应该有限度地摄入。

那么，该如何做呢？首先，回顾第 92 页的表格，确定你的每日能量目标是多少。然后，翻到第 93 页的表格，看看你每天应该吃多少种食物。把这些数字写在一张纸上，以便随时翻看。

例如，你的每日能量目标是 1200 千卡，你可以不限量地吃蔬菜和水果，但每天至少要吃 4 份蔬菜和 3 份水果。另外，你要吃 4 份碳水化合物、3 份蛋白质/乳制品、3 份脂肪。

与蔬菜和水果不同，其他食物的建议份数是有上限的——不能超过表中推荐的份数。当然，有时你的摄入量稍微超过上限也没关系，但是你要清楚，你摄入的食物量越接近你的目标份数，你就越有可能实现减重目标。

Mayo Clinic 健康餐桌帮助你想象你的食物在盘子里应该是什么样子的，它大致显示了你的每一餐饭该如何分配。例如，在晚餐时你可能会吃一种含有 2 份生菜或其他绿色蔬菜的

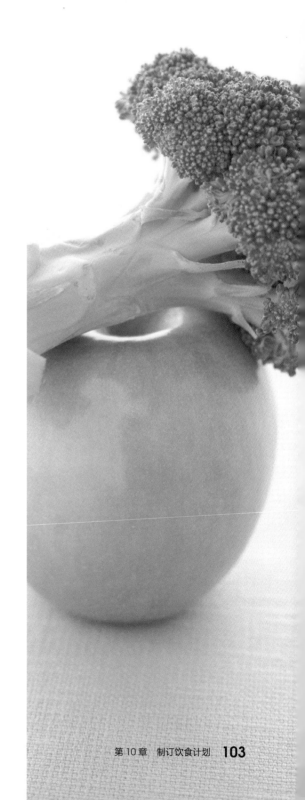

沙拉，而在你的主餐盘里，另有 2 份西蓝花（1 份西蓝花是 1/2 杯），那你的晚餐就包含 4 份蔬菜。一餐就满足了一日的推荐量！请记住，你的饮食设置可能每餐都不同，但请根据下页的图形在你的脑海中创建一个图像，显示每组食物的食用量。

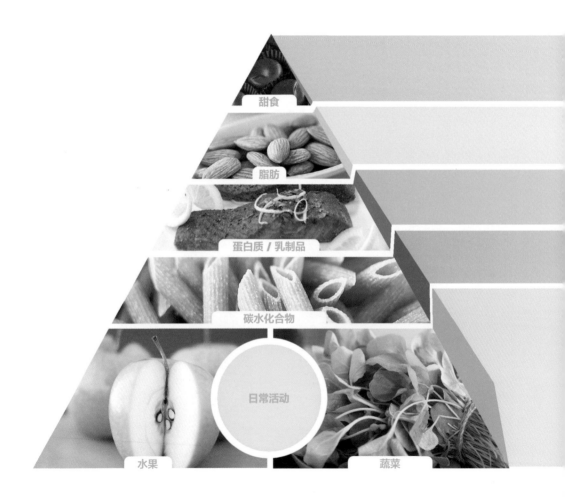

甜食

脂肪

蛋白质 / 乳制品

碳水化合物

日常活动

水果

蔬菜

规划你的三餐

现在你大概知道了每餐该吃多少，接下来就该考虑吃什么来达到份数目标。有几种方法可以让你做到这一点。

食谱指南

本书第 314 页给出了食谱指南，它包含 4 周的饮食，包括早餐、午餐、晚餐和加餐。你可以从第一天开始就按照食谱来做。如果你照着做，

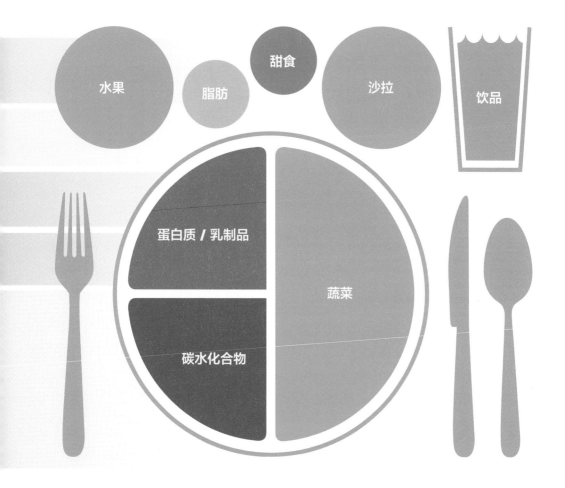

水果

脂肪

甜食

沙拉

饮品

蛋白质 / 乳制品

蔬菜

碳水化合物

你会得到所有食物组推荐的正确份数。

注意：这些食谱是为每天需要摄入大约 1200 千卡的人设计的。如果你的每日能量目标更高，那你需要调整一些食物组的份数以帮助你达到目标。

例如，你的每日能量目标是 1400 千卡，那你需要多摄入 1 份水果、1 份碳水化合物及 1 份蛋白质 / 乳制品，如第 93 页表格所示。

第一天，你晚上可能需要吃一个完整的烤土豆，而不是 1/2 个土豆；你的午餐盒里要有平时两倍量的烟熏火鸡；你今天的饮品应该是一杯脱脂牛奶，而不是零卡饮料。

份数列表

如果你想在吃什么上有更多的自由选择，一个不错的做法是制作自己的日常食谱。翻到本书的"金字塔食物份数一览"（第 270 页），这一章列出了每个食物组的多种食物，并告诉

你多少量为一份。依据这些信息来制作你的食谱吧。

假设你的早餐是一碗麦片粥、一片吐司和一些水果，我们来分析一下它的份数。从碳水化合物列表来看，3/4 杯麦片相当于 1 份碳水化合物。若你在麦片粥中加入一杯脱脂牛奶，那你就等于给早餐添加了 1 份蛋白质 / 乳制品。当你回到碳水化合物列表，你会发现一片面包等于另一份碳水化合物。若你的水果是一根香蕉，那你就有 1 份水果了。

因此，你的早餐一共有 2 份碳水化合物、1 份蛋白质 / 乳制品及 1 份水果。这意味着在这一天剩下的时间里你还需要摄入 2 份碳水化合物、2 份蛋白质 / 乳制品、3 份脂肪。另外，你还要摄入至少 2 份水果和至少 4 份蔬菜。（记住，蔬菜和水果的目标份数只是下限，而不是上限。）

计划好早餐之后，再计划你的午餐和晚餐，不要忘记一天的饮食计划中应包含 1 份零食。当你吃完后，如果你发现吃了太多的某一种食物而另

一种却吃得不够，那就调整一下，直至你吃到合适的份数为止。

制订饮食计划可能是耗时的，因为这是一个新的过程。但过一段时间后，你就能掌握它的窍门，而且你会更快地知道如何挑选食物以符合正确的份数。

整合方法

将上述两种方法整合在一起也是不错的选择。依据食谱指南来制订你的三餐计划，但是如果某天的食谱上有你不喜欢的食物，那就把它换成你喜欢的。你可以参照"金字塔食物份数一览"中的食物列表来帮助你用相同份数的同类食物替代你想要取代的部分。

随着时间的推移，所有这一切将成为一种习惯，你不再需要遵循食谱或经常检查食物列表，甚至可以做到完全不检查。你会知道吃什么食物、每种食物吃多少量能让你接近你的目标。

对你有帮助的工具

有很多工具可以帮助你制订饮食计划及追踪你的日常饮食。你可以使用《糖尿病饮食生活日志》，这是一本为配合本书而专门设计的工作簿。它提供了饮食计划技巧，书中还有专门的页面供你记录食物份数，以确保你达到日常目标。

你也可以到 Mayo Clinic 饮食网站（diet.mayoclinic.org）注册一个账户，或者在你的手机或平板电脑上使用 Mayo Clinic 饮食应用程序。

如果你对这些都不感兴趣，那一支铅笔和一张纸也可以，专门为这个主题设计的笔记本也行。又或者，如果你找到了另一个你喜欢的应用程序或追踪的方法，而且对你很有效，那也可以。重要的是找到最适合你的工具，并满足你的需求。

让过程更简单

这里另外提出一些建议，供你在制订饮食计划时参考。

+ 按周计划。 制订一周的菜单计划比一天一天地安排更高效。不要纠结于确切的总数。如果你今天没有实现目标，明天再弥补也可以，只要使一周的饮食平衡即可。你可以使用《糖尿病饮食生活日志》中的食谱来帮助你。

+ 优先考虑喜好。 一定要吃你喜欢的食物。减重可能需要你减少一些你喜欢的食物的摄入量，但不是要你完全放弃这些食物。在 Mayo Clinic 糖尿病饮食计划里，没有严格的限制，没有极度的饥饿，没有不切实际的期望。你应该发现或开辟一些新的爱好，有很多美妙的食物和食谱值得你探索！

+ 建立常规。 你的每周计划应显示出哪些日子要花更多的时间准备晚餐，哪些晚餐要吃方便食品（当然，也应该是健康食品）。使用炖锅可以节省时间。周末做一些菜，然后把下周要用的部分食材放入冰箱冷藏或冷冻起来。

你可以安排一个常规的意大利面之夜或剩菜之夜。你可以每隔几周重复一下这样的菜单。

+ 菜单适应季节。 选择易获得的最新鲜的食物——晚春的芦笋、青豆和樱桃，夏末的番茄、玉米和桃子。在当地的农贸市场里，你可以买到最新鲜的食材。

+ 尽可能方便。 没有时间准备饭菜的时候，可以食用一些方便食物，比如你喜欢的冷冻主菜或配菜。选择食物时要挑剔些，多阅读营养标签。不要只根据能量来选择食物，要寻找那些"真正的食物"（非加工食品），以及低饱和脂肪酸和低钠食物。

+ 保持灵活性。 不必要求你吃的食物每一种都是很好的营养来源，偶尔吃点高脂肪、高能量的食物是可以的，但重要的一点是，大多数时候你选择的食物应该是能促进健康，并且最有可能帮助你减重的。

量和份

我们从之前的章节中了解到，份和量不是一回事。减重的关键是了解两者之间的区别：量是你在盘子里放了多少食物；份就是含固定能量的一份食物。

大多数人都低估了一定量食物的份数，他们认为盘子里的食物就是 1 份，但实际上可能是 2 份或 2 份以上。举个例子，你可能认为一盘 8 盎司的牛排是 1 份，但实际上，在 Mayo Clinic 糖尿病饮食中，它是 4 份。

只有经过不断的实践，你才可以做到只看一眼就知道这盘食物含多少份。你需要记住第 110~111 页的图片，因为它们能帮助你选择正确的食物量来达到你的份数目标。第 112~117 页的图片也可以帮助你估计一份的量。

这看起来有点费解，不要担心，你很快会明白的！拿起一个苹果，去浏览接下来的几页和书的结尾部分吧。

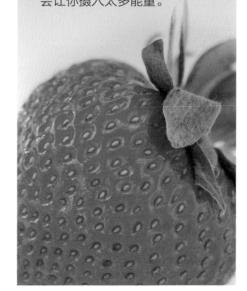

饿了就吃

Mayo Clinic 糖尿病饮食的一个基本原则就是，如果你饿了，那就吃吧！挨饿可能会适得其反，还会让你之后暴饮暴食。还有，肚子饿的时候会不开心。

因为 Mayo Clinic 糖尿病饮食允许你在合理范围内无限制地食用蔬菜和水果，所以，当你饿的时候就多吃蔬菜和水果吧。它们会让你吃饱，但不会让你摄入太多能量。

特殊的饮食

如果你是一个素食者或无麸质饮食者，那么你是幸运的。Mayo Clinic 糖尿病饮食是一种以植物性食物为主的饮食方式，重点是吃大量的蔬菜和水果，它们天然无麸质。你仍然可以遵循 Mayo Clinic 健康体重金字塔的其余部分，只是需要做一些小的调整。

+ 素食者。 如果你遵循素食或其他植物性饮食，你可能想知道你从哪里获得蛋白质。如果你不是纯素食主义者，而只是蛋奶素食主义者，那你可以放心吃鸡蛋和乳制品，它们是很好的蛋白质来源，你不需要通过吃肉来满足你的蛋白质需求。如果你每天食用多种植物性食物，也可以从植物性食物中获得足够的蛋白质。蛋白质的植物来源包括大豆

制品和素肉、坚果、种子和全谷物。

+ 无麸质饮食者。 对于那些遵循无麸质饮食的人来说，含有麸质的谷物，如小麦、大麦和黑麦，是需要特别小心的。是的，**Mayo Clinic** 糖尿病饮食包括碳水化合物食物组中的全谷物和全谷物产品，但它不涉及精制谷物产品，精制谷物产品通常是由小麦制成的。

如果你需要避免麸质，有很多方法可以让你在不吃小麦、大麦或黑麦的情况下获得碳水化合物。你可以重点关注不含麸质的全谷物，如野米或糙米、藜麦、籽粒苋、亚麻籽和荞麦。

其他天然无麸质的碳水化合物包括玉米、土豆和冬南瓜。

目测各类食物 1 份的大小
（参见第 97 页）

1 份蔬菜 =
1~2 个棒球

1 份水果 =
1 个网球

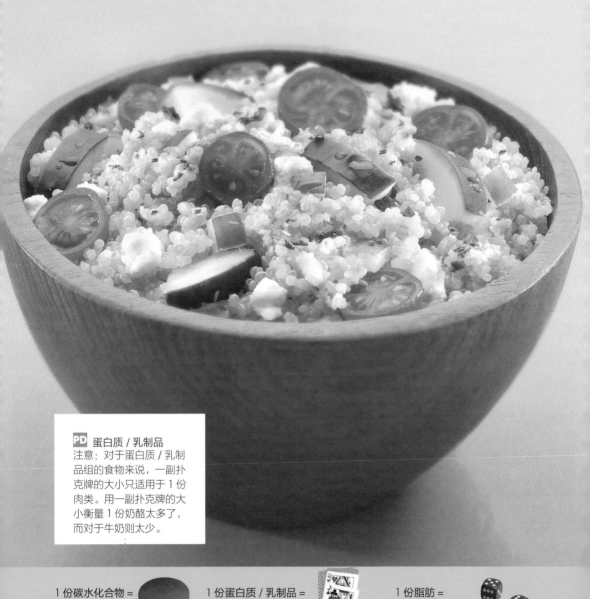

PD 蛋白质 / 乳制品
注意：对于蛋白质 / 乳制品组的食物来说，一副扑克牌的大小只适用于 1 份肉类。用一副扑克牌的大小衡量 1 份奶酪太多了，而对于牛奶则太少。

1 份碳水化合物 =
1 个冰球

1 份蛋白质 / 乳制品 =
1 副扑克牌或更少

1 份脂肪 =
1~2 个骰子

估计份数
早餐

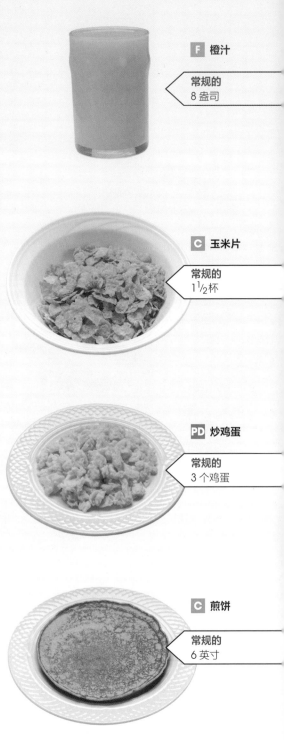

F 橙汁
常规的
8 盎司

C 玉米片
常规的
1 1/2 杯

PD 炒鸡蛋
常规的
3 个鸡蛋

C 煎饼
常规的
6 英寸

练习量的控制

　　大多情况下，我们的早餐要么是能量过高（鸡蛋、培根和炸薯饼），要么几乎没有营养（咖啡或苏打水）。早餐应该提供基本的营养和能量，不应该随意或不加节制地吃。

　　如何合理地控制早餐的量是个挑战，吃太少会使你失去吃早餐的重要益处，吃太多意味着一天中其他餐的食物种类和份数要减少。

常规早餐的量

种类	食物组	份数
F 橙汁	水果	2
C 玉米片	碳水化合物	3
PD 炒鸡蛋	蛋白质 / 乳制品	3
C 煎饼	碳水化合物	1 1/2

提示

需要记住的规则：
如果你控制了进食量，摄入的能量会随之得到控制。

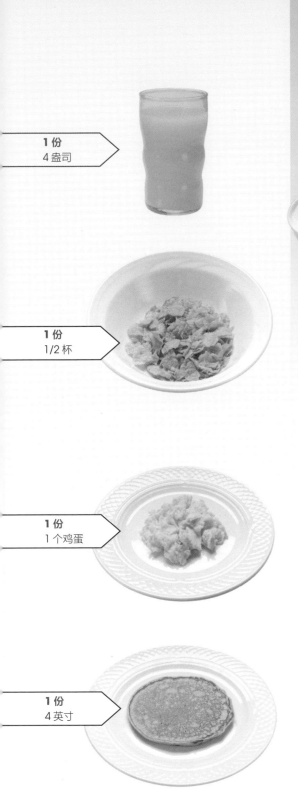

1 份
4 盎司

1 份
1/2 杯

1 份
1 个鸡蛋

1 份
4 英寸

PD 蛋白质 / 乳制品
需要注意的细节
这个原味低脂酸奶的营养标签提示它是 2 份的量。所以喝掉一半就等于食入了 1 份蛋白质 / 乳制品。

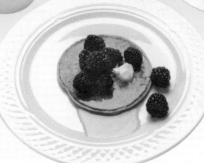

❓ **小测验**

　　这份早餐包括用无反式脂肪酸的人造黄油煎的薄饼、糖浆、浆果、低脂酸奶、果汁和咖啡，试着辨别食物组，并标明份数。

√	食物组		份数
☐	**V**	蔬菜	
☐	**F**	水果	
☐	**C**	碳水化合物	
☐	**PD**	蛋白质 / 乳制品	
☐	**Ft**	脂肪	
☐	**S**	甜食	

你会在本页的右侧找到答案。

小测验答案：2 份水果，来自果汁和浆果；1 份蛋白质 / 乳制品，来自低脂酸奶；1 份脂肪，来自无反式脂肪酸的人造黄油；1 份甜食，来自糖浆（75 千卡）。咖啡不计入食物组份数。

估计份数
午餐

拆解一个三明治

　　如果你能建立一个东西，那你应该也可以把它拆解，对吧？估计份数的一种方法是在心里"拆解"这顿饭，也就是还原食物制作的过程，直到你能辨别出不同的配料。试着做一个简单的拆解，比如拆解烤牛肉三明治。

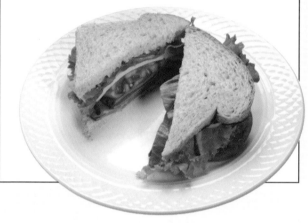

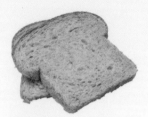

C 面包
1 片 =1 份碳水化合物

Ft 酱
2 茶匙蛋黄酱 = 1 份脂肪

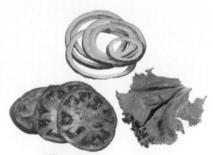

V 蔬菜
番茄片、洋葱片及生菜 =
1 份蔬菜

以下是烤牛肉三明治的食物组的分解：

V 蔬菜	1 份
F 水果	0 份
C 碳水化合物	2 份
PD 蛋白质 / 乳制品	2 份
Ft 脂肪	1 份
S 甜食	0 份

PD 奶酪
2 盎司低脂乳酪 =
1 份蛋白质 / 乳制品

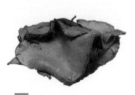

PD 肉
2 盎司烤牛肉 =
1 份蛋白质 / 乳制品

减脂！
在三明治中用芥末代替蛋黄酱可以减少脂肪的摄入。

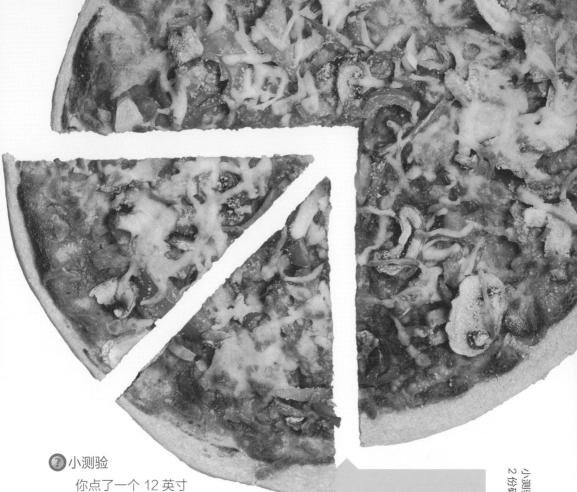

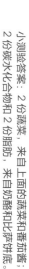

❓小测验

你点了一个 12 英寸
的素食比萨饼，你觉得上图左下角切
出的这两片比萨饼含多少食物组，并
且每组的份数是多少呢？

√	食物组		份数
☐	**V**	蔬菜	
☐	**F**	水果	
☐	**C**	碳水化合物	
☐	**PD**	蛋白质 / 乳制品	
☐	**Ft**	脂肪	
☐	**S**	甜食	

你会在本页的右侧找到答案。

对于拆解比萨饼有用的
提示：

+ 薄的全麦饼底

+ 番茄酱

+ 洋葱条、青椒和
  蘑菇

+ 低脂奶酪

+ 做饼底用的油脂

小测验答案：2 份蔬菜，来自上面的蔬菜和番茄酱；
2 份碳水化合物和 2 份脂肪，来自奶酪和比萨饼底。

估计份数
晚餐

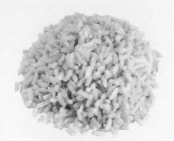

C 谷类
1/3 杯糙米 =
1 份碳水化合物

破解食物谜局

　　一道将多种配料混合在一起的菜，比如下面的爆炒虾仁对你的饮食记录来说可能是一个特殊的挑战。你很难看一眼就看出这道有着不同颜色、形状、质地和味道的美味中有多少单一的食物组。

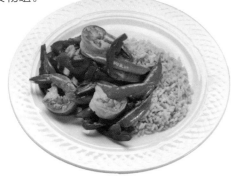

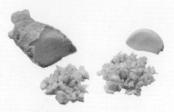

V 调味品
切碎的姜和蒜 =
太少了，可忽略不计的蔬菜

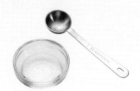

Ft 油
1 汤匙橄榄油 =1 份脂肪

以下是爆炒虾仁的食物组的分解：

V 蔬菜		2 份
F 水果		0 份
C 碳水化合物		1 份
PD 蛋白质 / 乳制品		1 份
Ft 脂肪		1 份
S 甜食		0 份

PD 肉
4 盎司虾（约 6 个大的）=
1 份蛋白质 / 乳制品

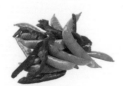

V 蔬菜
1 个中等大小的柿子椒 =
1 份蔬菜
1/4 杯荷兰豆 =
1 份蔬菜

一般来说，炒菜需要大约 1 汤匙油，这相当于 3 份脂肪，然而，大多数炒菜都是一人以上的菜量，所以这里的脂肪只算了 1 份。

1 份蔬菜 =
1 个棒球大小

1 份碳水化合物 =
1 个冰球大小

1 份蛋白质 / 乳制品 =
3 盎司鱼，一副扑克牌
大小

❓ 小测验

你能分解出这顿有烤三文鱼、用
橄榄油和大蒜炒的瑞士甜菜和用帕玛森
干酪做的全麦意大利面的晚餐的食物组
及份数吗？

√	食物组	份数
☐	**V** 蔬菜	
☐	**F** 水果	
☐	**C** 碳水化合物	
☐	**PD** 蛋白质 / 乳制品	
☐	**Ft** 脂肪	
☐	**S** 甜食	

你会在本页的右侧找到答案。

注意你的餐盘

不同的食物在你的餐
盘上的摆放方式对控制食
物量来说很有帮助。一般
来说，蔬菜占盘子的一
半，碳水化合物占 1/4，
剩下的 1/4 是蛋白质 / 乳
制品。盘子旁边还可以加
一份沙拉和水果。这是一
顿营养均衡、有益健康的
餐食。

小测验答案：2 份蔬菜，来自瑞士甜菜；2 份碳水化合物，来自意大利面；1 份蛋白质 / 乳制品，来自三文鱼；2 份脂肪，来自用来炒瑞士甜菜的橄榄油和添加到意大利面里的干酪。

第11章

扩展活动计划

如果你在减重过程中只是减少能量摄入，而不增加运动量，那肌肉就会减少，减重就会变得更加困难。肌肉组织即使在休息时也会消耗能量。最迅速和最持久的减肥方法是减少摄入（饮食）和增加消耗（运动）。这一章将告诉你如何通过消耗更多的能量来促进减重和改善血糖状况。

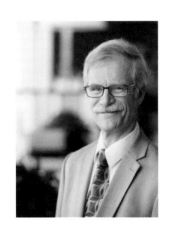

沃伦·G.汤普森，预防医学博士

我们的祖先吃得比我们多，但他们的体重却比我们轻，为什么？因为他们总是在活动。在过去的100多年里，电视、汽车、现代家用电器的使用及我们工作性质的变化——从农场劳作变为坐在办公桌或电脑前工作，导致人体的能量消耗水平急剧下降。

不运动也是可以减重的，但很可能体重很快反弹，甚至变得比以前更重。为了彻底减重，你必须多运动。

研究发现，那些减重超过30磅且体重保持5年不变的人每天都会运动1小时，这样的运动量看起来似乎很多，但其实是可以实现的，这也就是我们的祖先比较瘦的原因。研究还表明，每日都运动很难坚持。一项针对女性减重动机的研究发现，减重2年后，只有25%的女性仍然坚持每天运动1小时，而且只有这些人保持了体重。

活动计划的主要组成部分是：

✦ 缩短坐着的时间。
✦ 健身。
✦ 坚持下去。

本章的内容将帮助你实施这些计划。变化看起来是实质性的，回报也是实质性的！

缩短坐着的时间

我们的祖先没有正式的运动计划，他们大多在田地和工厂里劳动，或者做饭、打扫卫生和整理花草，他们每天都很忙碌。尽管他们比我们摄入了更多的能量，但他们的体重更轻，因为他们很少坐着。

与 50 年前相比，现在人们的运动量明显减少。工作时，很多人要在办公桌前连续坐上几小时，每天消耗的能量平均减少了 130 千卡。回到家里，人们也不怎么活动，晚上会一直坐在电视机前观看节目。网上购物、网上银行、网上社交等的兴起也使我们几乎不需要离开舒适的椅子就可以完成很多事情。

所有这些加起来让我们每天平均有一半的时间是坐着的，这对我们的身体健康是不利的。久坐会增加患糖尿病、心脏病和某些癌症等的风险，更不用说导致体重增加和肥胖了。每天坐几小时不活动也可能对脊椎造成影响，导致腰痛。

虽然规律运动对减重很重要，但它似乎并不能克服久坐对健康的长期影响。例如，每天坐 8 小时或更长时间的人即使每天运动 1 小时，患心脏病的风险仍会增加。

在工作中更多地移动

你不需要在工作时进行大的改变来增加运动量，你只需要积极主动一些。如果你的工作需要长时间坐着，那么不妨插空散个步，或者站起来伸展一下身体。

也可以在简单的任务中加入小的动作。如果你经常打电话，那就在通话的时候走路；如果你经常检查邮件，那就在阅读邮件的时候站起来，或者是在你点击"发送"之后伸展一下身体。

改变办公室的配置也可以增加活动量，比如把你的椅子换成健身球，这样你可以通过轻轻弹动来激活核心肌肉，从而消耗更多的能量。如果你有权使用跑步机办公桌或工作站，你

增加日常活动

无论在哪里，你都该利用每一个机会站起来走动。这里有一些简单的方法能让你在一天中有更多的活动量。更多消耗能量的方法见第 20 章。

在家里

+ 人工洗车。

+ 修理东西时使用手动工具而不是电动工具。

+ 收集落叶时用耙子而不是吸树叶机。

+ 清洗地毯，擦家具上的灰尘。

+ 做家务时随着音乐跳舞。

+ 打电话时四处走动。

+ 早餐前或晚餐后散步。

+ 做拉伸活动，看电视的时候在跑步机上走或者骑动感单车。

+ 在跑步机上边走边看书。

+ 去商场购物，而不是在网上购物。

在工作中

+ 在离办公室几个街区的地方停车，或提前从公共汽车、地铁上下来，步行至单位。

+ 上楼或下楼时走楼梯，而不是坐电梯，至少在最初的几层这样做。

+ 午休时间走一会儿。

+ 去见你的同事，而不是发邮件给他。

+ 做伸展运动或简单的体操。

+ 打电话时在办公室里走动。

+ 使用把跑步机和电脑连接起来的工作站，边走边工作。

+ 尽量在站立式书桌前工作或用健身球代替椅子。

外出时

+ 把车停在远离目的地的地方，然后步行到目的地。

+ 骑自行车或步行到商店。

+ 加入当地的活动中心。

+ 看体育赛事时绕着操场、溜冰场或球场走动。

旅行时

+ 当你等待航班时在候机楼内走动（不要使用移动人行道）。

+ 在酒店的房间里做仰卧起坐、俯卧撑和伸展运动。

+ 早点起床，在酒店或酒店附近散步。

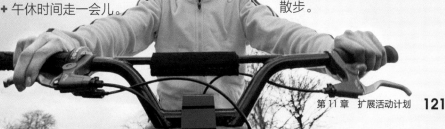

可以尽量每天花一部分时间在那里工作。

在家里更多地活动

在漫长的一天结束的时候，大多数人都期待着放松一下，或是看电视、上网，或是玩电脑游戏。不论做什么，适度是关键。在找到躺椅之前，你应该做点什么好让自己动起来，比如在周围散散步、清理车库，或是打扫房间。如果你能让全家人一起玩撕名牌游戏或扔口袋游戏，那就更好了。

当你在家里或车库里做杂务时，播放一些节奏感强的音乐，好让你的脚步更有活力。当你享受休闲时光时，可以考虑做一些运动：做伸展运动，在跑步机上行走，或者在看电影、看电视时骑动感单车 1 小时，或者在播放广告时起身走动。

你还在寻找其他的方式吗？请查看第 121 页的方法，看看哪些对你有用。

健身

体力活动包括任何可以消耗能量的活动——不管是做园艺工作、散步还是工作间隙的伸展运动。运动是系统化的、重复的、能提高身体素质的体育活动，包括游泳、骑自行车、快步走和举重。

大多数能消耗能量的活动都是对健康有益的。你不必成为一个极限运动员，但你可以通过找到富有创造性和令人愉悦的方式来多动少坐，然后从中受益。

活动得越多，消耗的能量就越多，你就会变得越健康。例如，1 小时步行 4 英里（1 英里≈1.61 千米）将消耗大约 350 千卡能量，而 30 分钟跑 4 英里将消耗大约 500 千卡能量（具体数字因年龄、性别、体质和体重而异）。

如果你不喜欢跑步或者你的体力不够怎么办？基于你的日程安排和健康状况，你必须清楚什么对你来说是现实的。你还需要平衡运动强度和个人乐趣，如果你不喜欢你正在做的事情，那你可能坚持不下去。平衡好运动强度和个人乐趣，并保持这种状态是长期控制体重的关键。

还有一点，许多人都会陷入一个误区，即不考虑自己的身体状况而运动过度，结果坚持不下去，很快便放弃。请记住，在你能跑之前，你必须先学会走！

如果你处于一个相对较低的健康水平，那你应该从简单的运动做起，然后再逐渐增加运动量，让你的整体健康状况在几个月内得到改善。最好慢慢开始，循序渐进。强调不要运动过度也是为了避免受伤。

从走开始

那么，如何开始呢？简单的步行计划可能是你增加活动量的最佳选择，尤其是对于不爱活动的你而言。你的运动大计可以从慢速、短时间的散步开始，然后逐渐增加频率、强度，延长时间。

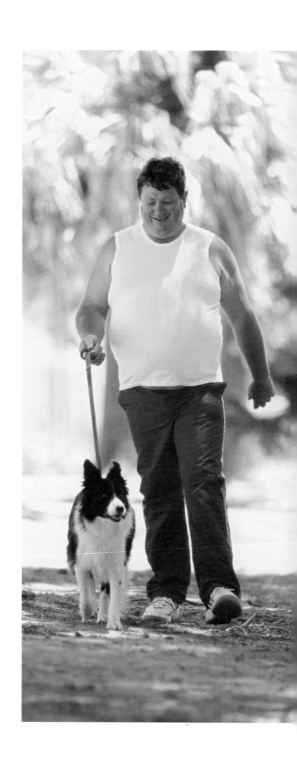

具体而言，你可以从每天步行30分钟开始，每周步行3~4天，减少在办公室和家里坐着的时间，然后逐渐增加步行的天数，直到你每天都步行。几周后，当你感到更有力量时，你也许可以在某些甚至大多数日子里步行45分钟。你也可以继续保持每天步行30分钟，但尽量走快一点。如果你觉得有点无聊，可以考虑在你的周计划中增加另一项运动，将两项运动交叉进行。可以考虑去上水上有氧运动课或骑自行车。

在运动前花一点时间热身，运动时从低配速开始，最后用轻松的散步或温和的拉伸运动来放松。建议热身和放松的时间均不少于5分钟。

另外，将运动分开进行也可以，你不必把一天的运动都安排在一个时间段内。每天进行3次10分钟的健身活动和一次30分钟的健身活动一样有效。

坚持下去

健身房通常在元旦后满员，而到了2月份，情况就不一样了，此时很多人已经退出健身的队伍。

开始并坚持一项运动计划是很有挑战性的，下面这些技巧可以帮助你坚持下去。

+ 做你喜欢做的。如果你想要一份能让你坚持下去的运动计划，那这份计划里的运动应该是你喜欢的。许多形式的运动都可以提高你的健康水平，关键是你要选择那些能刺激你并具备娱乐性的。如果你不喜欢跑步，那就不要进行马拉松训练！

+ 选择合适的时间并坚持下去。安排具体的运动时间，无论是整个下午的运动，还是短时间的规律运动，在你的日志中记下时间（用钢笔，而不是铅笔），用便条或闹钟提醒自己。不要计划在"空余时间"做运动，如果你不把运动作为优先事项，那它就会被其他事情挤到一边。

+ 现实一些。不习惯早起的人是无法靠闹钟在凌晨4点半起来运动的。不要强迫自己做一个对你无益的计划，因为它不会长久。

＋找到一个伙伴。 知道有人在公园或健身房等着你一起运动，是一种强大的激励，可以让你保持责任感。与朋友、同事或家人一起运动可以给你的运动带来新的动力。另外，有人陪着也很好。如果你想从健身专家那里获得动力，那就找个私人教练或报个健身班。

＋告诉你的家人。 你可能需要家人帮助你省出时间来锻炼，或在你懒散的时候提醒并支持你。理想情况下，和家人一起运动是最好的，这对全家人的健康都有帮助。多制订一些全家出游的计划，比如远足、游泳或滑雪等。

＋逐渐增加运动量。 研究表明，要想减重，每周至少需要进行 300 分钟的适度运动（也可以说是每周 5 天、每天 1 小时的锻炼）。

＋倾听身体发出的声音。 正常的、正确的运动不应该引起不适或疼痛。如果你感到疼痛、呼吸短促、头

糖尿病和锻炼

每个人都需要进行规律的体育活动，糖尿病患者也不例外。

在胰岛素的帮助下，运动和体力活动能促进血液中的葡萄糖从血液转移到细胞，并在细胞中代谢后产生能量。运动得越多，消耗的葡萄糖就越多，葡萄糖被输送到细胞的速度就越快，最终的结果是血液中的糖分减少，这正是你需要的。

运动还能使细胞对胰岛素更敏感，这样胰岛素就能更有效地工作，身体就能更好地利用胰岛素将葡萄糖输送到细胞，这也有助于降低血糖。

大多数糖尿病患者应该每周进行150 分钟或更多的中等强度到高等强度的运动。为了弄清楚运动对血糖的影响，你需要测一下运动前和运动后的血糖。运动的时间越长、强度越大，消耗的能量越多，对血糖的影响也越大。

运动带来的疼痛

运动后肌肉出现轻微的酸痛是很常见的，尤其是当你尝试一种新的活动时。这种酸痛一两天内就会消失，轻微的活动或拉伸有助于缓解酸痛。

运动时出现的疼痛代表不同的信号，有可能是即将受伤的警告。这些伤害大多是由于动作太多、太快造成的。如果你在运动时突然感到尖锐的、烧灼样的或刺激性的疼痛，请立即停下你正在做的事情。一般情况下，几天后疼痛会自然消失，如果情况没有好转，你可能需要去看医生。

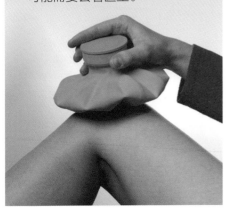

晕或恶心，就休息一下，这可能是因为你把自己逼得太紧了。当你感觉不舒服时，先休息一两天，然后再重新开始。

＋ 克服阻碍。我们都会遇到阻碍运动的因素——时间不够、疲劳或无聊。首先弄清楚你的阻碍是什么，然后制定一些简单的策略来克服它们。提前做好计划，当你遇到阻碍时，计划就可以自动实施。这是克服阻碍最有效的方法。

例如，你可能意识到下班后上网会占用你很多时间，那你下班后不应该直接回家，而应该先去健身房或去散步。你要避免在一天结束时不停地去想该做什么。欲知更多信息，请参阅"排除障碍行动指南"（第248页）。

＋ 追踪你的活动。追踪你的活动是坚持运动计划最好的方法之一。研究表明，监控自己活动的人更有可能坚持运动计划。在下一章中，我们将讨论追踪进展的不同方法。

+ 解决问题。制定目标是有益的。当你实现某一阶段的活动目标时，请祝贺自己，鼓励自己继续前进。如果你没有达到目标，也不要放弃。如果目标不现实，那就重新制定一个现实的目标。

更多关于运动和消耗能量的信息，参见第20章。

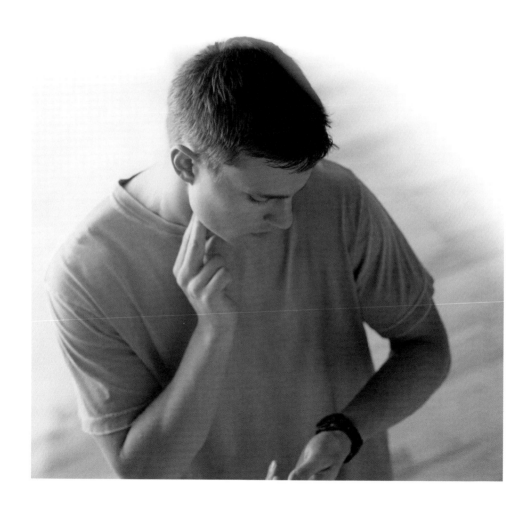

第12章

追踪进展

在"**持续!**"阶段的早期,你可能还在琢磨如何让减重成为生活中的习惯。你将继续设定目标,做更好的选择并寻找更好的方法来减重。如果你觉得这一切做起来很难,没关系,因为别人也会觉得难。本章将帮助你学会如何追踪进展。

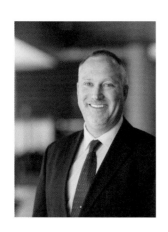

瑞安·伊斯门，Mayo Clinic
健康生活项目参与者

你可能听说过这样一句谚语："知所从来，方明所往。"持续追踪你的饮食和活动是非常重要的，它能帮助你确认现在身处的位置，这样明天才能到达你想去的地方。

想象一下你刚刚开始一段新的旅程，即将前往一个神秘的地方。知道起点和终点在哪儿，将对你很有帮助，你也可以据此做出更合理的路线规划。追踪进展可以帮助你定位减重的起始点。一旦知道起始点在哪儿，你就可以开始制订符合实际的计划以帮助你达到未来的目标。

很多人把追踪进展当成那些没有实现的目标的展示，这并非正确的心态。相反，我们应该把追踪进展当成对那些已经实现的目标的强调。

研究显示，那些持续追踪个人进展的人往往比那些没有追踪习惯的人更能成功达到自己的健康目标。至于你使用什么工具来记录，并不重要。追踪进展时你可以采取任何你喜欢的形式，它会让你在改善饮食和运动习惯的过程中更坚定自己的决心。

追踪进展是你减重工具箱里非常有用的一个工具，记得使用！

过去这几周，你一直在努力、积极地提升自己的饮食质量。你可能想知道你是否真的有必要写下关于饮食和运动的所有事，答案是肯定的，而且你至少要坚持一段时间。本章会解释原因。

当然，追踪进展需要时间，也需要付出努力，但这件事为你带来的收益将远远超出你的付出。

为什么要追踪

人们常常低估自己摄入的能量，而高估自己的运动量。特别是在执行减重计划的早期——当你还在摸索如何按照 Mayo Clinic 健康体重金字塔来饮食时——你很容易对自己的摄入量和运动量做出错误的评估。

只有正确地记录饮食和运动量 **记录** ▶，你才更有可能达到饮食和运动目标，以及短期和长期减重目标。追踪进展对你有以下这些帮助。

+ 反馈。为你提供正确的初始信息。追踪进展可以提供关于你在饮食和运动方面的客观反馈，这样你才能清楚你的计划究竟完成得如何。

+ 自我警示。追踪进展可以使你更坚定，帮助你专注于摄入量及运动量。

+ 对自己负责。看看你自己记录的饮食和运动情况，你会变得更诚实，并且更愿意对自己负责。

+ 反思。追踪进展可以为你提供一面镜子，反映出你并不知情的饮食和运动模式。当你发现有不合适的模式存在时，要第一时间纠正它。

+ 设立目标。拥有一个关于你目前位置和最终目标比对的客观记录，可以帮助你获得成功。它可以帮助你建立一些小的、可实现的目标，并且鼓励你为之努力，逐渐实现最终目标。

+ 提供动力。当你看到你的每日和每周计划都完成时，你会更有动力继续努力，直至成功。

如何追踪

记录饮食和运动的方式或工具无关乎对与错，重要的是你选了对你有帮助的那一种。很多人都会受益于一个易于使用的追踪系统，而不是很复杂并且可能成为绊脚石的那种。追踪工具应该是在你需要时可以随手拿到的东西。

通常的追踪工具包括以下几种。

+《糖尿病饮食生活日志》。这是一本专门设计的与本书匹配的工作簿。它有一些页面供你记录每日饮食、每日运动及你加入计划至今的时长。这本"低技术含量"的日志帮助了很多人。

+ 各种软件。很多智能手机都有可以帮助记录饮食量和测定运动量的软件。一些软件还可以使你的手机变成计步器和计速器。

+ 可穿戴设备。一个可随身携带的健身记录器可以帮助你记录你想记录的东西，比如步数、步行距离和能

从零开始

你可以提前阅读本书，什么时候开始追踪你的每日饮食、运动进展都不算早。了解你的基础状态——无论好或不好——可以帮助你在过渡到"持续!"阶段的时候设定符合实际的目标。

拥有符合实际的目标——你可以真正实现的目标——可以增强你的信心，并且激励你坚持你的减重计划。

使用本章中的小技巧来看一下如何做好记录。

耗。找一个续航能力强、防水并且有运动提醒功能的设备，让它为你的运动助力。

+ 网络日志。网络上有丰富的免费或付费资源供我们选择。Mayo Clinic饮食在线项目就是其中的一个选择。无论你选择什么，它都应该是

那个可以帮你记录食物和运动的最简单、最直接的追踪系统。

+ 计算机日志。 对于一些人来说，简单的电子表格或文档是最好的饮食和运动日志。这些日志的模板在网上都可以找到。你也可以创建一个日志系统来满足你自己的特定需求。

+ 纸质版日志。 许多人发现没有什么可以替代笔和纸来完成日志记录。你可以使用根据你的需求定制的笔记本，也可以将你在网上找到的东西打印出来。

别害怕尝试。如果一个追踪系统因过于烦琐或不够详细而被终止，那么尝试另一个，直至你找到一个合适的。

追踪技巧

饮食和运动记录是一种很好的方式，它可以监测你是否达到第 8 章和第 9 章中讨论的目标。为了让你的努力得到最大限度的回报，你可以做以下这些事。

+ 试验。 不要认为你的记录是唯一不变的，相反，你应该把它们看作试验。你可以测试什么是有用的、什么是无用的。

+ 估算。 如果哪天你忘记写下你所吃的、所做的，没关系，尽你所能估算。不过，尽量不要让遗忘成为一种常态。

+ 提醒你自己。 如果你总是忘记把事情记下来，那就设置一个定期提醒。可以在某个特定的时间进行提醒，提醒的方式可以是一封电子邮件，也可以是手机、电脑上的闹钟。

+ 保持简单。 你的追踪系统不必带有详细的说明。重要的是，你记录的信息可以帮助你确定是否达到目标。

+ 立即行动。 如果你在进食和运动后立即记录信息，你的记录就会更准确。 记录 ▶

开始追踪

关于追踪，没有通用的方法，归根结底取决于什么对你最有用。在"持续!"阶段的前几周，你可能会发现你记录的每日饮食和运动是最有用的。

随着时间的推移，你可以有另外的选择，即只追踪与你本周所关注的目标相关的习惯。如果你确定自己每天能够摄入足够多的水果和蔬菜，只是想减少甜食的摄入，你就只需要追踪你的每日甜食摄入量。不管怎样，请记住要诚实，你的记录越准确，它们就越有用。

做好每日饮食记录

那些追踪自己饮食的人往往减重更顺利。虽然记录日常饮食需要花费一些时间和精力，但这都是值得的。

尝试以下这些技巧：

+ 记录具体的量。 你的记录里不只包括你吃了什么，还包括吃的具体量，比如 1 杯水果或 4 盎司三文鱼。有的时候，你可能得自己估算量。

+ 记录份数。 将你吃的食物转换为 Mayo Clinic 健康体重金字塔食物份数（第 270～297 页）。通过对照，可以轻松知道你是否达到日常饮食份数。在记录饮食份数时，需要把主菜或配菜分入不同的食物组（第 112～117 页）。例如，用全麦面包片制作的素食三明治可能包含 2 份蔬菜和 2 份碳水化合物。

+ 注意时间。 当你记录饮食时，也要记录时间。这将帮助你了解每日饮食习惯及变化趋势。

+ 别忘了记录零食和饮料。 把所有进入你嘴里的食物都记录下来，包括一把薯片、一块巧克力或一杯咖啡，也包括你准备饭菜时吃过的或喝过的东西。

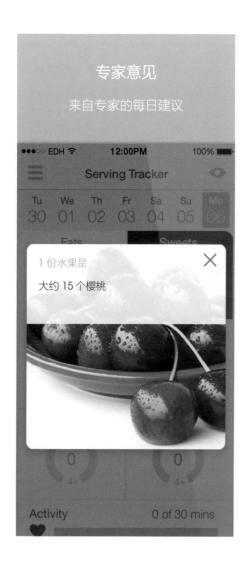

记录配料。 确保把食品中的配料记录下来，如黄油、肉汁、番茄酱、奶酪酱或沙拉酱。

记录更多细节。 对一些人来说，记录更多的细节是有益的。如果你认可这一点，那么在吃东西之前，把你的饥饿程度在 1 ~ 10 的标尺上记录好。你也可以记录你的情绪——焦虑、放松、快乐或愤怒。有些人甚至会记录他们在哪里吃饭、和谁一起吃。

以上这种追踪方式被称为饮食日志，而不是单纯的食品记录。更多的细节可以为你提供更广泛的参考。通过分析记录你可能会发现：压力是饮食过量的诱因；当你在厨房闲逛时你会吃得更多；你总是会在下午来点零食，即使你并不饿。

记录每日运动

追踪你的每日运动同样重要。研究表明，追踪自己日常活动的人，往往能很轻松地保持身体的活力，他们运动得越多，减重越多。这里有一

Mayo Clinic 饮食应用程序可以帮助你追踪饮食和运动情况，进而帮助你规划饮食。

些方法可以帮助你追踪你的运动量记录 ▸。

+ 追踪各种活动。 除了有计划的活动，如散步和有氧运动，记下其他能使你身体动起来的活动，包括娱乐活动和家务活动，如丢沙包、打扫房子、洗车和在花园里除草。

+ 记录时间和距离。 记录你进行每项活动的时间。你也可以选择记录步行、骑自行车或慢跑的距离。对于强度较小的活动，如果持续时间不到5 分钟，不必写下来。然而，如果你做的是一些强度较大的活动，如仰卧起坐、俯卧撑或上楼，即使是几分钟也是需要记录的。

+ 注意强度。 衡量强度的一种方法是注意你的感受，比如是否呼吸困难或者肌肉疲劳。你也可以尝试通过测量脉搏或使用心率监测器来判断。一般来说，心率越高，强度水平就越高。

+ 不要过度。 当你在活动记录中看到空白时，你可能会倾向于拼命运

从能量到份数

有时，你会获得食物的能量信息，但这并不能帮助你分析它们的成分以确定它们的确切份数。在这种情况下，将能量转换为最接近的食物组份数。

例如，你有一个含有多种成分、总能量为 150 千卡的格兰诺拉麦片棒，那么就将它记录为 2 份碳水化合物。1 份碳水化合物的供能是 70 千卡，所以 150 千卡大约相当于 2份碳水化合物。

动。但运动并非越多越好，如果用力过猛，可能会有受伤的风险，并且你很快就会倦怠而不想再继续下去。

+ 记录其他细节。 如果你喜欢写作，你可以记录你在活动期间或之后经历的一些好事，或者分析一下如何更有效地运动。

定期记录体重

定期称体重并记录结果。 记录 ▶
称体重的频率取决于你的个人偏好，有些人喜欢每天称，有些人喜欢隔几天或每周称一次。只要你坚持做，任何选择都有助于你的减重计划。

不要纠结于体重读数的变化。体内的水分含量是可以迅速发生波动的，你的体重也会随之发生改变。但这种体重改变并不能反映身体脂肪的真实变化，脂肪的变化发生得更慢。你应该关注长时间的变化趋势。

你也可以每隔几周测量和记录你的腰围。腰围变化可以反映你是否在减重目标上取得了进展。

评估进展

保持日常记录的好处是，你可以看到自己在哪方面做得足够好，在哪方面可以做得更好。当你检查记录时，记住以下这些建议。

+ 为成功而努力。当你达到一个

目标时，花点时间庆祝一下，然后通过适度提升目标难度来促使自己不断取得成功。

+ 制定策略。还记得本章前面提到的把新的目标看作试验的建议吗？如果你没有达到每周的目标，不要气馁，接下来专注于解决问题。想想是什么阻止你达到目标，这是不是你能改变的。转到行动指南（第248～269页），去了解一下如何克服常见阻碍。

+ 寻找触发点。检查你的每周记录以寻找你可能没意识到的问题。你每个周末的饮食习惯比一周的其他时间更糟吗？你在一天的某些特定时间吃更多的零食吗？了解这些情况可以帮助你制定新的策略。

从追踪过渡到监测

你记录饮食和运动的时长取决于你自己。如果几周后任务变得更难，而不是更简单，那退一步也是可以的。相反，如果保持每日记录可以继续激励你，那么只要你愿意，就坚持下去。例如，你已经准备好在几周后结束每日饮食记录，但你想把运动情况详细记录几个月，去做就是了。

你的最终目标是养成新的、更健康的习惯，这样你就可以实现目标，而无须再追踪饮食和运动情况。

一旦你停止追踪，特别是在刚开始停止时，请监测你每天是如何做的。这不失为一个好方法。你可以通过每周一天的记录来做到这一点。

如果你还保持着良好的饮食和运动习惯，你可以把记录频次减少到每两周或每月一次。这种监督有助于你保持自我意识和对自己负责的态度，并提醒你有可能出现新的挑战。如果某一个项目进展得不顺利，你可以通过更频繁的记录来激励自己，直至实现目标。

第13章

寻求支持

　　研究表明，社会支持是改变生活方式的重要影响因素。那些得到他人（包括朋友、家人、同事、卫生专业人员和试图做出类似生活方式改变的人）支持的人更有可能减重成功和保持好身材。

你可能像很多人一样，不愿意告诉朋友、家人和同事你正在努力减重这件事。事实上，你可能对整件事感到非常害羞。这是可以理解的。减重这件事是高度个人化的，再者，并非每个人都喜欢分享个人信息。

也许在成长过程中，你曾因为体重而被人取笑，或者你认为对别人而言，你的个人价值是以你的体重为基础的。也许你担心人们会质疑你的决心，怀疑你的减重计划，甚至破坏你的努力，那你为什么要告诉别人呢？

以前的负面经历是可怕的，但这并不意味着你只能单枪匹马完成这件事。研究表明，如果你得到别人的支持，那你更有可能成功。本章提供了如何建立一个支持团队的建议，团队里的人可以让你振作起来，在情感上陪伴你，并为你提供实用的策略和建议，在你获得健康的道路上帮助你。

提升成功的概率

接受他人的支持和指导对于实现和维持健康的体重来说是至关重要的。通常，人们认为超重是个人的问题，只能由自己独立承担和解决。但是，就像我们生活中的许多方面一样，正向的支持可以激发我们的热情，提升我们成功的概率。

当你努力改变生活方式和减轻体重时，有很多方法可以使你获得指导和支持。一个真实的自我评估可以帮助你确定什么是适合你的。

这里有一些问题需要你自问，因为你最清楚什么样的支持对你是最有帮助的。

+ 你喜欢上私教课还是上团体或班级课？

+ 你觉得一对一指导和融入一个更大的群体，哪个会让你更有动力？

+ 团体比赛对你而言是激励还是困扰？

+ 你更想参与哪个场景，面对面的还是虚拟的？

+ 哪个会让你更有可能运动，和朋友一起锻炼还是报名参加健身课？

+ 你是否有一个朋友或家庭成员也在寻找类似的生活方式改变？

获得他人的支持和帮助可以有许多好处。第一，它让你意识到你的目标是值得你去努力并得到别人帮助的。第二，它让你对自己负责，也对别人负责。第三，它为你提供了支持网络。

减重不是一次性可以完成的，它需要你有足够的毅力长期坚持。有时你需要借助外界的力量。当你抵挡不住闪电泡芙的诱惑（每周五带着甜点来的同事一定不是你的盟友），当你开始动摇，朋友的监督可以让你坚定信念。

此外，有其他人的陪伴可以使你的减重旅程更愉快，甚至更有趣。

寻求帮助

如果你有不愉快的经历，寻求帮助会让你感到不舒服，甚至让你感到恐惧。但建立一个支持网络可以让你获得力量。当你遇到不可避免的困难时，这一点显得尤其重要。

研究和临床经验表明，许多减重的人都经历过成功和失败的起起落落。拥有一个支持团队可以帮助你在遇到困难及挑战时及时回到正轨。

你的支持团队的成员可以是你最亲近的人，比如你的配偶或好朋友；也可能来自你生活中意想不到的角落——一个正在努力变得更积极的同事，或者一个也在试图获得健康的远房亲戚。

情感支持与实际支持

当你考虑谁将是支持者的最佳人选时，还要考虑你需要的不同类型的支持。

有用的支持往往分为两类：情感支持和实际支持。如果你吃了 3 块饼干，想找个人发泄一下情绪而不被批判，那就是在寻求情感支持；如果你想找个人每天晚饭后陪你散步，那就是在寻找实际支持。

有些人擅长提供这两种支持，但你生活中的大部分人只能提供其中一种，这没关系。你要建立的是一个支持团队，和任何团队一样，其中的每个成员都有不同的角色要扮演。

建立你的团队

一个支持你的小团队，可以为你提供多样化的鼓励，也可以为你单调的生活带来色彩。那么，你该如何向你身边重要的人（家人、朋友和同事）寻求帮助呢？尝试以下这些做法。

+ 头脑风暴。列出你能想到的可能成为支持者的每一个人。列出家庭成员、朋友、同事、邻居，以及和你有联系的人。记住，不要遗漏任何人。

+ 分类。想清楚谁能更好地为你提供情感支持，谁更适合给你实际支持。当涉及厨房中水果、蔬菜的储存时，你的配偶可能是最优的选择；当你需要鼓励的时候，你的好朋友则可能是最好的选择。

+ 代表。一旦你确定了可能的支持者，想想他们每个人能帮助你的点。一个养狗的邻居可以每周六上午

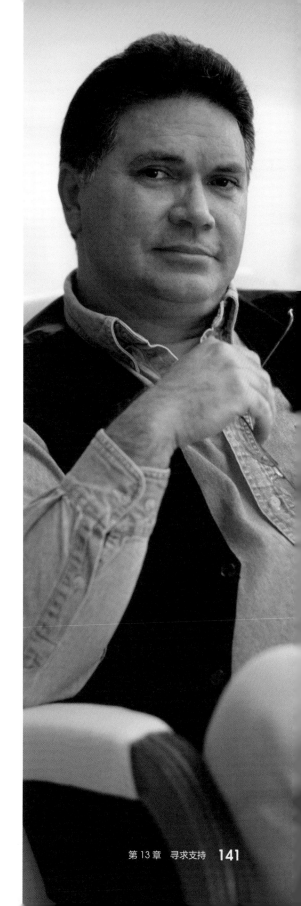

愉快地和你一起散步。你那个爱上网的妹妹可能会不定时给你发送在网上找到的低能量食谱。

+ **询问。**若你希望某个人出现在你的团队中，及时联系他。询问他是否愿意支持你减重。也请你尊重他的回应。

+ **表示感激。**一定要感谢那些在你的减重旅程中给过你帮助的人。请对他们说，"非常感谢你听我的话"或"谢谢你陪我走了这么久"，类似的话还有很多。大多数人都做不到尽可能多地去表达感激之情。

把你的家人也带上

在努力减重时，你可能会发现家人就在你身边。他们因此吃得更健康，也经常与你一起散步和骑自行车，这种支持是非常有帮助的。

如果你最亲近的人不支持你呢？无论是一个不想分享你健康生活方式的伙伴，或者是坚持让你吃她的拿手甜品的母亲，还是那些讨厌厨房里突

然没有零食的孩子，与他们处理好关系可以帮助你获得长期的成功。

和你的家人谈谈，尽可能获得家人的支持。

+ **给予安慰。**当你减重时，伴侣可能会产生疏离感，这没有关系。提醒你所爱的人，你正在改变你的生活方式，而你对他（她）的爱并没有改变，你正在变得更健康！

+ **充分表达。**正如你相信你所爱的人正在经历的事是好事一样，让你爱的人知道他们对你的影响也非常重要。与他们探讨他们该如何做才是对你最好的支持。

+ **适当妥协。**你所爱的人可能会因你在家里做的所有改变而感受到压力，特别是在他们受到直接影响时。你在家里做不同于以往的食物、把不同的食物带回家里、上运动课等，这些或多或少会对他们产生影响。寻找妥协点，这样你们就可以和平相处。也许你可以不去购买对你最有吸引力的零食，或者让家人把零食放在你的

他人如何帮助你？

当朋友和家人询问他们能做些什么时，你可能不知道如何回应。接受帮助可能不是你过去经历过的事。以下是一些例子，告诉你其他人可以做些什么来助你成功。

情感支持	实际支持
每周一查，看看你做得怎么样	让不健康的食物远离你的视线或房子
经历了糟糕的一天，有不带偏见的人可以依靠	帮助购物、准备食材和做饭
提供积极的反馈和鼓励	鼓励你吃水果、蔬菜和其他健康食品
当你分心或只是想说话的时候，愿意和你聊天	在散步、锻炼或其他喜欢的活动中，成为你可靠的伙伴

视线之外，而不是把家里所有的零食都扔掉。

＋ 找到乐趣。列出一个你喜欢并且想与家人一起做的娱乐活动清单，然后安排时间去完成。每个人都会从积极的互动和更多的亲密时间中受益。可以去海滩玩或散步，徒步旅行或骑自行车，等等。

＋ 经常探讨。与家人多探讨有关你减重的问题，并鼓励家人与你一起做同样的事情。保持开放的心态。当困难或挫折出现时，与家人一起解决问题。如前所述，当家庭成员支持你时，一定要表示感谢。

＋ 寻求帮助。如果你正在为特殊的家庭状况而挣扎，打电话给你的减重伙伴或寻找支持团队的帮助。这些人可以帮助你应对你面临的诱惑或负面影响。

其他类型的支持

说到减重，有 4 个主要的支持来源，每个人都有重要的角色要扮演。

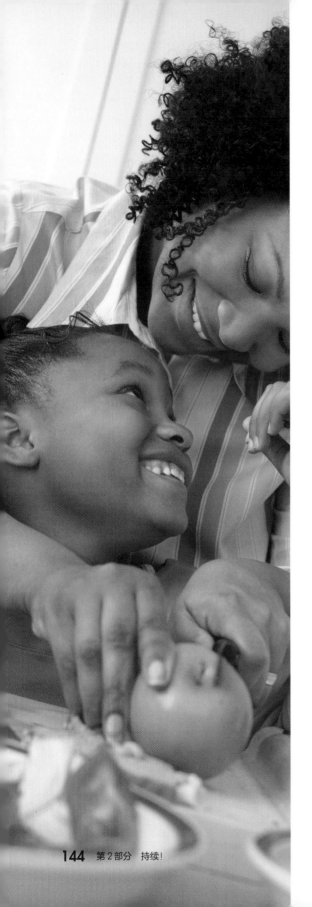

+ 你的配偶或其他重要的人。
+ 你的家人和朋友。
+ 医疗保健人员。
+ 支持团队。

　　我们已经谈到了向你的家庭成员和朋友寻求帮助以获得前两种支持。同样重要的还有其他两种类型的支持，即从医疗保健人员和支持团队那里获得的支持。扩展你的支持网络，以涵盖这两个领域，从而增加你的减重成功概率。

技术支持

　　若有人能为你的医疗保健提供技术支持，那你将受益良多。想一想在你的减重之旅中，你会很自然地向谁求助或发问，以及谁在过去曾经帮助过你，他很可能是你的初级保健医生、护士、心理医生、营养师，或者你经常或偶尔看到的其他人。

　　即使你每年只看到这个人几次，但来自医疗保健人员的支持仍然是非常有帮助的。他们的专业建议不但可以使你增强信心，而且还可以帮助你坚持执行减重计划。

这个人也可以随时让你意识到你的健康状况已经得到改善。当你被告知你的血糖水平正在下降时，你的动力将会大大增加！

支持团队

与在同一旅程中的其他人分享故事和想法，对你是非常有帮助的——那些试图通过改变饮食、活动方式来减重的人与你是一样的。没有什么比和一个了解你正在经历的事情的人交谈更好的了。

支持团队是支持网络的重要组成部分，但更重要的是，它必须是正向的、对你有益的群体类型。网上有很多支持小组和聊天室，但有一些并不能为你提供合适的信息，或者说他们可能试图推广一个对你来说不安全或不合适的项目。

寻找一个由医疗保健专业人员（能够提供良好医疗建议的人）领导的小组，以及每周定期开会的小组。

你怎样才能找到这样一个群体？尝试以下方法。

+ 询问你的医生。他可能恰好知道一个经常在当地诊所或社区中心会面的减重小组或糖尿病小组。

+ 致电你的社区医院。许多医院都会为那些想要减重的人安排定期会议，提供有效信息。

+ 了解你的工作场所。一些工作场所会赞助由专业人员带领的体重管理小组。你的工作场所可能是其中之一。

如果没有条件参加专业小组，你可以考虑组建一支虚拟的支持团队。这样的一群人可能包括一些尝试进行体重管理的同事。该小组可以创建一个电子邮件分发列表，每个人都可以参与问题回答和食谱分享，并为有糟糕经历的成员提供安慰。

成为你自己的头号支持者

当你忙于创建和维护一个支持网

找一个健身的小伙伴

保持激情和达到减重目标的最好方法之一是与一个可靠的健身伙伴合作。得知另一个人也想靠你来坚持运动，这会让你在懒散和缺乏动力时又开始为运动准备起来。健身伙伴也可以在你运动的时候和你聊天，而这让运动的体验更愉快。当你在思考谁可能是一个好的健身伙伴时，要考虑以下因素。

✚ **决心**。寻找一个有决心、积极性高的人。你需要一个这样的伙伴，当你在沙发上偷懒时，他会提醒你，并且要求你和他一起减重。

✚ **目标**。你们应该有相似的目标和兴趣，这将有助于你们选择运动类型并决定在该运动上所花的时间。

✚ **陪伴**。你会花很多时间和你的健身伙伴在一起。你的健身伙伴没必要一定是你最好的朋友，甚至是亲密的朋友或家庭成员，只要愿意和你一起花时间运动的人都可以。

✚ **舒心**。你的健身伙伴应该让你感到轻松，而不是让你有危机感。如果你们的健身水平不完全相同，那也没关系。事实上，和一个比你更健康的人一起健身更能激励你。但如果你觉得你会以消极的方式把自己和这个人进行比较，那么他可能不是合适的人选。

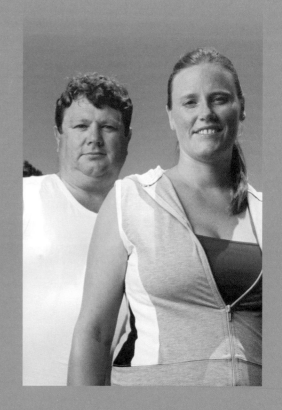

络时，你很容易忘记那个最重要的支持者——你自己。相信自己，把你对别人的同情和善良也用在自己身上。

不要在事情进展不顺利的时候为难自己，每个人都会有糟糕的经历，关键是你要从这些错误中吸取教训，而不是深陷其中。你应该不断提醒自己，你只是一个普通人，你可以从错误中吸取教训，明天你会做得更好。

保持积极的心态也很重要。如果你发现自己被困在消极的想法中，那就用积极的想法来取代它们。比如，将"我永远不会成功"这个念头转变为"我永远不会放弃"。

第❸部分

减重的支持信息

第 1 部分 "减重！" 和**第 2 部分 "持续！"**
是 Mayo Clinic 糖尿病饮食的实践部分。
第 3 部分是非常重要的支持信息。

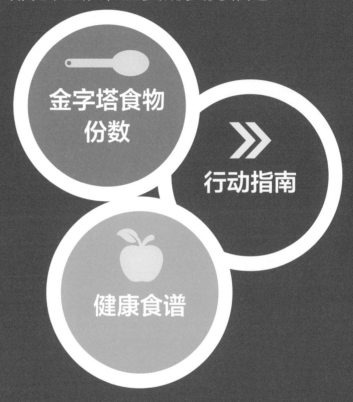

第 14 章

你的健康体重是多少

　　你的体重多少才算合适？这个问题并不简单，而且也没有标准答案。合理的体重是因人而异的，且受多种因素的影响（个人目标只是其中之一）。当然，计算合理的体重时，健康应占据最重要的权重。希望本章能帮助你合理地权衡各种体重相关因素。

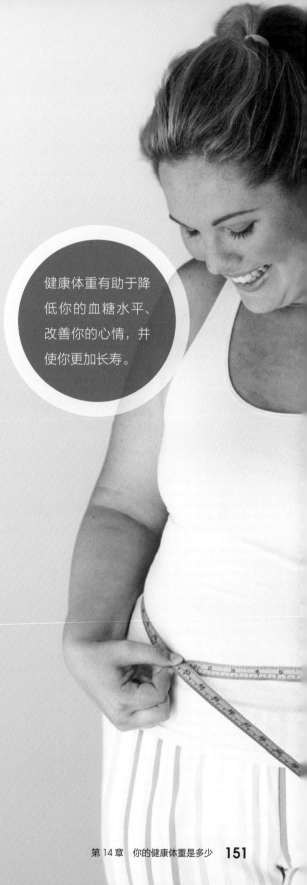

你可能已经知道减重是为了什么，但是你真的需要减重吗？

"看看我！难道不是显而易见的吗？"你可能会这样回答。

也许是，也许不是。

外形的确会影响你对合理体重的判断。外形可以影响你的自我认知，并关乎你的心理健康。考虑外形无可厚非，但需要有正确的观念。

暂且把你镜子里的形象或你的泳装照放在一边，我们先来考虑另一个关键因素——你的整体健康状况。

对健康有益的体重——我们称作健康体重——可以使你远离各种疾病，包括糖尿病。维持健康体重可以降低你患糖尿病并发症的风险，也有可能使你减少用药需求。同时，达到健康体重还可以改善你对外形的自我感觉。

健康体重有助于降低你的血糖水平、改善你的心情，并使你更加长寿。

什么是健康体重

简单来讲，健康体重意味着你拥有与总体重相称的适当体脂。它可以让你感觉精力充沛，降低你的患病风险，有助于预防早衰（比如承载过大体重导致关节磨损）、改善生活质量。

体重秤只能显示总体重（包括骨骼、肌肉和体液等的重量），并不会显示体脂。体重秤也不能反映脂肪分布。在判断健康风险时，这些因素都比单纯的体重更重要。

那么如何知道你是否拥有健康体重呢？虽然我们没有判断"好看"体重的客观标准，但却有判断健康体重的标准。

测定体脂最准确的方法就是进行体脂分析。这需要专业人员使用可信度高的评估方法，比如在水下测量体重，或者使用一种称为双能 X 线吸收仪的设备。这两种方法都比较贵，而且操作困难。生物电阻抗分析方法使用较为广泛，但各种品牌机器的质量及检测准确性参差不齐。

确定你的体重是否健康的最普遍方法是使用美国国立卫生研究院（NIH）提出的 3 种判断标准。

+ 身体质量指数（BMI）。
+ 腰围。
+ 病史。

身体质量指数（BMI）

BMI 是衡量体重状况的指标（见下页）。计算公式同时涉及体重和身高。虽然 BMI 不能区分脂肪和肌肉，但它比总体重更能真实反映人体脂肪含量。

虽然对大部分人来说，BMI 数值与体脂有很大相关性，但 BMI 和体脂并不一直都是匹配的。一些人的 BMI 较高，但体脂相对较少。比如，一个身高 6 英尺 3 英寸（1 英尺 ≈ 30.48 厘米，1 英寸 ≈ 2.54 厘米）、体重 230 磅的运动员，BMI 为 29，远远超过了健康体重的标准，但是他并没有超重，因为训练已经使他体内大部分的脂肪转化为肌肉。

什么是 BMI

如何计算你的 BMI？在下表左侧查找你的身高，向右顺着这一行找到与你最接近的体重，此列顶部的数值即为你的估算 BMI。也可以使用下面的计算方法。

① 将你的身高（英寸，1 英寸 ≈ 2.54 厘米）乘以你的身高（英寸）。

② 将你的体重（磅，1 磅 ≈ 0.45 千克）除以第一步的结果。

③ 乘以 703。

例如，一个体重 270 磅、身高 68 英寸的人，其 BMI 约为 41。

BMI	正常		超重					肥胖				
	19	24	25	26	27	28	29	30	35	40	45	50
身高						体重 / 磅						
4'10"	91	115	119	124	129	134	138	143	167	191	215	239
4'11"	94	119	124	128	133	138	143	148	173	198	222	247
5'0"	97	123	128	133	138	143	148	153	179	204	230	255
5'1"	100	127	132	137	143	148	153	158	185	211	238	264
5'2"	104	131	136	142	147	153	158	164	191	218	246	273
5'3"	107	135	141	146	152	158	163	169	197	225	254	282
5'4"	110	140	145	151	157	163	169	174	204	232	262	291
5'5"	114	144	150	156	162	168	174	180	210	240	270	300
5'6"	118	148	155	161	167	173	179	186	216	247	278	309
5'7"	121	153	159	166	172	178	185	191	223	255	287	319
5'8"	125	158	164	171	177	184	190	197	230	262	295	328
5'9"	128	162	169	176	182	189	196	203	236	270	304	338
5'10"	132	167	174	181	188	195	202	209	243	278	313	348
5'11"	136	172	179	186	193	200	208	215	250	286	322	358
6'0"	140	177	184	191	199	206	213	221	258	294	331	368
6'1"	144	182	189	197	204	212	219	227	265	302	340	378
6'2"	148	186	194	202	210	218	225	233	272	311	350	389
6'3"	152	192	200	208	216	224	232	240	279	319	359	399
6'4"	156	197	205	213	221	230	238	246	287	328	369	410

注：摘自 Circulation，2014;129（suppl 2）:S102; NHBLI Obesity Expert Panel, 2013.

* BMI 在 23 或 23 以上的亚洲人可能有更高的健康风险。

同样地，有些人的 BMI 在正常范围内，但体内却囤积了高比例的脂肪。尽管如此，对大多数人来说，BMI 在估计健康风险方面还是比较准确的。

腰围

许多与体重过高相关的疾病，比如高血压、高脂血症、冠状动脉疾病、脑卒中、糖尿病和某些癌症，与脂肪在体内的分布有关。

根据脂肪在体内的分布，我们可以用苹果形或梨形来描述人的体形。如果大部分脂肪位于腰部或上半身，则是苹果形。如果大部分脂肪位于臀部和大腿或下半身，则是梨形。

通常来说，从健康的角度考虑，梨形身材比苹果形身材要好。苹果形身材的脂肪多分布于腹部及周围。腹部及附近堆积大量脂肪增加了患病的风险。梨形身材的健康风险则没有那么高。

判断腰部是否囤积太多脂肪的方法是测量腰围。找到两侧髋骨的最高点，然后在两个点的上方水平环绕身体测量。男性超过 40 英寸、女性超过 35 英寸，提示苹果形身材和高健康风险。

下页的表格可以帮助你判断是否需要关注你的腰围。

虽然 40 英寸和 35 英寸很有参考价值，但它们并无过多神奇之处。你只需要知道腰围越大健康风险越高就足够了。

病史

BMI 和腰围数据并不能全面反映体重状况。完整的病史评价也很重要。与医生讨论体重时，你还需要考虑以下几方面。

+ 你有肥胖、心血管疾病、糖尿病、高血压或睡眠呼吸暂停综合征的家族史吗？疾病家族史可能增加你患病的风险。

+ 你高中毕业以后体重增加了很

你的健康处于风险中吗？

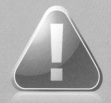

如果你的 BMI 低于 18.5，请与你的医生联系，你可能由于低体脂而处于健康风险中。BMI 为 18.5~24.9 被认为是健康的；而 BMI 为 23 或更高的亚洲人可能有较高的健康风险。如果你的 BMI 为 25 或更高，参见下表。

体重相关疾病风险

	如果 你的 BMI 是▼	而且 你的腰围是▼ 女性：≤ 35 英寸 男性：≤ 40 英寸	女性：> 35 英寸 男性：> 40 英寸
超重	25~29.9	较高风险	高风险
肥胖	30~34.9	高风险	超高风险
	35~39.9	超高风险	超高风险
极端肥胖	40 或更高	极高风险	极高风险

注：摘自 2013 AHA/ACC/TOS guideline for the management of overweight and obesity in adults: A report of the American College of Cardiology/American Heart Association Task Force on Practice Guidelines and The Obesity Society; *Circulation*, 2014;129(suppl 2):S102.

多吗？如果你成年后体重增加了 10 磅，那么即使你的 BMI 是正常的，患体重相关疾病的风险也会增加。

+ 你有健康问题，比如 2 型糖尿病或高血压吗？减重会改善你的健康状况吗？

+ 你抽烟吗？很少活动吗？ 这些因素会增加体重相关疾病的风险。

BMI 和腰围反映了你体重的现状。病史则有助于揭示你超重或患与体重相关疾病的原因。

你的健康体重是多少

如果 BMI 显示你没有超重，如果你腹部没有太多脂肪，并且没有任何病史，那么减重对你的健康可能没有明显的促进作用，但你仍然可以通过健康饮食和增加活动量维持并提高健康水平。

如果你的 BMI 在 25 ~ 30，或者你的腰围超标，并且有病史，那你将从减重中获益。开始减重前请先与你的医生联系。如果你的 BMI 为 30 或更高，你将被认为是肥胖。减重将会改善你的身体状况并且降低你患体重相关疾病的风险。

如果现在你的体重处于正常范围，但是你仍然不满意你的外表，那你就得好好想想了。如果你的体重处于健康 BMI 范围的中部或偏上，减掉少部分体重可能没有太多风险；但是如果你的体重处于健康 BMI 范围的下部，那减重将会把你推入体重不足的行列（BMI 低于 18.5），进而使你处于健康风险之中。

为什么会超重

对多数人来说，超重最简单的原因是摄入的能量比消耗的要多。最常见的导致超重的因素有以下几个方面。

＋ 生活方式。吃高能量食物、大份食物，工作时久坐不动，不运动和使用便捷设备都会导致体内脂肪囤积。

＋ 遗传因素。研究证实，肥胖具有家族遗传性，但是基因在其中扮演的角色还不是很清楚。科学家们相信肥胖更有可能是遗传因素和环境因素交互影响的结果。这意味着即使你可能有肥胖的遗传倾向，但并非命中注定会肥胖。你的体重最终是由体质和社会因素共同决定的。

＋ 心理因素。人们有时会为了应对问题或处理诸如无聊、悲伤和沮丧等情绪而暴饮暴食。对于一些人来说，一种叫作暴食症的精神疾病会导致肥胖。

＋ 其他因素。这些因素可能会使体重增加，但它们本身通常不足以导致肥胖。

▶ **年龄**——随着年龄的增长，身体里的肌肉含量逐渐减少，与之相伴的便是基础代谢率下降。此外，随着年龄的增长，人们往往不那么爱活动了。这两者都会减少能量的消耗。

▸ **戒烟**——很多吸烟者戒烟后体重增加，但是戒烟带来的益处远远超过了体重增加可能带来的健康风险。

▸ **妊娠**——一些女性在怀孕期间增加的体重超过了建议量，而且产后难以恢复。

▸ **药物和疾病**——皮质类固醇、三环类抗抑郁药、抗惊厥药、胰岛素和其他激素都可能导致体重增加。有时，可以服用对体重影响较小的替代药物。在较罕见的情况下，肥胖提示一些内分泌疾病，如甲状腺功能低下或库欣综合征。一些药物会使人不想运动，从而使体重增加的可能性更大。

第 15 章

能量和体重

　　碳水化合物、脂肪、蛋白质……天哪，有这么多
东西要掌握！但最重要的是，体重和能量（包括能量摄
入和能量消耗）有关。这一章将深入探讨它们的关系。

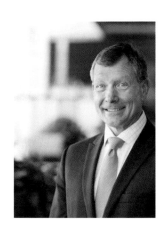

迈克尔·D.詹森，医学博士，
内分泌学专家

多数女性一天消耗 1700～2200 千卡，大部分男性一天消耗 2000～2600 千卡。在特别清闲或者不常活动时，一天的能量消耗可能会低于上述范围。

在一天消耗的能量中，30%～60% 来自脂肪。这一点为什么重要？想象一下，燃烧脂肪就好像从你的身体脂肪银行中取钱。一位重 220 磅的女性，她的脂肪银行账户里大约有 50 万美元（1 磅脂肪相当于 3500 千卡，或脂肪美元）。几乎所有人，包括这位女性，每分钟通过他们的脂肪银行账户仅消费不到 1 美元。男性消耗能量略快，他们的脂肪银行存款则较少。

我们由此得到一个重要的信息：脂肪不会很快被消耗。按照大多数人的能量消耗速度，快速减少他们的脂肪存款不太可能。但这并不表示任务无法完成或者你不应该去尝试，它只是意味着消耗脂肪需要足够的时间。

通过运动监测仪，比如计步器，你可以准确地评估一天消耗了多少能量。这将给你提供一个"花钱"目标。你可以通过吃健康的食物、摄入更少的能量来减少脂肪存款，或者通过增加运动量来提高能量消耗，最终使脂肪银行中的账户余额减少到一个你更满意的水平。

所有生物都需要能量来促进生长发育，或正常发挥功能，简单来说就是生存。身体对能量有持续的需求，吃食物就是补充能量的过程。

体重的波动取决于能量摄入和能量消耗之间的平衡状况。这个能量等式是控制体重的基本原理。

食物能量计算单位为千卡。如果你想了解食物包含的能量，可以查询食物成分表。运动消耗的能量单位也是千卡，也有特定运动的能量消耗表可供参考。当你尝试达到或维持健康体重时，这些知识对你评估能量平衡状况非常有益。

记录能量摄入和能量消耗日志对减重十分有益。起初应及时记录，这样做工作量可能很大，但这种情况不会一直持续。一段时间之后，你会发现，不需要记录，你就可以对能量平衡状况有更好的了解。

能量的食物来源

食物包含多种宏量营养素，它们提供了维持身体功能所需的能量。这些宏量营养素包括碳水化合物、脂肪和蛋白质。其他营养素，比如维生素和矿物质，虽然不能提供能量，但是可以帮助身体进行化学反应。食物同时也是水、膳食纤维和其他人体必需物质的来源。

碳水化合物

碳水化合物可以是简单的或复杂的。简单碳水化合物是指水果、蜂蜜、奶和奶制品中的糖，也包括在食物加工和精炼过程中加入的糖。简单碳水化合物可以被快速吸收转化为能量。

复杂碳水化合物，也称为淀粉，主要存在于全谷物食物、面食、土豆、豆类和蔬菜中，需要通过消化的过程转变为单糖而被人体吸收。复杂碳水化合物含有多种维生素、矿物质及膳食纤维。

在加工过程中，复杂碳水化合物被精炼，使得很多重要营养素流失。

脂肪

脂肪是多种食物的天然成分。烹饪中用到的油就是脂肪。脂肪也可以在动物性食物中找到，比如肉、乳制品，牛油果、坚果和橄榄也含有脂肪。

脂肪是能量的重要来源。身体在消化、吸收脂肪时，也会同时吸收一些维生素。

蛋白质

蛋白质组成和修复身体结构，产生身体所需要的物质，把营养素运送到人体的细胞中，并协助调节身体各项功能。多余的蛋白质也提供能量。氨基酸是蛋白质的基本组成单位。氨基酸可分为两类：非必需氨基酸（身体可以产生的）和必需氨基酸（只能从食物中摄取的）。

维生素

许多食物含有维生素，维生素种类较多，如维生素 A、B 族维生素、维生素 C、维生素 D、维生素 E 和维

什么是能量

千卡可以用来衡量任何种类的能量，但是最常用于营养学。1 卡相当于使 1 克水升高 1 ℃ 所耗的能量。

由于卡是一个非常小的计量单位，所以食物能量通常以千卡（kilocalories，1000 卡）计算。在营养学中，卡和千卡被视为同义词。

生素 K。维生素帮助身体利用碳水化合物、脂肪和蛋白质。它们同时帮助身体制造血细胞、激素、遗传物质，以及神经系统活动所需的化学物质。

在加工过程中，食物中的营养素可能流失。生产商们可以通过营养强化的方式弥补。富含维生素的天然食物比营养强化食品更受人们的欢迎。

矿物质

钙、镁和磷等矿物质对骨骼和牙齿的健康非常重要。谈到电解质，通常是指钠、钾和氯，这些物质有助于调节体内的水电解质平衡。身体还需要少量的铁、碘、锌、铜、氟、硒和锰，它们通常被称为微量元素。

水

水很容易被忽视，但它是一个至关重要的营养成分。许多食物，特别是水果，包含大量水。水几乎在所有重要的身体功能中都发挥着作用。它可以调节体温，通过血液循环把营养物质和氧气输送到细胞中，帮助排泄代谢废物。水还可以缓冲关节压力，保护器官及组织。

膳食纤维

膳食纤维来源于植物性食物，不能被人体消化、吸收。膳食纤维可分为两大类：可溶性膳食纤维和不溶性膳食纤维。二者通常同时存在于高膳食纤维食物中。

富含可溶性膳食纤维的食物有柑橘类水果、苹果、梨、李子、西梅、豆类（干豆和青豆）、燕麦（包括燕麦麸），以及大麦。可溶性膳食纤维帮助降低胆固醇，减缓血糖上升速度和增加粪便体积。

不溶性膳食纤维存在于蔬菜、麦麸、全麦面包、全麦意大利面和谷物中。不溶性膳食纤维同样可以帮助增加粪便体积，促进肠道蠕动，预防便秘。

能量如何产生

碳水化合物、脂肪和蛋白质是能够提供能量的营养素，这就意味着它们是身体的主要能量来源。每种营养物质提供的能量都是不同的。

✦ 碳水化合物是最先被人体利用的来源于食物的营养素。在消化和吸收的过程中，它们被释放进入血液循环，转化为葡萄糖（血糖）。当身体需要时，葡萄糖迅速被细胞吸收，提供能量。

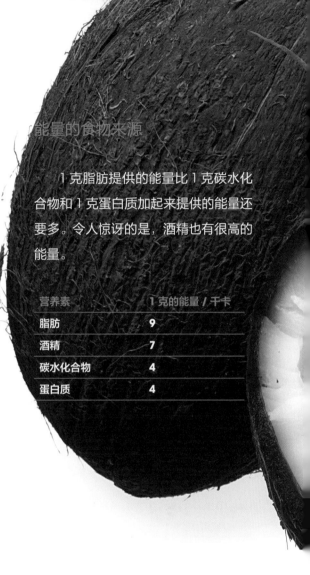

如果不是急需，葡萄糖会储存在人体的肝脏和肌肉中。当储存空间被占满时，多余的葡萄糖会转化为脂肪酸，储存在脂肪组织中，以备将来使用。

+ 脂肪是能量的高度浓缩形式，在同样的重量下，相较于糖、蛋白质等，脂肪含有的能量最多。在消化的过程中，脂肪被分解为脂肪酸，脂肪酸可通过代谢产生能量或者发挥其他作用。

脂肪酸在剩余的情况下，少量储存在人体的肝脏和肌肉中，绝大部分则储存在脂肪组织中。脂肪组织的储存能力远大于其他组织。

+ 蛋白质有许多职责，包括为运动提供能量。如果摄入的能量太少，或摄入的蛋白质过多，或进行了长时间的体力活动，蛋白质就会提供能量。任何因素导致的蛋白质过量，只要超过人体代谢所需的能量，蛋白质就会转化为脂肪储存起来。

维生素、矿物质、水和膳食纤

能量的食物来源

1 克脂肪提供的能量比 1 克碳水化合物和 1 克蛋白质加起来提供的能量还要多。令人惊讶的是，酒精也有很高的能量。

营养素	1 克的能量 / 千卡
脂肪	9
酒精	7
碳水化合物	4
蛋白质	4

维基本不含能量。然而从健康角度考虑，它们也是必不可少的。当饮食中缺少这些物质时，人体患严重疾病的风险就会增加。

能量账户

可以把身体所需的能量看作一个银行账户。这个账户进行着大量的交易，你每天都在"存款"和"取款"。

你的存款就是食物。三种营养物质（碳水化合物、脂肪和蛋白质）为你提供了大部分能量。当你进食时，你就是在往能量账户中"存款"。

"取款"有 3 种途径，每一种都在消耗能量。

+ 基础代谢。处于彻底休息的状态时，你的身体仍在消耗能量以满足基本的生理需求，比如呼吸、血液循环、细胞生长和修复。休息时单位时间内消耗的能量称为基础代谢率（BMR）。你的能量账户中最大的需求量为 BMR——通常能达到消耗总量的 1/2 ~ 2/3。

+ 食物热效应。身体消化、吸收、转运和储存食物时消耗的能量称为食物热效应，它大概占消耗总量的 10%。

+ 日常活动。日常活动如穿衣服、刷牙和其他常规活动同样需要消耗能量。30% ~ 35% 的能量用于这些活动。

基础代谢和消化所需的能量相对平稳，不易变化。提高能量消耗最好的方法是增加活动量。

能量账户的影响因素

如果所有人的身体素质和功能状态是相同的，那么测算所有活动的标准能量消耗就很容易，但实际是，还有其他因素会影响能量账户。

影响基础代谢率和总能量消耗的因素包括年龄、体型、身体成分和性别。

+ 年龄。儿童和青少年正处在骨骼、肌肉和组织的生长发育过程中，每千克体重比成年人需要更多的能量。婴儿处于快速生长发育阶段，每千克体重所需的能量更多。

由于激素水平和身体成分随年龄增长而不断改变，相应地，基础代谢率也在改变。进入中年的早期后，基础代谢率和能量需求都开始下滑，基本上每 10 年下降 1% ~ 2%。

+ 体型和身体成分。 体重较重者，对能量的需求也更高。另外，肌肉消耗的能量比脂肪更多，所以体内肌肉越多，脂肪越少，基础代谢率越高。

基于这个原理，我们可以通过有规律的身体活动来增加肌肉量，从而提高基础代谢率和能量消耗。

+ 性别。 年龄和体重相同的情况下，男性通常比女性有更少的脂肪和更多的肌肉。这也是为什么男性的基础代谢率和能量消耗通常比女性更高。

平衡账户的收支

体重是你的能量账户在身体上的反映。体重的日常起伏显示了账户的日常变化。

如果你的"取款"约等于"存款"，那你的体重将保持不变。如果你的"取款"多于"存款"，你将会减重。

这个能量等式中有个神奇的数

空能量

空能量是一个用来描述糖和酒精的术语。它们提供能量，但几乎不提供其他必需营养素。

适量饮酒（65岁及以下男性每天最多2份，65岁以上男性及所有年龄女性每天最多1份）将会降低心脏疾病的风险。

过量饮酒会使体重增加，使血压升高，伤害肝脏，并且增加某些癌症的患病风险。

1份相当于：

+ 1杯12盎司（360毫升）普通啤酒（大约150千卡）

+ 1杯5盎司（150毫升）红酒（大约100千卡）

+ 1杯1.5盎司（45毫升）80°烈酒（大约100千卡，混合酒可能更多）

糖尿病患者需要向医生寻求关于酒精摄入量的建议。

字。记住，3500千卡相当于1磅（0.45公斤）体重。增加1磅体重需要比消耗量多摄入3500千卡能量，减少1磅体重需要比摄入量多消耗3500千卡能量。

有趣的地方在于，你每天的能量需求不同，饮食也不同，因此，能量摄入和消耗之间的平衡一直在变化。

记录这些变化需要一些老式账单——对所有来源的能量摄入（吃和喝的东西）和所有形式的能量消耗（身体活动）进行记账。记账（同时也是我们饮食计划的一部分）有助于减重，但是大部分人并不想永远做这件事。

从长远来看，最好从基本原则的角度来考虑减重——食用低能量食物，增加身体活动以消耗更多能量。

最好的方法是身体力行——吃更多水果、蔬菜和全谷物，吃更少的脂肪，并进行更多的运动。最终，你将会非常自觉，甚至不假思索，从而形成习惯。这是本书的目标——帮助你养成更健康的生活方式。

在减重初期，减少能量摄入的重要性往往比增加运动更为突出。但是当你朝着健康的体重前进时，运动的重要性会逐渐凸显。

健康体重控制

那么，为了维持健康体重，你余生就只能吃胡萝卜和芹菜梗，巧克力一点也不能吃吗？

不。在能量平衡的概念里，你可以吃任何你喜欢的食物，同时获得减重的效果，只要总摄入量低于总消耗量即可。但是，饮食通常会影响健康。

如果你吃的大部分是那些饱和脂肪酸含量高的食物，那你患心血管疾病和其他疾病的风险将会增加。高精制碳水化合物、低纤维饮食与糖尿病和心血管疾病相关。另外，如果你的饮食中缺少蔬菜和水果，你将会错失维生素、矿物质、植物化学成分和抗氧化物带来的健康益处。

理解能量密度

在下一章，你将学习到能量密度。能量密度即单位量（体积）的食物所含的能量。

高能量密度食物，每一口中都包含大量能量；低能量密度食物，每一口中包含的能量要少得多。

选择低能量密度的食物，你可以吃更多食物，但是摄入更少的能量。并且，低能量密度食物让人更有饱腹感。下面两页的图提供了很直观的对比。第 168 页图示为高能量密度食物，第 169 页图示为低能量密度食物。

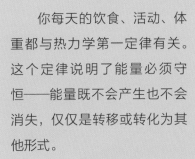

能量背后的科学

你每天的饮食、活动、体重都与热力学第一定律有关。这个定律说明了能量必须守恒——能量既不会产生也不会消失，仅仅是转移或转化为其他形式。

你吃进的能量可以转换为身体活动的能量或者储存在体内，但是它们不会凭空消失。体内所有无用的能量都会变为脂肪，不管它们从哪里来，除非你利用了这些储存的能量，否则这些脂肪将会一直存在于你的身体中。为了动用储存的能量，你既可以减少能量摄入，也可以增加体力活动以增加能量消耗。

理论上，能量平衡等式非常简单，但在实际运用中，可能有些复杂。当你掌握了能量平衡的概念，体重控制将变得易于理解。注意一个关键点：在达到健康体重的过程中，享受食物和保持长期健康可以兼得。

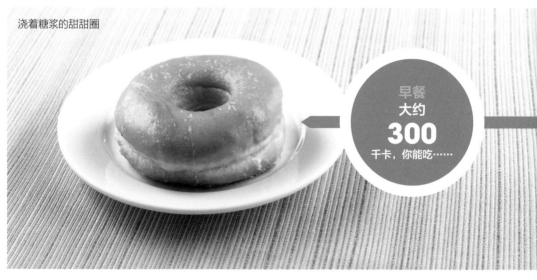

浇着糖浆的甜甜圈

早餐
大约
300
千卡，你能吃……

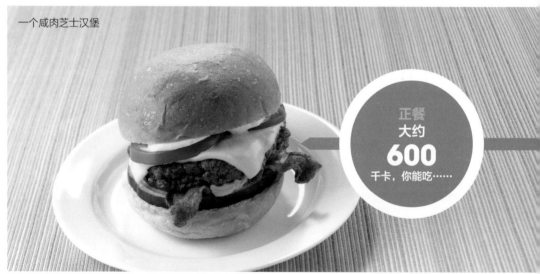

一个咸肉芝士汉堡

正餐
大约
600
千卡，你能吃……

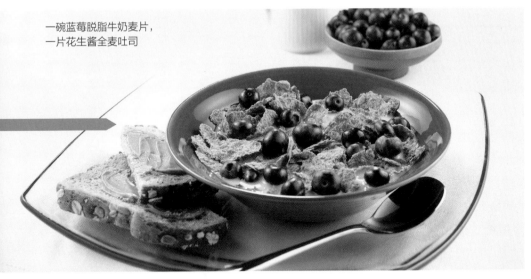

一碗蓝莓脱脂牛奶麦片，
一片花生酱全麦吐司

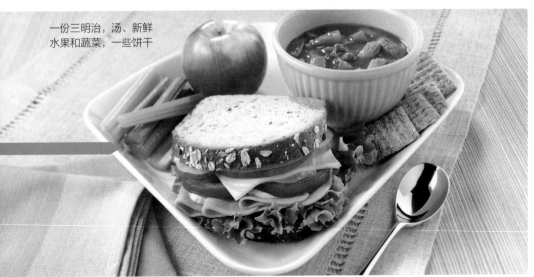

一份三明治，汤、新鲜
水果和蔬菜，一些饼干

第 16 章

糖尿病与金字塔

上一章的主题是能量平衡。这一章，我们关注这些概念与糖尿病的关系。糖尿病同样也需要平衡——在正确的时间吃正确量的正确食物。Mayo Clinic 健康体重金字塔可以帮助糖尿病患者保持病情稳定，并且在此过程中减重。

甜食

脂肪

蛋白质 / 乳制品

碳水化合物

日常活动

水果

蔬菜

你在思考吃多少食物时，通常思考的不是食物的能量。你不会对自己说："我吃了 500 千卡，我吃完了。"实际生活中，你都是吃到感觉饱为止。

如果你吃的食物重量和体积都很大，能量却很低，那你就可以在获得饱腹感的同时维持或减去体重。Mayo Clinic 健康体重金字塔就能帮你达到这样的效果。

患有糖尿病并不意味着你必须遵循一种复杂的饮食模式，它只意味着你要多选择有利于健康的食物，少选择不利于健康的食物。Mayo Clinic 健康体重金字塔是帮你在 6 种食物中做出选择的指南。

蔬菜和水果是金字塔的基础。你几乎可以不限量地食用新鲜或冷冻的蔬菜和水果（而非水果干或果汁），因为它们对你的健康很有益处。在含碳水化合物的食品中，全谷物比精制谷物（比如白面粉）更健康，应该适量食用。蛋白质、乳制品和对心脏有益的不饱和脂肪酸也是健康饮食的一部分，但你需要限制它们的摄入量，偶尔多吃些也是可以的。

能量密度

所有食物在给定的量（体积）中都包含一定的能量，并且能量值因食物种类不同而不同。

一些食物在量很少时就含有很高的能量，它们被称为高能量密度食物。这些食物包括大部分高脂肪食物、酒精、快餐、汽水、糖果和加工食品。有些食物即使量很大，能量也不高，比如蔬菜和水果，这些食物是低能量密度的。

举些例子。一块普通的糖果棒可能含有 270 千卡能量，小体积高能量，能量密度高。相比之下，一杯生菜仅有 25 千卡能量，大体积低能量，能量密度低。低能量密度的食物通常会让你在摄入较少能量的情况下获得饱腹感。

寻找平衡

减重是在能量摄入和能量消耗之间寻找健康的平衡。糖尿病同样需要能量平衡。你需要在正确的时间吃正确量的正确食物。通过遵循这个公式——食物＋量＋时间——你可以避免血糖在过高与过低之间波动。

这一章讲述了大量的细节问题，探究食物如何影响体重和血糖。你每天应该吃那些有助于你达到营养平衡，同时又有利于减重的食物。

蔬菜和水果是健康饮食的关键成分，你很快就会读到关于它们的更多内容。首先，让我们仔细看看碳水化合物、蛋白质和脂肪是如何影响血糖的。

Mayo Clinic 健康体重金字塔的食物份与美国糖尿病协会（ADA）的食物份略有不同，特别是在碳水化合物方面。如果你更喜欢用类似于 ADA 的方法管理日常碳水化合物的摄入，你可以将 Mayo Clinic 健康体重金字塔食物份按如下方法转换为 ADA 食物份。

Mayo Clinic 健康体重金字塔	美国糖尿病协会
碳水化合物类食物（包括淀粉类蔬菜）：1 碳水化合物食物份	1 碳水化合物食物份
水果：1 水果食物份	1 碳水化合物食物份
乳制品（除了奶酪）：1 蛋白质／乳制品食物份	1 碳水化合物食物份
豆类：1 蛋白质／乳制品食物份	1 碳水化合物食物份
非淀粉类蔬菜：1 蔬菜食物份	1/3 碳水化合物食物份
酒精：按甜食计算	1 碳水化合物食物份

主要的碳水化合物类食物

类别	举例
糖类（也称为简单碳水化合物）	**天然糖类。** 水果、奶和奶制品（酸奶和冰激凌）中存在的糖。当挑选奶制品时，聚焦于低脂和脱脂的品种。 **添加糖。** 添加糖的食物，如甜点和糖果。包括糖块、蜂蜜、果冻、糖浆和其他加工糖类，它们通常能量很高，营养价值却很低。应尽可能限制使用添加糖。
淀粉类（也称为复杂碳水化合物）	**豆类。** 菜豆、青豆、小扁豆和其他。 **淀粉类蔬菜。** 土豆、南瓜、玉米和其他。 **谷物。** 小麦、燕麦、大麦、大米和黑麦。为了心脏健康或获取其他益处，应多关注全谷物食物，比如全麦面包、全谷物早餐、燕麦粥、糙米饭、野米饭和全麦面食。

碳水化合物

碳水化合物是身体的主要能量来源，每个金字塔碳水化合物食物份大约含能量 70 千卡。碳水化合物的食物来源广泛。大部分碳水化合物来源于植物，包括谷物制品，比如面包、谷类和意大利面，以及一些淀粉类蔬菜，如土豆和玉米。

其他食品，比如奶和奶制品、豆类（菜豆、青豆和小扁豆）、水果和加工食品，也含碳水化合物。并不是所有的碳水化合物都完全一样。

想象一下，把所有含碳水化合物的食物排成一列：一端是全麦面粉、燕麦和糙米，中间是白面粉、白米饭、土豆和意大利面食，另一端是精加工的食品——饼干、糖果和软饮料。

这个队列中的食物包含三种碳水化合物：膳食纤维、淀粉和糖。我们从中不难分辨出健康和不健康的两端——较少的精制谷物是健康的一端，高度精制的糖是不健康的一端。中间部分则较为模糊，面包、白米饭和意大利面是否健康，取决于它们的加工方式和分量。

低碳水化合物饮食

C 设计低碳水化合物饮食的目的是限制碳水化合物类食物，比如面包、大米、淀粉类蔬菜和水果的摄入，并且强调蛋白质和脂肪的摄入。

低碳水化合物饮食背后的理论是：碳水化合物刺激胰岛素分泌，如果减少碳水化合物的摄入，就可以降低胰岛素水平，同时促使身体消耗储存的脂肪，代替碳水化合物类食物中的糖（葡萄糖）提供能量。

摄入碳水化合物的确会刺激胰岛素分泌，但这是一个使碳水化合物被细胞吸收的正常过程。Mayo Clinic 营养学专家不推荐极端低碳水化合物饮食，因为这种饮食可能富含饱和脂肪酸和胆固醇，对健康无益。这种饮食也限制了人们对健康食品，如水果、蔬菜和全谷物的摄入。此外，人们会发现这种饮食方式很难长期坚持。

对碳水化合物类食物来说，关键词是"全"。通常来说，加工越少的食物越好，全谷物富含膳食纤维和营养素。

碳水化合物和糖尿病

各类碳水化合物都会分解为葡萄糖，它们对血糖水平的影响最大。但是，你并不能从饮食中去除碳水化合物，人体每天都需要一定量的碳水化合物，因为葡萄糖是身体能量的主要来源。人体日常消耗的能量有一半来源于碳水化合物。

重要的是，每天吃相同量的碳水化合物，并将之分配到一天的三餐中去。为什么？相同量的碳水化合物有助于使进入血液循环系统的糖量保持一致，避免出现血糖忽高忽低的状况。

还有一点也很重要，你需要摄入健康的碳水化合物——摄入量要有助于你减重。营养师可以帮助你分析每天应吃多少份碳水化合物，从而在减重的同时保持血糖稳定。

碳水化合物计数法

碳水化合物计数法是一种通过控制碳水化合物的摄入量来管理糖尿病的方法。如前所述，碳水化合物类食物对血糖水平影响最大。

碳水化合物的摄入量和胰岛素分泌之间的平衡程度决定了餐后血糖水平升高的幅度。有了碳水化合物和胰岛素之间的恰当平衡，血糖水平将持续保持在目标范围——这正是你想要的。

糖尿病患者，特别是服用降糖药物的患者，应该将碳水化合物计数作为饮食计划工具，计算每餐或加餐的碳水化合物量，然后据此调节药物剂量。

关于碳水化合物和糖尿病，稳定性非常重要。一天中碳水化合物摄入量的巨大变化——比如跳过一餐然后大吃一顿——可能导致血糖水平超过或低于目标范围。还需要注意的是，产品标签上的术语"净碳水化合物"或"净碳水"可能具有误导性。这些

血糖指数

血糖指数（GI）饮食法是根据食物对血糖（葡萄糖）水平的影响对含碳水化合物的食物进行分类的饮食方法。高血糖指数食物比低血糖指数食物更容易使血糖升高。但低血糖指数食物不一定更健康，高脂肪食物的血糖指数可能比一些健康食物要低。

将血糖指数用于饮食计划是一个相当复杂的过程。许多因素会影响特定食物的血糖指数，比如食物是如何烹饪的、一起吃的食物有哪些，都会影响食物的血糖指数，而且，有些食物的血糖指数尚不清楚。从这一点看，没有有力的证据可以证明将血糖指数用于饮食计划或减重策略是可靠的。

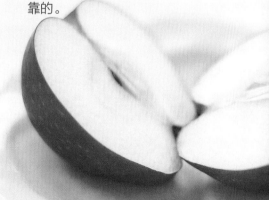

市场用语并没有得到美国食品药品监督管理局认可。你可以向营养师学习如何正确计算碳水化合物的摄入量。

蛋白质 / 乳制品

蛋白质对人类生命至关重要。人的皮肤、肌肉、骨骼和组织器官都由蛋白质组成，血液中也含有蛋白质。

人体日常消耗的能量有 15% ~ 20% 来自蛋白质。如果摄入过多蛋白质——许多人这样做——身体就会将多余的能量以脂肪的形式储存在体内。

一份蛋白质 / 乳制品可提供 110 千卡能量。蛋白质经常和动物性食物联系在一起，比如红肉，但是蛋白质也可以从植物中获得。高蛋白低脂肪食物包括豆类、鱼肉、去皮禽肉和瘦肉。全脂奶制品是蛋白质和钙的优质来源，但是它们饱和脂肪酸含量很高。低脂或脱脂的牛奶、酸奶和芝士与全脂奶有相同的营养价值，但不含脂肪；它们的能量密度也相对较低，因为它们含有大量水。

火鸡肉、牛肉、羊肉和猪肉的饱和脂肪酸和胆固醇含量一般很高，无法纳入健康饮食。在关注瘦肉的同时，不要忘了很多其他食物也能提供蛋白质，如低脂奶制品、海产品和许多植物性食物。

豆类，如菜豆、小扁豆和青豆，是蛋白质的优质来源，它们几乎不含胆固醇，仅含有少量脂肪。它们非常适合用来代替畜肉或禽肉烹饪。与肉类不同，豆类有助于降低"坏"胆固醇，也就是低密度脂蛋白（LDL），并且它们所含的矿物质有助于控制血压。

除了大豆，其他豆类中的蛋白质是"不完全"的，这些蛋白质缺乏必需氨基酸，而必需氨基酸在肉类中含量丰富。缺少的必需氨基酸在其他植物性食物中也很丰富，所以控制肉类的人也很容易从其他食物中获得所需的蛋白质。

鱼和贝类不仅是蛋白质的优质来源，有些还可以提供 ω-3 脂肪酸，帮助降低甘油三酯。血液中甘油三酯含量升高后可能会增加患心脏病的风

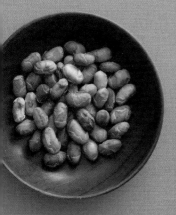

最佳选择
黄豆

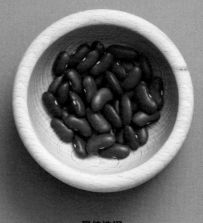

最佳选择
菜豆／青豆

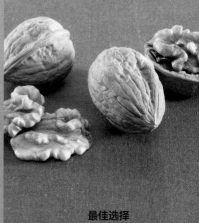

最佳选择
坚果

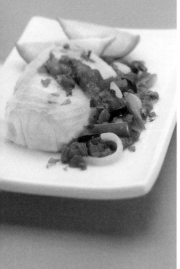

最佳选择
鱼肉

蛋白质系列

　　不是所有的蛋白质类食物都一样。对你来说，某些蛋白质类食物比其他的更好。蛋白质来源多样化很好，但是要保证吃更多健康的蛋白质类食物，尽量少吃不健康的蛋白质类食物。图片最后一行的蛋白质类食物含有饱和脂肪酸。红肉和加工肉类会增加患癌症的风险。

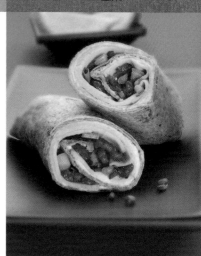

好的选择
鸡肉／火鸡肉

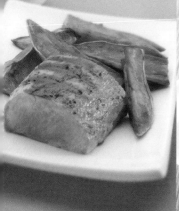

最不健康的
猪肉

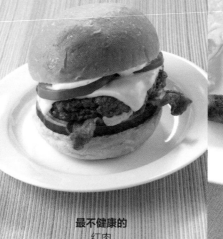

最不健康的
红肉

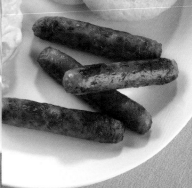

最不健康的
加工肉类

险。ω-3 脂肪酸也有助于改善免疫功能，并帮助调节血压。

研究显示，大部分人可以通过一周吃 2 份鱼获益。富含脂肪的鱼类，如三文鱼、湖鳟鱼、鲱鱼、沙丁鱼和金枪鱼，含有较多的 ω-3 脂肪酸，因此是很有益的。但是，有的海产品只含有少量的 ω-3 脂肪酸。

蛋白质／乳制品和糖尿病

在饮食建议中，乳制品常常和蛋白质一同出现，因为乳制品含有蛋白质，一份乳制品含有的能量与一份蛋白质类食物相似。

但是不要忘了，乳制品（比如牛奶和酸奶）同样含有碳水化合物。因此，如果你的一餐包含一杯酸奶或牛奶，那你除了将它计入蛋白质／乳制品食物份，还要考虑到它们所提供的碳水化合物的量。豆类（菜豆、青豆和小扁豆）也存在类似的情况。

这并不意味着你不能喝牛奶或酸奶，不能把豆类放进你的主餐，相反，它们对你是有益的。如果你在计算碳水化合物的量，你也需要把从这些食物（参见第 172 页表格）中摄入的碳水化合物的量考虑进去。

脂肪

脂肪对人体细胞的寿命和功能而言都是很重要的。除了储存能量，脂肪也能影响免疫功能，维持细胞结构并且调节许多其他身体功能。简单来说，饮食中需要脂肪。并非所有脂肪的地位都是平等的（第 35 页），但它们的能量都很高。为了控制体重和血糖，限制脂肪的总摄入量是很重要的。

大部分高脂肪的植物性食物对人体有益。例如，坚果含有单不饱和脂肪酸，它可以防止心脏和动脉出现有害物质的沉积。坚果同样是蛋白质的良好来源，还可以提供多种其他的关键营养素。坚果虽然对健康有益，但它的能量却相当高。正因如此，所有脂肪类食物，包括健康的脂肪，食用时都需要有节制。

选择健康的蛋白质类食物

推荐选择的食物	避免或限制的食物
豆类（菜豆、青豆和小扁豆）	肥肉
鱼	蛋（蛋白可以）
去皮禽肉	高脂芝士
瘦肉	高脂乳制品和全脂奶
低脂或脱脂乳制品	
豆制品（味噌、素肉、豆豉、豆腐、豆奶和芝士）	

那么，肉类、海产品和乳制品中的脂肪呢？金字塔对各类食物的摄入份数都给出了建议，实际上也对各类食物中的脂肪摄入量进行了限制。

注意，金字塔中关于脂肪部分的推荐针对的是日常膳食中添加入食物的脂肪，而不包括其他食物本身含有的脂肪。添加的脂肪包括沙拉酱、食用油、黄油，以及牛油果、油橄榄、坚果等植物性食物。

蔬菜和水果

蔬菜和水果有很多共同的属性。两者都能提供多种味道、口感和颜色。它们不仅提供感官上的愉悦，

还可以提供很多具有抗病作用的营养素。

大部分蔬菜和水果是低能量密度的，因为它们富含水分和膳食纤维，而水分和膳食纤维并不提供能量。你可以改善饮食（实际上是吃更多的食物），用更多的蔬菜、水果来代替高能量的食物。

蔬菜

蔬菜包括根和块茎类蔬菜（如胡萝卜、水萝卜和甜菜），卷心菜家族的成员，以及拌沙拉用的绿色蔬菜（如生菜和菠菜）。其他的植物性食物，如番茄、柿子椒和黄瓜，也属于

这一类，尽管从专业上严格来说它们是水果。

每个金字塔蔬菜食物份含有约25千卡能量。蔬菜一般不含胆固醇，其脂肪和钠含量较低，膳食纤维含量较高。它们还富含钾和镁等必需矿物质，并含有植物化学物质。新鲜蔬菜是最好的，冷冻蔬菜也不错。大部分罐装蔬菜钠含量很高，如果你经常吃罐装蔬菜，注意观察食物标签，尽量选择未加盐的品种，或者在烹饪之前用开水涮一下以减少盐的含量。

水果

大多数含有种子并被可食用层包裹的食物通常被认为是水果。

与蔬菜相似，水果是膳食纤维、维生素、矿物质和其他植物化学物质的重要来源。1金字塔水果食物份的能量约为60千卡，而且几乎不含脂肪。水果可以帮助你控制体重，降低患体重相关疾病的风险。

新鲜水果最佳，不添加糖分的冷冻水果，以及只用自身果汁或水灌装的水果也很好。加工之后的果汁和果干，如葡萄干或干香蕉片，变成了浓缩的能量来源，它们能量密度很高，吃这些食物时要注意节制。

水果和糖尿病

是的，Mayo Clinic 糖尿病饮食允许你随心所欲地吃蔬菜和水果。然而，如果你患有糖尿病，最好在饮食中多吃蔬菜而不是水果。与几乎不含能量的蔬菜不同，大部分水果含有天然糖分，因此它们比蔬菜含有更多的能量和碳水化合物。

当然，与许多甜食、加工点心和其他常见食物比起来，水果中的能量很少。这就是为什么水果的摄入量是未加限制的。

如果你感到饥饿并且正准备找些甜食来吃，希望你选择水果，而不是糖果或其他加工食品。但是需要注意，水果中的天然糖分会影响碳水化合物的摄入量，特别是当你吃进大量水果时。所以，不要全用水果做点心，在点心中加一些蔬菜更好，可以减少能量和碳水化合物的摄入。

关于水果的另一个提醒：不限量的规定不适用于果汁和果干。正如你刚刚读到的，这些产品单位体积内含有更多的天然糖分，所以它们的能量比新鲜水果高。

甜食

甜食包括含糖饮料（如汽水和果汁）、糖果、蛋糕、饼干、馅饼、甜甜圈和其他甜点。别忘了，麦片和饮料中常常添加了蔗糖。

因为含有大量的糖和脂肪，所以甜食的能量密度通常都很高。它们提供的营养素很少（它们含有空能量）。建议避免饮用含糖饮料，理性地选择甜食及其分量。

Mayo Clinic 健康体重金字塔将一天摄取的甜食能量限制为 75 千卡。尽量选择健康的甜食，比如少量的黑巧克力或低脂冷冻酸奶。如果你有一

更低的能量密度，更强的饱腹感

三个因素决定了蔬菜和水果拥有更低的能量密度、更强的饱腹感。

＋ **水**。多数水果和蔬菜包含大量水分，水分可以提供体积和重量，但是没有能量。例如，一个小的葡萄柚，90% 是水，能量只有 64 千卡。胡萝卜含有大约 88% 的水分，1 杯（240 毫升，超过 2 份金字塔食物份）胡萝卜只含有 52 千卡能量。

88%
水分，
52 千卡

＋ **脂肪**。大多数水果和蔬菜几乎不含脂肪。脂肪能增加能量密度。1 茶匙黄油所含的能量几乎与 2 杯西蓝花一样多！

＋ **膳食纤维**。膳食纤维是植物性食物中身体不能消化和吸收的部分。蔬菜、水果和全谷物食物中的膳食纤维增大了食物的体积，使你更早且更长久地拥有饱腹感。膳食纤维还有助于减缓进食后血糖上升的速度。

糖分

多年来，糖尿病人群被警告远离甜食，但是研究者发现这并不是必要的。以下信息很重要。

碳水化合物的总量是最关键的。

人们曾经认为，与水果、蔬菜或淀粉类食物（比如土豆、意大利面或者全麦面包）相比，蜂蜜、糖果和其他甜食会更快地升高血糖水平，但这可以改变——前提是你要在进餐时食用这些食物，并在饮食计划中与其他食物均衡搭配。虽然不同种类的碳水化合物对血糖的影响不同，但最重要的仍是碳水化合物的总量。

不要过多摄入空能量。

甜食最好仅是整体饮食计划的一小部分。糖果、饼干和其他甜食中的营养素，即使有也很少，但其中的脂肪含量和能量通常会很高。空能量是指只有能量而没有健康食物中应有的必需营养素。

警惕无糖或低能量。

大部分饮料和一些硬糖包含人造甜味剂，比如阿巴斯甜、糖精、蔗糖素和纽甜，它们几乎没有能量，并且不计入碳水化合物。无论如何，一些标有如低能量、无糖的食物含有的甜味剂，其实也包含了能量和能够影响血糖水平的碳水化合物，在购买和食用这些食品之前务必仔细检查食品标签。

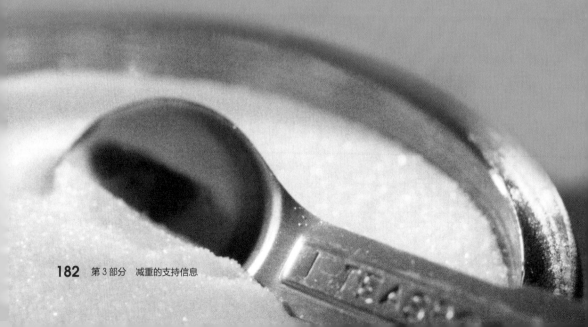

个社交活动，比如生日聚会即将来临，你想吃一块蛋糕，最好提前做好计划，把这块蛋糕纳入你一天的饮食计划中。

记住甜食应被计入碳水化合物中。为了给甜食留出空间，可以采取下面的方法。

▶ 用甜食替换正餐中的碳水化合物。

▶ 用甜食与一份水果或一份蛋白质/乳制品交换，它们都含有碳水化合物。

需要考虑到的是，甜食可能比所交换的食物含有更多能量。

日常活动

Mayo Clinic 健康体重金字塔并不仅仅涉及食物。金字塔底部中心是一个圆，这强调了日常活动在减重和整体健康中的重要作用。

日常活动可增强身体利用胰岛素

糖尿病和酒精：它们可以相容吗？

许多糖尿病患者想要知道是否可以饮用酒精。最好的建议是和你的医生讨论，根据你自身的情况来决定。

别忘了酒精是相当集中的能量来源——每克含有的能量大约为 7 千卡。如果你想减重，那饮用酒精并不是好的选择。在 Mayo Clinic 健康体重金字塔中，酒精属于甜食。

→更多关于酒精的内容，参见第165页。

的能力，有助于控制血糖。另外，它有助于减轻压力，降低心脏病和脑卒中的风险。它还有很多其他益处。

Mayo Clinic 健康体重金字塔鼓励你在一周中的大部分日子进行 30~60 分钟适度的、能激发活力的运动。

安排你的餐盘

在正餐中，你的餐盘应该是这样的。

① 1/2 盘非淀粉类**蔬菜**。

② **碳水化合物**类食物，包括全谷物，应占餐盘的 1/4。

③ 另外 1/4 包括**蛋白质**类食物和**乳制品**。

④ 一份**沙拉**有助于你吃够推荐量的蔬菜或水果。

⑤ 增加一碟**水果**或 1/2 杯水果沙拉以达到你需要的水果份数。

⑥ 应包含健康**脂肪**，如牛油果、坚果等。

⑦ 把一天中**甜食**的摄入总量限制在 75 千卡。

⑧ **饮品**应为低能量或无能量的。

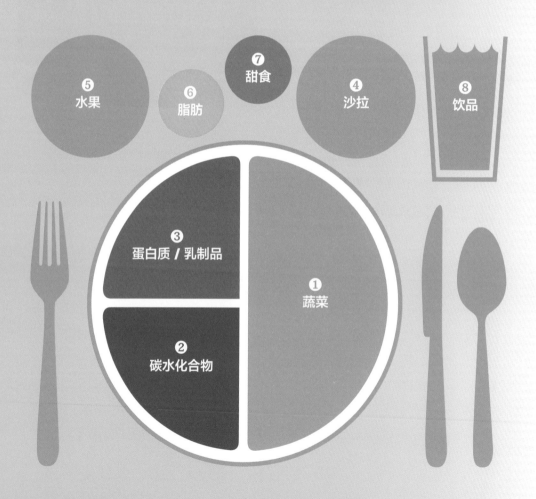

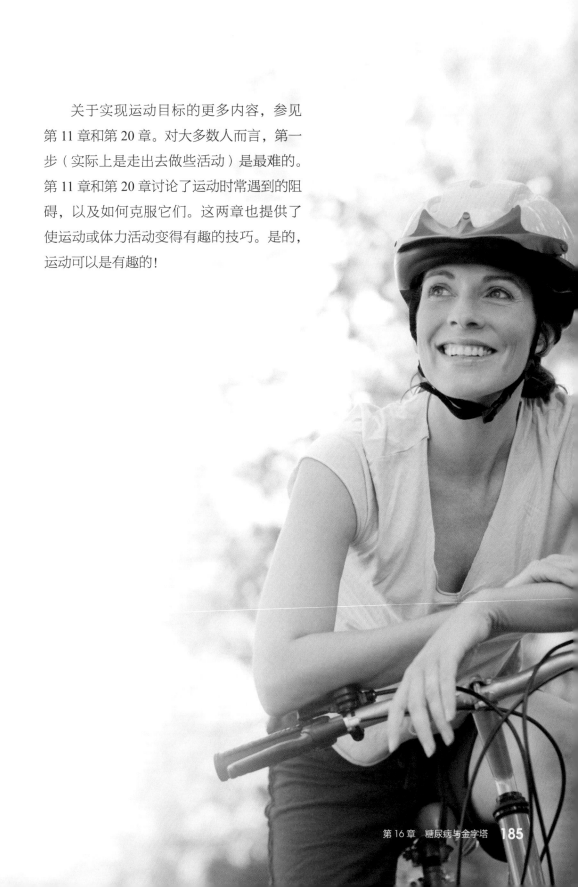

关于实现运动目标的更多内容，参见第 11 章和第 20 章。对大多数人而言，第一步（实际上是走出去做些活动）是最难的。第 11 章和第 20 章讨论了运动时常遇到的阻碍，以及如何克服它们。这两章也提供了使运动或体力活动变得有趣的技巧。是的，运动可以是有趣的！

第 **17** 章

让进餐更便捷

在家吃饭摄入的能量通常比在外吃饭更少。但是在家做饭需要时间，而且时间似乎永远都不够用。为了拥有完美的一餐，可口且健康，同时简单实用，你需要一个合理的计划。怎样才能做到呢？本章将给你一些建议。

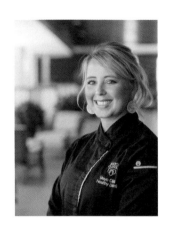

珍妮弗·A. 韦珀，厨师长，
Mayo Clinic 健康生活项目参
与者

关于健康烹饪，重要的是要有计划，提前准备好下一周的饮食清单。如果没有计划，仓促下厨，制作菜肴会变得困难且耗时。缺少计划将使你的烹饪过程和饮食体验不那么愉快。

让做饭变得简单的一个关键点是学会最大限度地利用你在厨房中的时间。当你想准备食物的时候，提前思考，并按一周的量来做准备。准备得越充分，花在烹饪上的时间就越少。在忙碌的白天或紧张的夜晚，提前计划为你省去很多麻烦，你只需要按计划搭配三餐就可以了。

本章会讨论一些能帮助你减少做饭所需要的时间并增加乐趣的技巧。比如，你在为今天的汤而准备蔬菜，那你可以多切一些蔬菜用于明天的意大利面沙拉，或者用于这周之后几天的烤蔬菜。如果你在做晚餐的烤鸡胸肉，而你打算过几天吃鸡肉卷，那就多烤一些鸡胸肉，待冷却后放进冰箱备用。

如果上面这些菜式做起来太困难，那么从简单一点的开始。如果你很少自己做饭，那么从每周一次或每周两次开始，然后逐渐增加频率。很快，你会对自己做饭更有信心。记住，保持愉快的心情，不要害怕尝试！

去食品店购物

健康膳食的第一步开始于食品店，因为你不可能用你没有的食材做饭。

你需要把那些会破坏减重大计的食物拒之门外，同样，你也需要确保那些有利于你减重的食物就在家里，而且要够用！这里有一些基本招数来保证你手头有正确的食物。

提前计划

首先想清楚你要采购多少顿晚餐的食材；然后，测算早餐、午餐和加餐所需的食材。列出你的金字塔食物必需食材清单，如新鲜水果和蔬菜、全谷物和低脂乳制品。格式参考下页。

做计划的时候，你可以围绕一组核心食材设计一周饮食。如果你要买柿子椒和洋葱来做某天晚餐的墨西哥肉丝蔬菜玉米卷饼，那么可以多买一些，留到另一顿晚餐时做比萨。这样，你就可以减少花在购买食物上的时间。

列清单

列清单能使你的购物行程更高效，并且帮助你避免冲动消费。但是不要让清单阻止你寻找或尝试新的健康食物。

列清单时，将你一周的饮食计划作为指南。确保你的清单也包括健康、方便的加餐食物。

遵守计划

跳过加工类零食和含糖饮料货架。在食品店里，只去那些放着你清单上所列食物（新鲜农产品、低脂乳制品、肉类和海鲜）的货架。

记住，新鲜食材比即食食品更好，使用新鲜食材你可以自己控制添加的配料。摆满了健康食品（如燕麦片、豆类、全谷物食物、罐装水果和蔬菜）的货架走廊也是购物的好去处。

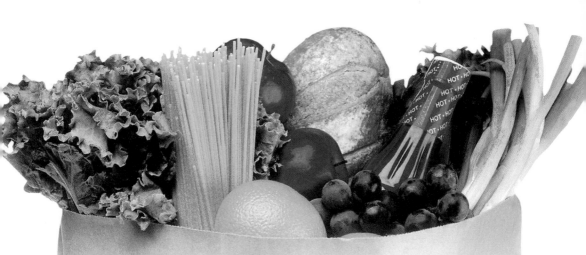

应该储备的食物

如果食材都准备好了，健康的一餐可以在几分钟内做完。整理购物清单时，确保下列食物包含在内。

水果和蔬菜

+ 新鲜蔬菜
+ 预切新鲜蔬菜
+ 冷冻蔬菜（无酱汁）
+ 袋装沙拉
+ 新鲜水果
+ 罐装水果（只含自身果汁或水）
+ 冷冻水果
+ 不含脂肪的番茄酱

全谷物

+ 全谷物早餐麦片
+ 大米（糙米、野米、混合米）
+ 燕麦片
+ 全麦面包
+ 全麦带馅面包
+ 全麦意大利面

蛋白质类食物

+ 低脂炸豆泥
+ 罐装黑豆或芸豆
+ 低盐水浸金枪鱼
+ 含 ω-3 脂肪酸的鱼类
+ 去皮家禽白肉
+ 豆腐
+ 天然花生酱

乳制品

+ 低脂或脱脂酸奶
+ 低脂或脱脂奶酪
+ 低脂奶油奶酪
+ 脱脂或含 1% 脂肪的牛奶

不含乳制品的食物

+ 椰子或大豆酸奶
+ 大豆、大米或杏仁奶
+ 无乳奶酪

如何看营养标签

① 查每份食物的大小

这个包装中含有多少份？一份可能比你想象的少。

① 营养成分

每个包装 8 份

每份的量	**2/3 杯（55 克）**

②

每份能量	
千卡	**230**

	% 每日需要量 *

③

脂肪 8 克	**10%**
饱和脂肪酸 1 克	**5%**
反式脂肪酸 0 克	
胆固醇 0 毫克	**0%**
钠 160 毫克	**7%**
碳水化合物 37 克	**13%**
膳食纤维 4 克	**14%**
糖分 12 克	
含 10 克添加糖	**20%**
蛋白质 3 克	
维生素 D 2 微克	**10%**
钙 260 毫克	**20%**
铁 8 毫克	**45%**
钾 235 毫克	**6%**

④ 配料：强化面粉（小麦粉、葡萄糖酸钙、还原铁、维生素 C、视黄酸）、全麦面粉、有机蔗糖、部分氢化棉籽油、糖浆、膨松剂（碳酸氢钠）、海盐、人造香料

* % 每日需要量（DV）告诉你一份食物中的营养成分对每日饮食的贡献。一般的营养建议是每天摄入 2000 千卡能量。例如，膳食纤维的每日推荐目标是 28 克，因此 4 克是每日需要量的 **14%**。

改编自美国食品药品监督管理局，2016 年。

② 查一份食物含多少能量

40 千卡为低能量；

100 千卡为中等能量；

400 千卡或更多为高能量。

❸ 查各营养成分占每日需要量的百分比 *

5% 或更少为低含量。低含量的应该是饱和脂肪酸、反式脂肪酸、胆固醇和钠。

20% 或更多为高含量。高含量的应该是维生素、矿物质和膳食纤维。

》 限制的营养素用橙色显示
》 应足量摄入的营养素用绿色显示

❹ 查配料

配料一般按含量排序。配料表中排得越靠前的，产品中含得越多。确保糖不是排在配料表中的第一位。糖有许多名字，如高果糖玉米糖浆、大麦麦芽糖浆和脱水甘蔗汁等。

不要在饥饿时采购

我们应面对现实，即当你饥饿时很难拒绝买高脂肪、高能量的食物。所以，为了减重成功，在美餐一顿之后再去采购吧。如果你不得不空腹采购食物，可先喝些水或者买些水果填肚子。

查看营养标签

查看营养标签上标注的每份食物的大小、能量，以及脂肪、胆固醇和钠的含量（请看上页）。记住，即使是低脂和脱脂食物也可能包含很高的能量。对比相似的产品，做出最利于健康的选择。

节省时间的策略

在家做饭也可以不必花费太多时间。提前做好计划，你就可以在繁忙的日程中安排在家做饭的时间。

制订计划

写下一周的饮食计划，然后把它贴在冰箱上。它可以帮你规划时间并提醒你要完成的重要任务。每天都有计划会让你的生活变得有序并让你充满动力。

合并准备工作

如果你正在切西蓝花，准备一会儿快炒，那你可以顺便把接下来几天所需的蔬菜都切好。将切好的蔬菜储存在干净的容器中，以便在需要时能够轻松找到它们。同样的方法也适用于肉或其他蛋白质类食物。当为一顿晚餐准备蛋白质类食物时，你也可以把接下来几顿饭所需的蛋白质类食物都准备好（请参见第 193 页）。

可以每周留出一定的时间，如周末的一天，以完成大部分的准备工作。在每个准备阶段，提前 3～4 天准备三餐食材。尽可能多做切、搭配和预煮的工作，这样会缩短接下来的一周你在厨房中花费的时间。

重复的食材

你可以通过安排使用类似食材的

两顿饭来节省时间。假设你正在做米饭、煎胡萝卜、青刀豆和意大利瓜，那么下次可以使用相同的食材做一顿丰盛的汤饭。在准备米和蔬菜时，你可以准备双倍的量。

两顿饭虽然包含一些相同的食材，但可以做出不同的味道和口感。想想其他你喜欢的配料相同的菜肴，把它们一起放在每周菜单上。

多做一点，冷冻起来

如果你正在做一道耗时的菜，那可以多做一些冷冻起来，下次加热一下就可以食用。这种做法适用于带酱汁的菜和炖菜。

这种做法也适用于一些单人份的食物，比如裹着面包屑的鸡胸肉和做皮塔饼用的饼坯。多做一点，把它们连同烤盘一起放入冰箱中。当它们被彻底冷冻后，用保鲜膜包起来备用。在下次晚餐前，打开你需要的东西，把它烤熟即可。为了得到最好的味道和口感，在冷冻状态下把它放进烤箱里，在 220~240 ℃的高温下烘烤。

善用冰箱

从长远来看，把多余的食物冷冻起来可以节省很多时间，但是，如果你把它们冷冻起来后就忘了，那它们就失去作用了。你需要为你准备的冷冻食物制订计划。比如，你冷冻了几周量的裹着面包屑的鸡胸肉，那你可以在下个月安排每周食用一次。

建议在三个月内用完冷冻食物。在冷冻食物上贴标签、标明日期，并列出冰箱中食物的清单。定期检查冰箱，把那些无法确认存放时间和在冰箱里存放太久的食物扔掉。

形成常规

为做饭建立一个常规流程。你可以养成下班回家就打开烤箱的习惯。或许当你在辅导年幼的孩子做作业的时候，年长的孩子就可以用事先准备

厨房里的省时方法

批量准备食物有利于节省时间。试试下面的方法来减少你在厨房的时间。

蛋白质类食物

一次准备两餐用的鸡肉、鱼肉或其他瘦肉。取一半食物用于今天的晚餐。把另一半放在一个浅的容器里，在冰箱里冷藏3~4天。任何肉类，重新加热时，内部温度应达到75℃。

糙米

糙米味道好，有益健康且饱腹感强，但是它的烹饪时间需要50分钟。为了节省时间，可以一次多做一些糙米饭。当米饭做好了，将之铺在烤盘上冷却，然后分成多个1/2杯的小份（或其他的分量），放入密封袋中，储存到冰箱里。加热糙米饭时，在碗中或大量杯中加水，把米饭浸泡在热水中加热，然后沥干。

意大利面

如果你正在做意大利面，可以多做些，做好后将多余的意大利面储存在冰箱中1~2周。你可以在某个晚上做番茄酱意大利面，之后的另一个晚上在剩余的面条中加一点芝麻油、酱油和一些炒蔬菜，将它做成拌面。

为了估算意大利面的量，将所有面条从标有8份的盒子中取出，分作16等份，分别放入单独的塑料袋中。根据Mayo Clinic健康体重金字塔食物份数，一袋等于一份。

土豆

如果你近期的晚餐菜单中都包含土豆，那就一次切完它们，然后保存在带冷水的容器中，放入冰箱储存。需要用时，将它们沥干，然后烹饪。

好的晚餐食材做饭。让家人参与，其乐融融。一起做饭不仅能为家人制造接触的机会，还能让你教会孩子们有益健康的技能和习惯。

用晚餐食材做午餐

要学会合理地安排剩余食材。一次准备两顿饭所需的量，你就能节省时间。晚餐的剩余食材可以用来做好吃的午餐。如果你想要更多的变化，那就换种方式使用你的晚餐配料。你可以从晚餐的墨西哥煎玉米饼中取出一个未使用过的玉米薄饼来包裹午餐的食物，也可以多切一片烤鸡胸肉来做三明治或鸡肉沙拉。

健康的烹饪方法

健康的烹饪并不意味着你必须成为一个美食厨师或使用专门的炊具。简单地按照标准烹饪方法，以健康的方式准备食物就可以了。你也可以用其他原料代替脂肪、糖和盐，来调整你熟悉的食谱（第 197 页）。

推荐的方法

这里推荐的方法能最大限度地保留食材的味道和保存营养成分，不会添加过多的脂肪或盐。

+ 烘焙。 除了面包和甜点，海鲜、家禽、瘦肉、蔬菜和水果也可以用来烘焙，它们的大小都差不多。把食物放在平底锅或盘子里（加盖或不加盖），然后烘焙。如果你喜欢油炸食品，那烘焙是一个不错的替代做法。

+ 烧烤。 烧烤是将食物薄片直接加热，这样脂肪可以从食物中流出。如果是在户外烧烤，你可以把小的东西，比如切碎的蔬菜，放在一个长柄烤篮里，或者放在锡纸上，以防止蔬菜从架子上滑落。在室内烧烤时，将食物放在烤架上，置于加热器下方。

+ 烘烤。 烘烤是用烤箱的高温干热来烹饪放在烤盘上的食物。像烘焙一样，如果要避免油炸，这是一个好的选择。烤禽肉、海鲜和畜肉时，可以在烤盘里放一个架子，这样油脂就会在烹饪过程中滴下来。烤蔬菜是既健康又味美的食物。在加入蔬菜之前，你可以在蔬菜上抹少量油或者在烤盘上喷少许油。

+ **嫩煎**。嫩煎是在浅平底锅中烹饪小块或薄片的食物。如果你选择的是一个高质量的不粘锅，如硬质阳极氧化锅，那烹饪食物时就可以不用太多油。烹饪之前，先用大火把锅加热几分钟。放入食物后，每30秒翻一次。根据食谱，用低盐肉汤、喷雾油、水或酒来代替油或黄油。对于煎、烧和炒，硬质阳极氧化炊具是最好的，因为可以只用少量油。

+ **煎**。高温煎时，食物表面会很快变成褐色。煎的做法可以锁住味道，给蛋白质类食物增加脆皮感。用大火加热平底锅后，你只需用少量的油即可将食物皮煎成金黄色。这种方法适用于所有肉类，包括家禽肉、鱼肉和瘦牛肉。一些植物蛋白质类食物，如豆腐和豆豉，也可以用煎的方法。

+ **炒**。炒类似于嫩煎，但是可以更快地把食物做熟。炒最适用于大小均匀的小块食物，可以在炒锅或大的不粘锅中快速连续翻炒。这种烹饪方法只需要少量的油或喷雾油。

+ **蒸**。最简单的烹饪方法之一就是将食物放入带孔的篮子或竹篮，悬在沸腾液体上方蒸。蒸可以用于各种蔬菜，以及嫩肉，如鱼肉和家禽肉。如果烹饪时用鲜美的汤汁或者在水里加入香草，就可以在蒸的过程中给食物调味。

给食物调味的新方法

除了盐或黄油，你还可以使用各种香草、香料和低脂调味品，如醋、柑橘汁、低盐腌料或酱汁来丰富食物的风味。尝试不断创新。

比如，你可以在烤鸡胸肉上放些新鲜的莎莎酱。你也可以用低脂腌料或香料（如月桂叶、辣椒粉、干芥末、大蒜、生姜、孜然、鼠尾草、甘牛至、洋葱、牛至、胡椒和百里香）将肉类做得更鲜美。在第201页，你可以找到丰富食物风味的方法。

菜籽油和橄榄油是烹饪海鲜、鸡肉和畜肉，以及做沙拉时调味的最健康的选择。想要提升风味，你可以试着在菜中添加少量薄荷油。椰子油和由坚果或种子制成的油，比如核桃油和芝麻油，有独特的香味，可在锅里少量添加，也可滴在沙拉或煮熟的菜上。

另一种增加调味汁、腌料、新鲜蔬菜和熟食风味的方法是加入一些美味的醋，比如香醋、葡萄酒或米醋。

在烘焙食物时你应该加入更多的香草、肉桂或肉豆蔻来提味，而不是加入更多的糖。

学习混合与搭配

做饭很容易陷入一成不变的状况，天性让我们倾向于一遍又一遍地做同样的事情。这背后的原因通常是，我们不知道如何混搭！

你并不需要购买很多食材或配料来搭配三餐。这里有一些建议，可以帮助你将食材和配料进行组合，摆脱旧习惯的束缚。

混搭的正餐

把食材搭配在一起没有对错之分。尝试一下，让你的味蕾发挥作用，你可能会发现一些新的喜好！

第 199 页的表提供了有关肉类、海鲜调味的建议。在这些肉类、海鲜的基础上再增加一些碳水化合物类食物和蔬菜，就组成了一顿饭。你可以从下面的几个例子开始。

+ 晚餐 1。烤鸡胸肉，用少量的烤肉酱涂抹，配以烤土豆和烤芦笋。

+ 晚餐 2。用打碎的火鸡胸脯肉做肉丸，将肉丸煮熟后浇上番茄酱，再把它们摆放在全麦意大利面和烤球芽甘蓝或意大利瓜上。

+ 晚餐 3。炒虾仁，淋上日式料理汁。再做一份加了辣椒、胡萝卜和西蓝花的炒糙米饭。

调整食谱

食材或调味品	替代品
黄油 人造黄油 起酥油 油	+ 做三明治时可以用番茄片、番茄酱或芥末代替 + 在灶台上烹饪时，可以用肉汤或少量健康的油（如橄榄油、菜籽油或花生油）来炒菜，或者使用喷雾油 + 用稀释的果汁、葡萄酒或香醋代替人造黄油 + 做蛋糕时，将一半的脂肪或油换成相同数量的脱脂酸奶、梅子酱或脂肪替代品 + 为了避免烘焙食品出现不起发、潮湿或塌扁的现象，不要用油代替黄油或起酥油，也不要用生奶油代替普通人造黄油
肉	做汤或炒菜时，用豆类或蔬菜代替大部分的肉。肉作为主菜时，选择瘦肉，用量不要超过一副扑克牌的大小，应多吃蔬菜
全脂奶（常规或浓缩）	脱脂或含 1% 脂肪的牛奶，或者浓缩脱脂牛奶
全蛋（蛋黄和蛋白）	做早餐或烘焙食品时，用 1/4 杯（60 克）全蛋或 2 个鸡蛋的蛋清替代 1 个全蛋
酸奶油 奶油奶酪	脱脂、低脂或清淡的蘸酱、抹酱、沙拉酱和浇头。脱脂、低脂和清淡的品种不适合用于烘焙
糖	对大多数烘焙食品而言，将糖的用量减少一半通常不会影响口感和味道，但每杯面粉加糖的量不能少于 1/4 杯，这样才能有保湿的作用
精制面粉	用全麦面粉或普通面粉代替一半或一半以上的精制面粉
盐	+ 使用香草（1 汤匙鲜品 =1 茶匙干品 =1/4 茶匙粉末）。在烹饪结束时添加，注意少用些。可以追加用量 + 做烘焙发酵食物时需要盐。做饼干时可以减少一半的盐量。煮意大利面时不需要加盐

+ 晚餐4。玉米牛肉卷。把牛肉馅做熟后放在全麦玉米饼里，盖上生菜、番茄、洋葱，撒上胡椒。

+ 晚餐5。煎金枪鱼或烤金枪鱼，上面加些芒果莎莎酱，配上烤红薯条、蒸胡萝卜和青刀豆。

拌沙拉

做沙拉可以让你吃到更多的蔬菜和水果。你可能会认为沙拉只是一些生菜和番茄，上面撒些面包丁和调味品。其实，一份健康可口的沙拉可以有很多种做法。

下次做沙拉时，不要害怕尝试。看一下第 200 页的表，试着制作一份营养味美的沙拉，从每一列中选择几种食材即可。

例如，你可以拌芝麻菜和生菜叶，撒上黑豆、番茄、黄瓜、黄甜椒、葵花子和磨碎的帕玛森干酪，再滴点香醋和橄榄油。

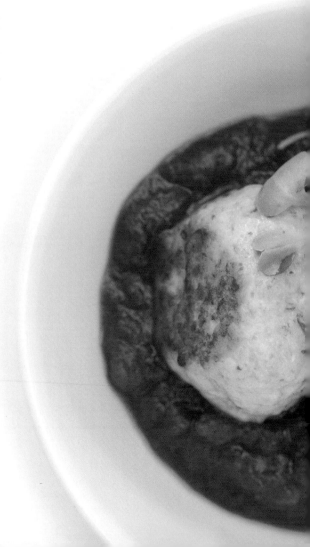

尝试这些肉类	配这些酱汁	加这些碳水化合物	选用这些蔬菜
牛里脊肉 鸡胸肉 瘦牛肉馅 猪里脊肉馅 火鸡胸肉馅 猪里脊肉 火鸡胸肉	✦ 烧烤酱 ✦ 海鲜酱 ✦ 番茄酱 ✦ 马萨拉酱 ✦ 照烧酱	✦ 糙米 ✦ 糙米菜肉饭 ✦ 胡桃南瓜 ✦ 带皮的土豆泥或烤土豆 ✦ 杂粮或全麦意大利面 ✦ 烤土豆条或红薯条 ✦ 带皮的红薯 ✦ 全麦面包 ✦ 蒸粗麦粉 ✦ 全麦玉米饼	✦ 芦笋 ✦ 豆芽 ✦ 甜菜 ✦ 青椒 ✦ 西蓝花 ✦ 球芽甘蓝 ✦ 卷心菜 ✦ 胡萝卜 ✦ 菜花 ✦ 黄瓜 ✦ 茄子 ✦ 青刀豆 ✦ 生菜 ✦ 蘑菇 ✦ 欧洲防风草 ✦ 青豆 ✦ 荷兰豆 ✦ 菠菜 ✦ 甜豌豆 ✦ 夏南瓜 ✦ 芜菁 ✦ 意大利瓜
尝试这些海鲜	配这些酱汁		
鳕鱼 大比目鱼 三文鱼 扇贝 鲈鱼 虾 罗非鱼 金枪鱼	✦ 脱脂意大利调味酱 ✦ 柠檬莳萝 ✦ 虾酱 ✦ 芝麻姜汁 ✦ 糖醋芒果汁或菠萝汁 ✦ 照烧酱 ✦ 白葡萄酒		

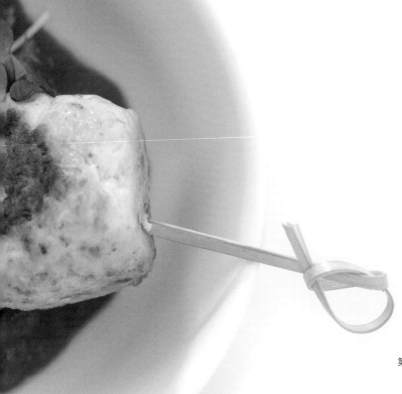

尝试这些绿色蔬菜	配这些蔬菜	加这些蛋白质	加这些配料	加这些酱汁
芝麻菜 **羽衣甘蓝** **比布生菜** **卷心菜** **叶生菜** **长叶生菜** **菠菜** **混合绿叶沙拉**	✤ 洋蓟 ✤ 甜菜 ✤ 青椒 ✤ 西蓝花 ✤ 胡萝卜 ✤ 菜花 ✤ 黄瓜 ✤ 蘑菇 ✤ 洋葱 ✤ 青豆 ✤ 水萝卜 ✤ 番茄	✤ 黑豆 ✤ 鸡胸肉 ✤ 毛豆 ✤ 老豆腐 ✤ 鹰嘴豆 ✤ 煮鸡蛋 ✤ 芸豆 ✤ 瘦牛肉 ✤ 三文鱼 ✤ 虾 ✤ 火鸡胸肉	✤ 面包碎 ✤ 干果 ✤ 水果 ✤ 硬质奶酪或干 　奶酪 ✤ 坚果 ✤ 种子	✤ 香醋 ✤ 青柠香菜 ✤ 轻凯撒沙拉酱 ✤ 轻意式调味酱 ✤ 低脂田园沙 　拉酱 ✤ 低脂覆盆子酱 ✤ 橄榄油 ✤ 醋 ✤ 莎莎酱或塔 　可酱

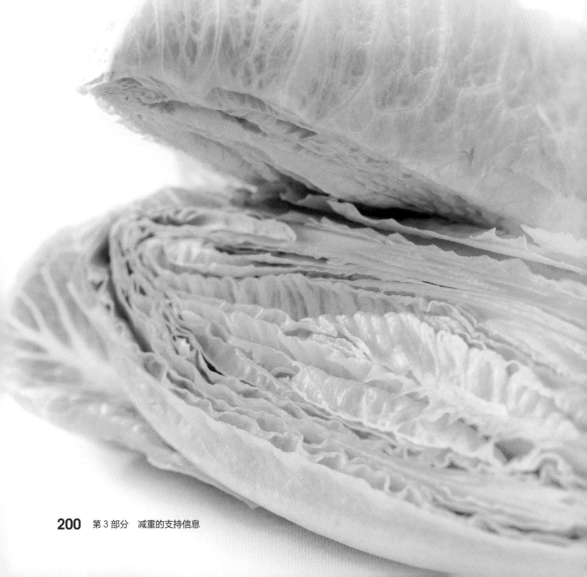

涂抹调味

以下是一些基本的涂抹调味料的配方，你可以用它们来给肉类、海鲜甚至蔬菜调味。

香草涂抹调味料

2 汤匙切碎的新鲜百里香

2 汤匙切碎的新鲜迷迭香

2 汤匙切碎的新鲜香菜

1 汤匙切碎的新鲜大蒜

1 汤匙洋葱粉

1 汤匙盐

1 汤匙橄榄油

将以上配料放入一个中等大小的碗中混合，把混合调味料涂抹在肉上。肉每面煎 2~4 分钟，然后调小火继续煎，直至内部温度达到合适的标准。这种调味料最好搭配鸡肉、牛肉或猪肉。

烤肉涂抹调味料

2 汤匙橄榄油

1 汤匙切碎的大蒜

1 汤匙切碎的新鲜牛至

1 茶匙粗盐

1/2 茶匙白胡椒碎

把以上配料混合在一起，在烹饪之前将混合好的调味料涂抹在肉或海鲜上，或者在烤蔬菜之前把混合好的调味料涂抹在蔬菜上。

烧烤野餐（BBQ）调味料

1/3 杯甜椒粉

1/4 杯红糖

2 汤匙黑胡椒粉

2 汤匙盐

2 茶匙干芥末

2 茶匙卡宴辣椒粉

这种涂抹调味料可以提前准备好并储存在密封的容器中。它最适合与猪肉、牛肉和鸡肉搭配。

意大利香草调味料

2 汤匙干罗勒

2 汤匙干牛至

1 汤匙大蒜粉

1 汤匙洋葱粉

1 茶匙茴香碎

1 茶匙盐

1/4 茶匙胡椒粉

这种涂抹调味料可以提前准备好。它最适合搭配鸡肉、羊肉、猪里脊肉和蔬菜。

第18章

外出吃饭

外出吃饭方便、高效，有时也是不可避免的，那就让我们享受它。虽然外出吃饭的次数越多，越有可能增重，不过，如果能养成一些良好的习惯，理智地安排饮食，你就可以在享受外出就餐的乐趣的同时确保体重不增加。

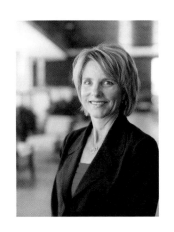

克里斯汀·R.施米茨，
注册营养师

如今，人们外出就餐的次数比以往任何时候都多，平均每周四五次！

根据美国商业部的最新消息，美国人在餐馆的花销大于在杂货店。这对人们的健康或腰围来说可不是好事。与在家吃饭相比，外出吃饭时更容易做出不利于健康的选择。

有关数据显示，在连锁餐厅吃一顿饭大约要摄入 1300 千卡能量。如果你的每日能量目标为 1200 千卡，那么在连锁餐厅吃一顿饭所摄入的能量就超过了一天的需要量。

永远不外出吃饭是不现实的。外出吃饭会让人快乐，并且方便，如果有所节制，我们也能从中受益。我们可以把外出吃饭当成一种享受，同时寻求吃得更健康的方法，把摄入的能量降得更低些。现在许多连锁餐厅被要求列出食物的能量，这可以帮我们做出更明智的选择。

在本章中，我们会提供一些外出吃饭时在选择食物方面的提示和建议。你会发现，你可以在控制摄入量的同时充分享受美食！

你可以在不破坏减重计划的情况下外出就餐，但就餐时需要做出合理的选择。外出吃饭并不意味着那些在家遵守的饮食规则不适用了，也不意味着你会拥有不愉快的体验。即使在努力减重，你仍然可以外出品尝美味，享受美好的时光。

请记住，外出吃饭不光是指在餐厅就餐。在咖啡馆喝咖啡，在便利店吃简餐，参加办公室聚餐或宴会，都算外出吃饭。如前所述，若想在享受外食乐趣的同时确保体重不增加，关键在于选择正确的食物。

提前计划

说到外出吃饭，有没有充分的准备会使结果迥然不同。在踏出家门前，就为减重做好准备吧。

+ 考虑各种选项。如果没有太多时间，去快餐店吃饭最省事，但请记住还有其他的选项。你可以去便利店挑选些水果、袋装沙拉或者小份的三明治。如果你有更多时间享用更加轻松的一餐，那就去一家菜单上有低能量食物和很多水果、蔬菜的餐厅吧。

+ 上网。提前查看你想去的餐厅的菜单。在餐厅里，你可能没有足够

的时间弄清楚那里有哪些适合你的食物，可以提前上网了解，看看餐厅提供的哪些食物符合你的饮食计划。你甚至可以查询到一些连锁餐厅提供的食物的营养信息。选择那些标注了食物能量，且一顿饭提供 500～600 千卡能量的餐厅。你还可以在网上了解哪些餐厅有低能量的开胃菜或健康的肉类。

+ 先吃点点心。如果你稍晚些时候要约朋友吃正餐，在餐前一两小时先吃点东西。这样，你就不用饿着肚子赴约，不会点超过你营养需求的食物，也不太可能在用餐前就吃完餐桌上搭配莎莎酱的薯片或面包卷等餐前小零食。

+ 对每天的饮食进行整体计划。如果你知道某天有一餐要外出吃饭，那么其余餐次就要少吃些。

+ 不要在走路时吃东西。即使你的日程排得很满，也要花几分钟坐下来吃点东西。如果边走路边吃东西，你很可能吃得太多太快，或选择不健康的食物（走路时，你不可能去吃沙

拉），最终的结果是：吃完后你会感到内疚和沮丧。

到快餐店就餐

快餐店到处都是，很受欢迎。在没有太多时间时，你可以到快餐店快速解决一顿饭。

但是经常在快餐店吃饭并不是一个好主意，最重要的原因就是，快餐常常能量过高，并且分量很大。当然，这并不意味着偶尔去快餐店吃饭也不可以，只是你在选择食物时需要理智一些。

现在快餐店和连锁餐厅都会提供许多健康食物。美国食品药品监督管理局已经制定了连锁餐厅营养标签的管理规定（参考第 206~207 页）。

所有快餐店和 20 家以上的连锁餐厅都需要提供它们的菜单或广告牌上食物的营养信息。这项规定同样适用于外卖窗口、面包店和咖啡馆，以及许多自动售货机。

注意烹饪方式

不论你在哪里吃饭——快餐店或者传统的堂食餐厅——寻找菜单上可以提示食物烹饪方法的线索（词语）。

裹面包屑、奶油和油炸都是很好的提示，这意味着食物在加工过程中被添加了能量。应该寻找名称中有烤、烘和蒸等字眼的食物。

烹饪时加入菜肴中的配料，比如烹饪用油或黄油，可能带来隐藏的能量。其他用于增加食物风味、颜色或质地的配料，如酱料、浇头或沙拉调味料，也有同样的问题。

事实是，你可能根本没有意识到这些隐藏的能量。这也是为什么经常外出吃饭的人群通常会面临体重增加的问题。他们认为自己在吃健康的食物，但是没有意识到食物中隐藏了能量。

同样需要小心的是时髦术语。用这些术语描绘的饮食听起来可能很健康，但实际上可能也含有隐藏的能

吃什么，不吃什么

下次吃快餐时，留意一下能量清单。花几分钟时间来比较菜单上的食物真的很有必要。来看一下一些最受欢迎的连锁店中食物的能量吧。

麦当劳		
黄油牛奶脆皮鸡三明治（580千卡）配法式炸薯条（510千卡） 总能量：1090千卡	与	工匠烤鸡三明治（380千卡）配水果和酸奶冻糕（150千卡） 总能量：530千卡

赛百味		
1英尺牛肉丸三明治（960千卡）配薯片（230千卡）和饼干（210千卡） 总能量：1400千卡	与	6英寸蔬菜三明治（230千卡）配一碗玉米杂烩（150千卡）和苹果片（35千卡） 总能量：415千卡

汉堡王		
双皇堡加芝士（930千卡）和香草奶昔（580千卡） 总能量：1510千卡	与	不加调料的花园烤鸡沙拉配脆鸡（320千卡）和20盎司甜茶（120千卡） 总能量：440千卡

星巴克		
20 盎司（超大杯）白巧克力摩卡配脱脂牛奶（440 千卡）和鲜奶油（70 千卡） 总能量：510 千卡	与	12 盎司（中杯）香草拿铁配脱脂牛奶，不加鲜奶油 总能量：150 千卡

橄榄园餐厅		
奶油虾仁意大利面（1150 千卡）和 2 根蒜香面包条（280 千卡） 总能量：1430 千卡	与	香草烤三文鱼（460 千卡）和低脂沙拉（100 千卡） 总能量：560 千卡

奇利斯餐厅		
墨西哥玉米卷饼配米饭（1090 千卡）和黑豆（120 千卡） 总能量：1210 千卡	与	巴西辣鸡（420 千卡）配芦笋、大蒜烤番茄（70 千卡） 总能量：490 千卡

苹果蜂餐厅		
波旁街牛排（700 千卡）和烤土豆（460 千卡） 总能量：1160 千卡	与	辣味沙朗牛排配全谷物（380 千卡）、蒸西蓝花（90 千卡） 总能量：470 千卡

资料来源：麦当劳、赛百味、汉堡王、星巴克、橄榄园餐厅、奇利斯餐厅、苹果蜂餐厅 2016 年的营养信息。

量。时髦术语是类似于"美食"或"自家制作"这样的说法。

如果你不确定菜单上的食物是如何制作的，包含了哪些配料，可以问服务员或厨师。

关于各种小菜

外出吃饭时，特别是在堂食餐厅，选对主菜只是成功了一半，餐前、餐后或餐中的小菜也要选对。即使你点的是健康的食物，如果小菜选择错误，那你精心挑选的效果也会打折。

+ 开胃菜。如果有开胃菜，避免选择油炸或裹面包屑的食物，这些食物通常都含有很高的能量。选择以蔬菜、水果或鱼类为主的开胃菜。新鲜水果、虾仁配柠檬的拼盘是不错的选择。

+ 汤。最好的选择是肉汤或番茄汤。奶油汤、杂烩羹和浓汤通常都含有较高的能量。

+ 面包。松饼、蒜香吐司和羊角面包的脂肪含量和能量比全麦面包、面包棒和薄脆饼干高得多。嘱咐服务员不要上面包篮，这样可以避免诱惑。

+ 沙拉。最好的选择是生菜沙拉或菠菜沙拉，搭配油醋汁或低脂调味料。限制所有高能量的配料，比如奶酪和油炸面包丁。加了蛋黄酱的沙拉，如土豆沙拉或通心粉沙拉，通常都含有较高的能量。（更多关于沙拉的建议请参考第 212 页。）

+ 配菜。选择蒸蔬菜、新鲜水果、糙米、烤土豆或煮土豆，而不是高能量的食物，如炸薯条、洋葱圈和薯片。

+ 调味品。要求餐厅不把调味料直接加入菜肴中，而把调味料单独放在边上自取，这样你就可以控制它们的用量。少吃高脂奶油酱，如蛋黄酱和黄油。芥末、水果蔬菜风味佐料、胡椒、莎莎酱、柠檬汁或酸橙汁是不错的替代品。

外出就餐指南

不选	可选
油炸、裹面包屑或裹面糊炸的食物	✦ 炭烤食物 ✦ 烘焙食物 ✦ 不加黄油的烧烤食物 ✦ 用烤炉烤的食物 ✦ 蒸的食物 ✦ 水煮的食物
炸薯条、洋葱圈或其他油炸配菜	✦ 蒸蔬菜 ✦ 油醋汁沙拉 ✦ 新鲜水果
阿尔弗雷多酱或其他奶油酱	✦ 番茄酱或红酒调味汁
奶油沙拉酱	✦ 油醋汁
奶油汤	✦ 蔬菜清汤 ✦ 番茄或其他蔬菜汤
蛋黄酱、黄油、酸奶油和塔塔酱	✦ 芥末 ✦ 柠檬或酸橙汁 ✦ 香草和其他香料 ✦ 胡椒粉 ✦ 莎莎酱
甜饮料	✦ 柠檬水 ✦ 低脂或脱脂牛奶 ✦ 不加甜味剂的茶或咖啡
混合酒精饮料	✦ 红酒 ✦ 淡啤酒
蛋糕、派、芝士蛋糕或冰激凌	✦ 雪糕或冰糕 ✦ 小块饼干 ✦ 小块天使蛋糕

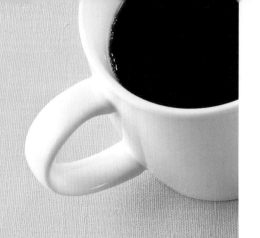

咖啡

当你想控制能量时，一杯纯咖啡是不错的选择。它所含能量只有2千卡，并且不含脂肪。问题是，近年来很少有人喝纯咖啡。现在咖啡店售卖的大多是包含大量配料的咖啡饮料，而且这些配料即使仅1汤匙的量，也可以大幅度增加能量。

+ 鲜奶油：51千卡

+ 蔗糖：49千卡

+ 咖啡伴侣：18千卡

+ 脱脂牛奶：5千卡

在咖啡店点餐前，先查看营养信息。有些咖啡饮料更像甜点，含有很高的能量。偶尔放纵一下也可以，但是请记住，减重时所有摄入的能量都要计算在内，即使是液体形式的能量。

+ **饮料。**软饮料、甜咖啡饮料和含酒精的饮料都可以大幅度增加能量。选择一些不含能量的饮品，比如水、不加糖的茶或咖啡。如果你实在想喝含酒精的饮料，那也要尽量避免那些添加糖的，它们的能量很高。关于葡萄酒、啤酒和烈性酒所含能量的更多详细信息，请参阅第165页。

+ **甜点。**吃完正餐后，你可能不需要甜点了。如果你点了甜点，可以考虑和同伴分享。健康的甜点包括雪糕或冰糕等。

其他有用的策略

外出吃饭总会遇到一些挑战。这些挑战包括超出自身需求的点餐冲动，以及想吃光盘中食物的冲动，即使盘中食物的分量真的很大。

如今，大分量已经成为大多数餐馆的常态。人们喜欢更大的分量，因为他们觉得花同样的钱，大分量的食物更值得买。问题是，食物越多，你吃得也越多，即使你根本不需要吃那么多。

另外，如果你认为自己吃的东西是健康的，那你也可能会吃得更多！记住，即使你吃的是烤鸡三明治，也并不意味着可以点超大份。

这里有一些策略可以帮助你外出吃饭时有所节制。

堂食餐厅

+ 找一个盟友。 找一个也需要健康饮食的人，吃饭的时候坐在他的旁边。

+ 让服务员成为你的伙伴。 不要害怕向服务员求助，比如要求将调味品与菜肴分开，单独放在一边的小碟里，或者用蒸西蓝花代替洋葱圈。

+ 询问每份食物的量。 一些餐厅会提供半份或者小份主菜，有时它们也被列为午餐可选项。不用担心它们太少了，它们只是看起来很少，但仍然能让你吃饱。

+ 加调味品前先尝尝。 尝过之后，你可能会发现食物味道已经相当完美，不需要添加任何调味品了。

+ 先吃配菜。 点些蔬菜或水果作为配菜，在吃主菜之前先吃它们。用配菜先填充肚子，之后你就可以少吃主菜，而主菜所含的能量可能更高。

+ 注意餐盘的尺寸。 餐厅使用的餐盘通常比家里自用的要大。只吃中等大小的餐盘可以装下的食物量。

+ 请服务员提供打包容器。 如果你觉得吃饱了，就让服务员把你的盘子拿走。如果有剩余，把它们打包带回家，下顿再吃。更好的办法是，在开始吃之前，先把一半饭菜打包。

+ 享受共度的时光。 把注意力集中在与同伴的对话上，这样你就会发现自己吃得更慢，且吃得更少。

快餐店

+ 寻找"轻"或者"健康"的部分。 在菜单中寻找低能量的选项，包括水果和蔬菜。

你可能会认为，无论是在自助餐厅、当地的食品杂货店还是堂食餐馆，都不如在沙拉吧吃沙拉健康。其实未必。如果你对食物进行了仔细筛选，那这种想法就是对的；但是，如果你的沙拉盘中装满了高能量的食物，那你最终的摄入量就会远超预期，导致事与愿违。

+ **选择绿色蔬菜**。生菜、新鲜菠菜或混合蔬菜通常是健康沙拉的基础。

+ **吃新鲜的蔬菜和水果**。多吃一些新鲜的蔬菜和水果，比如番茄、胡萝卜、西蓝花、菜花、黄瓜、水萝卜、甜椒、菠萝、哈密瓜、西瓜、葡萄和草莓。

+ **控制小食**。很多人会在沙拉吧里犯错误，比如吃太多高能量的小食。要少吃奶酪、培根丁和黄油炸面包丁。不要吃奶油意大利面沙拉或土豆沙拉。

+ **小心调味料**。选择脱脂或低脂及其他低能量的调味料，如低脂意式调味料或低能量的法式调味料。醋也是不错的选择。

+ **避免超大份**。避免超大份的食物，它们的能量可能是小份食物的两倍。

+ **选择炙烤的食物**。选择烤肉，而不是裹面包屑油炸或直接油炸的食物。比如，一份烤鸡三明治所含的能量比一份炸鸡三明治少 1/3。

+ **寻求替代品**。如果你点了一份套餐，问问店家是否可以用沙拉代替薯条。如果不行，就避免点套餐，选择单点食物。

自助餐

+ **观察**。不要急于排队取餐，先看看餐厅提供的食物都含有哪些食材。先花一些时间观察和了解，你就可以在取食物时做出更好的选择。

+ **做计划**。观察之后再决定要吃什么，做好取餐计划。

+ **先取水果和蔬菜**。先用水果和蔬菜填满半个餐盘，然后再寻找看起来更健康或者比较健康的食物，从中选择少许你想要品尝的。

✦ 让盘子五彩缤纷。一个五彩缤
纷的餐盘里往往有很多水果和蔬菜。

✦ 用小盘子。选择用小盘子或碗，
不要用大盘子。

✦ 别让食物堆积起来。食物之间
留一些空隙，以控制分量。

✦ 只走一遍。只走一次取餐路
线。坐得离自助餐台远些，这有助于
控制食量。

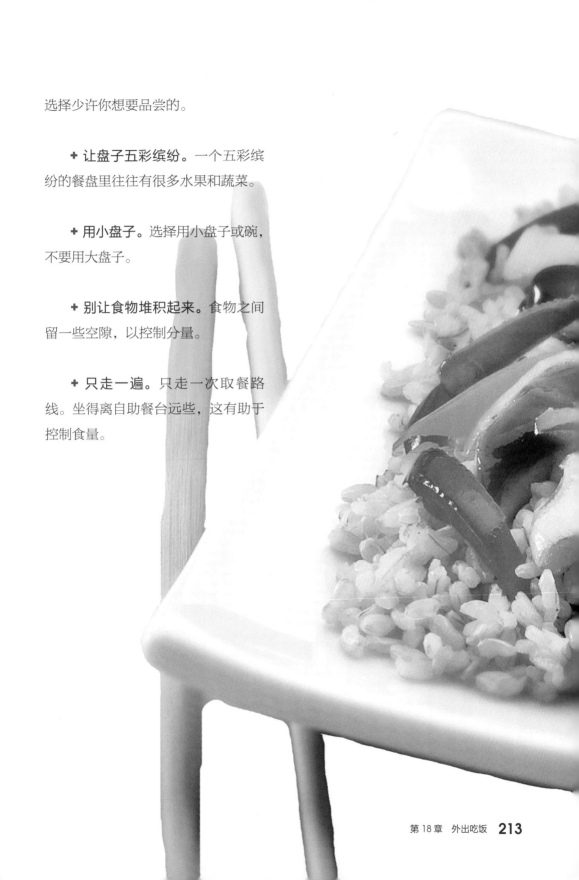

地方美食健康指南

地方风味的餐馆往往会提供大分量的菜肴，所以你可以和别人分享一道主菜，或者打包一半带回家。

这里还有一些其他建议来帮助你尽情享受异域风味，同时也不放松对能量的控制。

意大利菜

+ 选择以番茄为基础的调味汁。不吃带奶油酱的食物，比如阿尔弗雷多意大利面。调味汁可以选择由大蒜和洋葱制作的酱汁（意大利红酱），葡萄酒制作的酱汁（马萨拉酱），或番茄、香草（有时加葡萄酒）制作的酱汁（意大利炖菜酱）。意大利面配新鲜蔬菜也是不错的选择。

+ 限制奶酪。少许奶酪可以增加食物的风味和口感，但是过量会让你的盘子装满多余的能量。

+ 远离高脂肉类。避免吃富含脂肪的蛋白质类食物，比如香肠。

+ 避免吃带馅意大利面食。它们通常填满了芝士或肥肉。

+ 选择蔬菜汤。可以选择意大利面豆子汤或者蔬菜浓汤等。

墨西哥菜

+ 跳过炸土豆条。20 根炸土豆条和 2 大汤匙莎莎酱含有高达 300 千卡的能量。

+ 避开油炸主菜。避免油炸食品，如炸墨西哥卷饼和油煎卷饼。

+ 选择塔可玉米饼。塔可玉米饼是一个明智的选择，因为与其他非油炸墨西哥主菜（比如玉米煎饼和辣肉馅玉米卷）相比，塔可玉米饼的饼壳通常更小一些。每次就餐可点两份塔可玉米饼。大胆尝试一下鱼肉或菜豆馅的塔可玉米饼吧。

+ 不要清盘。墨西哥餐馆的主菜

通常使用超大的盘子，上面盛着米饭和豆子。一杯米饭和半杯炸豆泥将使你多摄入近 400 千卡能量。建议把一半的菜打包带回家。

中国菜

+ 炒菜的选择。选择包含大量蔬菜的炒菜。如果你点的是肉，不要选那些裹淀粉后烹制的。要求店家在烹饪时少用油或不用油，并将自己的食用量限制在 1 份之内，即 10 英寸的盘子能轻松装下的量。

+ 选择蒸米饭。炒米饭中加了大量油，会增加你的能量摄入。

+ 避免油炸开胃菜。选择卷饼或蒸饺，而不是像炸春卷或锅贴这样的油炸（煎）开胃菜。

第**19**章

如何改变行为

　　新生儿对食物的需求非常直接：饿的时候，他们会哭；吃饱了，他们就会拒绝吃东西。你现在可能不会像婴儿时期那样做了。随着时间的推移，你很有可能已经形成了受饥饿以外的因素影响的饮食习惯，你的进食需求通常是由大脑反射而不是空腹引发的。你可以改变这些习惯，并培养新的健康行为习惯。

此时此刻正在读这本书的你已经朝着健康生活的终生承诺迈出了一大步。你正沿着健康之旅——一段充满挑战并不断重新发现自我且终将成功的旅程前行。

这次旅行会遇到一些障碍，这在意料之中。即使是经过详细部署的行为改变计划，在实施过程中通常也需要调整。

偶尔的懈怠并不意味着计划失败，而仅仅意味着你回到了过去。你可以第二天继续信心满满地开始，相信自己一定能成功。

认清你所面对的障碍。这些需要改变的行为通常是用几个月甚至几年的时间形成的，所以为什么要强迫自己在一夜之间改变这些行为呢？

你正在努力改变以往长久维持的生活方式，这不是一件容易的事。新的行为习惯需要花足够的时间培养并坚持。

要持续支持和鼓励自己，别忘了奖励自己。无论多小的成功都值得庆祝。这是你的旅途，尽情享受吧！

坚定的决心

令人遗憾的是，很多人只坚持一两周就放弃了。这通常是因为他们无法彻底改变自己的不健康行为，他们的意志很快减弱。他们可能无法抗拒自己喜爱的高能量食物；也可能是太累或太忙，下班后无法锻炼；或者可能难以实现每周设定的目标。

为了达到并保持健康的体重，你需要识别不健康的行为并努力地彻底改变它们。这需要承诺，也需要动力。

为了让自己的决心更加坚定，在采取具体措施改变行为之前，你可以回顾一下"减重！"阶段的激励因素。

准备改变

唯一被证明能达到和保持健康体重的方法就是少吃多动，这听起来很简单，但所有尝试减重的人都知道这做起来极具挑战性。

这是为什么呢？是什么阻碍了我们？通常是因为我们已形成了不良的行为习惯。

为了减重，你还需要关注关键的潜在因素，而不仅仅是吃什么或做什么。情绪、社会压力、惯性思维、意识状况、身体症状和其他因素都会影响行为。

改变根深蒂固的行为是一个高度个性化的过程，改变的方法、时间和速度因人而异。

当你考虑在生活中做出重大改变时，可以参考以下原则，它们可能对你有用。

＋ 这不是比赛。有时候，短时的冲击可以帮助你改变思维和行为。这就是"减重！"最初两周的目的，即让你摆脱既往的行为习惯，并向你展示改变可以带来的美好的结局。

长期形成的生活习惯通常不是一朝一夕就可以改变的。改变不健康的行为习惯，并形成新的、健康的，甚至是永久性的减重行为习惯需要时间和义无反顾的勇气。制订长期的减重计划，如果你需要激励或需要确认改变的效果，可以随时重复"减重！"阶段。

＋ 不要对体重反应过度。定期称重有助于减重，但不要因短期的体重变化而烦恼，它们是正常的波动。你应该把注意力集中在行动上，更多地关注自己吃什么和做什么，而不是只关注体重秤上的数字。

＋ 允许小失误。有时候，你可能会比预期的吃得多或动得少，这就是所谓的失误。偶尔的失误是无法避免的，重要的是不要把失误作为放弃的借口。你可以提前为这种情况制订后续计划。关于失误后该如何做，请参见第 21 章。

改变行为

行为的改变不是偶然发生的。要想改变自己的饮食和运动习惯，需要一个计划。

要形成更健康的行为习惯有很多方法。每个人都有自己的方法和节奏。你可能不会对每一个你想要做出的改变都采用同样的计划。重要的是，你要清楚地识别那些干扰减重的行为，并找到合适的方法来应对它们。

下面列出一些有利于改变不健康行为的方法，供参考。

+ 列出你觉得不健康的行为。常见的有进食太快，一整天不吃正餐、只吃零食，压力性进食，因天气条件不佳或者想看电视而取消散步，等等。

+ 选择一个要改变的行为。试图一次性改变所有不健康行为会让你感到困难重重，并且会增加失败的概率。建议你专注于一次改变一种行为。

+ 在考虑改变方案时，想想自己是如何形成这种习惯的。这种行为习惯背后是否有需要消除的潜在因素？例如，你不停地吃零食是否与持续的压力有关？你从这种行为中得到了什么好处？有没有更健康的生活方式来帮助你获得这种好处？这种行为的负面后果是什么？确定潜在因素有助于你早日做出改变。

+ 广泛收集可以改变不健康行为习惯的方法。想 5~7 个可能的解决方案，然后选出一个你觉得切实可行的。

把厨房门锁起来、出门不带钱是防止吃零食的两种方法，但并不现实。好好地吃一顿健康的午餐、增加运动显然更现实。其他方案也可以作为备选。

+ 制订执行计划。如何确保进食和运动的时间？比如，每天为自己预留 30 分钟到 1 小时的午餐时间，在这段时间内不安排其他工作。

+ 识别障碍。寻找影响你做出改变的潜在因素，并制订应急方案。例如，某天日程安排得太满而没有时间运动，那你可以早上早起一会儿，在上班前运动。

减轻压力

压力会损害健康，导致体重增加、出现睡眠问题，而这些又会反过来导致更大的压力，最终使减重计划失败。要想在面对压力时维持正常的状态，你可以尝试以下四步。

+ **观察压力来源。**当你感到不知所措或心烦意乱时，在日志或笔记本上描绘具体情况。**记录**这样可以帮助你认识到压力可能是由外部因素——环境、家庭关系或不可预知的事件，以及内部因素——消极态度、不切实际的期望或完美主义造成的。

+ **分析压力。**试着找出问题的根源，然后扪心自问："我能改变这种情况吗？""我能提高自己应付这种情况的能力吗？"例如，你在决定穿什么去参加某些社交活动方面总是感到压力重重，先问问自己这是为什么。是因为不喜欢自己的衣服，还是因为担心别人或某个群体会对你有不好的评价？一旦知道了压力的根源，你就可以采取相应的措施来应对。

+ **评估责任。**在家里或在工作中，你有没有透支？如果有，你能把任务分派一些给别人吗？其他人能帮助你吗？你能拒绝新的任务吗？每天或者每周评估和审视一下自己的责任，并尽你最大的努力去完成任务，尽量不要透支。

+ **学会放松。**当你发现有压力时，制订一个有助于自己放松的计划（最好是积极主动、每天进行，以便缓解压力）。行之有效的减压策略包括运动、深呼吸和技巧性的肌肉放松，还有开怀大笑。这些行动通常能为压力提供一个积极的发泄渠道，发泄过后你就可以继续自己的减重计划了。

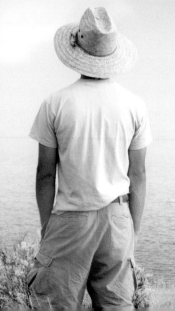

✦ **设定一个达标日期，把改变后的行为变成习惯。**行为改变需要一个令你舒适的节奏（不要着急）。时间的长短取决于你想改变的行为，有的行为改变可能只需要几天，有的行为改变可能需要几周或几个月。在日志中记录下设定的日期。 `记录` ▶

✦ **在达标日期到来时进行评估。**什么有用？什么没有用？你会有什么不同的做法？如果没有达到目标，原因是什么呢？是什么妨碍了你？

✦ **考虑如何维持这种改变。**达到目标并不意味着可以立即停止你一直努力在做的事情。如果你又开始让工作占用自己的午餐时间，那你就会恢复整天不吃午饭、只吃零食的旧习惯。想想你需要做些什么才能让自己的健康行为变为习惯。

✦ **完成后，再次按照方案改变另一个不健康的行为。**利用你在既往改变中获得的能力来帮助自己，继续成功改变另一个不健康的行为。

有关行为改变的其他建议

除了刚刚读到的策略之外，你还可以采取其他办法来帮助自己获得成功。

✦ **记饮食日记。**这有助于你在尝试改变一种行为之前了解它形成的原因。不仅要记录吃了什么，还要记录吃东西的原因，包括饥饿和其他原因。使用《糖尿病饮食生活日志》、笔记本、在线日记或其他相关应用程序来记录自己吃了什么和为什么吃。 `记录` ▶

✦ **吃东西时专心。**当你吃东西的时候，把注意力集中在吃这件事情上，专注地吃每一口食物。集中注意力，不要做任何其他事情，比如阅读或看电视，只专注于品尝食物。吃东西不仅仅能给你的身体提供能量，还可以给你带来快乐。

✦ **遵守时间表。**如果你的饮食日志显示你在某一天中进食很多次，那么设定一个进餐时间表帮你改善这种状况。这并不是要求你必须按照传统的早餐、午餐和晚餐来制订饮食计划。

设定一个可行的、可以在自己饥饿的时候进食的时间表。时间表要灵活，不要设置确切的时间点，预留出半小时或 1 小时的弹性时间。

你可能会发现三次正餐加两次加餐最合适，或者六次少量进餐更适合你的日程安排。重要的是要坚持按计划进餐。不要四五小时都不吃东西，因为你可能因此变得极度饥饿，从而吃得更多。

＋提前做计划。试着至少提前一天计划好要吃什么。你的决定在一定程度上取决于你的每日份数目标。提前做计划意味着你可以在想进餐时立马准备好食材，并且可以毫不拖延地进行烹饪。这有助于防止你在饿着肚子回家时，抓起一块剩的比萨就吃。

提前计划还意味着你可以打包午餐、零食甚至早餐去上班，这就避免了依赖自动售货机或吃快餐，也避免

了冲动之下做选择的可能。一个好的计划总是能让你提前准备好一些健康的食物，比如低能量的爆米花、切碎的蔬菜或水果。

＋固定进餐的地方。在家里指定一个吃饭的地方，最好是在餐桌前。即使是一个人吃饭也要布置好餐桌。进餐环境要尽可能舒适，并且没有干扰。在固定地点进餐，你才能把那个地方——并且仅仅是那个地方——和进餐联系起来。

＋抵制诱惑。你可能会自欺欺人地认为扔进购物车里的那袋巧克力花生是为了在某个特殊的场合用，但当它被放在家里，你能忍住不去尝一尝吗？记住，不要买高能量的食物来诱惑自己。

＋眼不见，心不烦。如果你真的要把诱人的食物放在家里，那就把它放到你看不见的地方，尤其是当你的饮食日志显示你的进食欲望是由视觉信号触发的时候。

＋杜绝情绪化进食。食物可以给

人带来心理安慰，许多人在面对问题时会伸手去拿食物。正因如此，人们往往会忘记真正的饥饿感。尝试几小时不吃东西，看看感觉如何。

如果没有饥饿感，就不要用食物来安慰自己。如果你累了，那就休息或冥想；如果你渴了，那就喝杯水；如果你感到烦躁，那就散散步。不要用进食来应对每一种情况。

当你有进食欲望，但不确定是否因为饥饿，建议等待 15～30 分钟，看看自己感觉如何。有一点很重要：如果你不能决定想吃什么，那你很可能不是很饿。

+ 吃饱了就停。 不管你小时候从父母那里学到什么，你现在都不必把盘子里的食物全吃完，即使你认为分量是合理的。因为在开始进食之前，你并不知道多少食物能满足自己的饥饿感。

慢慢吃，细细品味每一口食物，感觉饱了就停下来。如果你不善于捕捉吃饱的信号，那就先吃盘子里的一

计划要可行且令人愉快

成功控制体重最重要的是要有现实的目标和期望。如果把期望值定得太高，或者给自己设一个不可能实现的目标，那你就是在为失败做准备。

从小事做起，每天坚持。如果你明白哪些行为在日常生活中是可行的，那你就更有可能成功。

同样重要的是，要享受生活方式的改变并从中找到满足感。你需要有意识地在自己的目标设定中加入满足感。一项有关那些完成医学减重计划并成功控制体重的人的研究表明，对日常活动的数量和质量的满足感是他们成功的一个重要因素。如果你不喜欢正在进行的减重活动，那你多半无法坚持你的减重计划。

当你重新审视自己的目标和期望时，看看你在"减重！"阶段的成果。翻阅自己的饮食日志，找出哪些有用、哪些没有用，哪些是你喜欢的、哪些是你不喜欢的，把这些作为长期目标的基础。

小部分，如果没有饱的感觉，就再多吃一点。

✚ 解决压力。进食常与压力有关。用进食来缓解压力的结果总是暴饮暴食。寻找其他方法来缓解压力可以防止暴饮暴食和体重增长。

可以尝试以下办法缓解或管理日常压力。

▸ 确定活动的优先顺序、计划和进度。不要尝试在很短的时间里做很多事情。

▸ 充足的睡眠将有助于你理清思路，为新的一天做好准备。

▸ 多做运动。进行体力活动时，身体会释放出特殊的化学物质（内啡肽和脑啡肽），帮助你缓解压力和焦虑。

▸ 每天设定弹性的休息计划。

▸ 与积极向上和有幽默感的人相处。积极的氛围可以帮你消除压力！

▸ 整理自己的工作空间，以便很快能找到你需要的东西。

▸ 学习如何分配任务。

▸ 如果工作时不能时刻保证高效率，也不要因此感到内疚。允许自己花点时间放松一下。

▸ 与自己喜欢的人相处和交往。

▸ 为自己或他人做点好事。

▸ 请一天假，什么事都不做。

每次进步一点

我们总是觉得自己的行为习惯熟悉又舒适，即使它们并不总是令人愉快或对健康有益。它们使我们的生活稳定而有秩序。

尽管改变是困难的，但并非不可能，大多数人低估了自己的能力。持续而微小的行为改变最终会使生活方式产生巨大的变化。

这里有一个常见的饮食例子：许多人已经从喝全脂牛奶改为喝脱脂牛奶。这种改变也许是逐渐完成的，如先变为喝 2% 的低脂牛奶，再变为喝脱脂牛奶；也可能是一步到位，直接从喝全脂牛奶变成喝脱脂牛奶。不管怎样，他们做出了自己认为不可能

的改变。刚开始喝脱脂牛奶时，人们可能会感觉牛奶被稀释了，当习惯了脱脂牛奶，反而可能会觉得全脂牛奶的味道太浓了。一开始，做出改变似乎很难，但当它成为你日常生活的一部分之后，就变得容易多了。

花时间想想你在生活中遇到的其他变化，看看你自己是如何调整的。当时你所依赖的力量现在可能会对你有所帮助，充分利用它们吧！

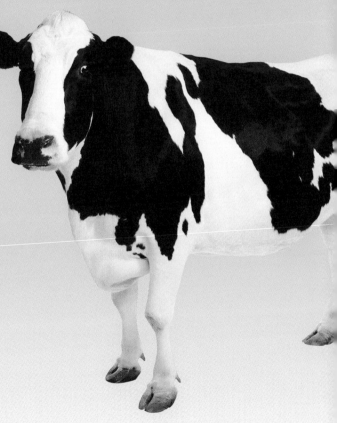

第 20 章

燃烧更多卡路里

如果你想燃烧卡路里，运动吧。如果你想燃烧更多的卡路里，多多运动吧。就这么简单！第 11 章介绍了通过增加体育活动消耗能量的一些基本知识，本章会更深入地讲解。

燃烧卡路里最酷的一点是：能带来无限的可能性。你甚至不必大汗淋漓。

你可以持续进行低强度的活动，重要的是一天中保持活动的状态。或者，如果只出一点点汗不能让你满足，你可以通过高强度的短时运动燃烧大量的卡路里，前提是你能承受（第 229 页）。

一个完善的运动计划应包括：有氧运动和力量训练，帮助燃烧卡路里；核心训练和拉伸运动，保障运动的安全性和有效性。

计划要灵活。创建一个符合自己兴趣及日程的常规计划。你可以每天步行 1 小时，或每周做 3 次力量训练，每次 20 分钟。做对自己有益的事。

一旦养成习惯，你就会觉得定期运动让你感觉很舒服。你可能会期待从其他事情中解脱出来，开始运动。

在日常生活中安排休息的时间，你的身体需要在运动间歇中复原。每

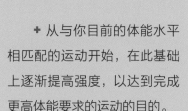

要点

无论是进行低强度运动还是进行高强度运动，请记住以下几个要点。

+ 从与你目前的体能水平相匹配的运动开始，在此基础上逐渐提高强度，以达到完成更高体能要求的运动的目的。

+ 运动时，先增加运动的频率（每周运动的天数）。当你的身体越来越强壮，再增加运动的持续时间（每次运动的时间）和强度（运动的剧烈程度）。

+ 一定要选择自己喜欢的运动，这样你才能坚持下去。

+ 保持运动与生活其他方面的平衡，并且让运动成为平衡的重要部分。

天交替进行低强度运动和高强度运动。

以下几页内容会让你对有氧运动、力量训练、核心训练和拉伸运动有更深入的了解。

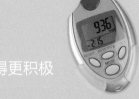

如何变得更积极

举个例子，一个简单的步行计划，可能是有氧运动最好的入门方式，特别是在你还没找到动力的时候。从缓慢的短途步行开始，逐渐增加频率、时间和强度。

当你可以没有太大压力地步行较长距离时，就可以增加强度开始走山路，你需要改变的就是增加你的步行速度或摆臂频率。你也可以考虑其他类型的体育活动。

总体目标是每天运动，一周中大部分时间进行有氧运动，每周2~3天进行力量训练和柔韧性训练。设定好运动计划以满足自身的需要。每天进行大约1小时的体育活动。

周次	分钟／天	备注
1	15	这周4天
2	20	这周5天
3	25	开始每周7天
4	30	
5	35	
6	40	增加运动强度
7	45	
8	50	
9	55	
10	60	增加运动强度

有氧运动

有氧运动的强度较低，可以让你长时间（30~60分钟）维持，但也要达到使心率和呼吸频率增加的目的，得出汗才行。

有氧运动增加能量消耗，可以燃烧更多的卡路里。建议你在一周中的大部分时间都进行有氧运动。

有氧运动应包括以下几个阶段。

＋热身阶段。 运动前热身5~10分钟可逐渐加速血液循环，增加肌肉的血流量。热身时你可以尝试低强度的同类活动，比如当你打算进行步行运动时，尝试慢走热身。

＋训练阶段。 进行计划内的有氧运动。

＋放松阶段。 训练后，休整5~10分钟，拉伸一下小腿、大腿上部、下背部和胸部。运动后拉伸可以提高肌肉的柔韧性，让心率恢复正常。

高强度运动快速燃烧卡路里

如果你想燃烧更多的卡路里，并且你的体能允许你进行加强运动，那么高强度运动可能会对你有所帮助。

运动的时候，增加活动量会增加能量的消耗，并且能量的消耗可以持续到运动结束后的一段时间。低强度运动结束后，这种持续的能量消耗会很快消失。随着运动强度的增加，能量消耗的持续时间会延长。

间歇运动是高强度运动的一个例子。这种运动模式包括高强度运动及在短暂间歇期内进行的低强度运动，例如骑车时先用力蹬几分钟，然后轻松地骑一两分钟，重复几次这个交替的过程。间歇运动也可以用于步行，即先快走一会儿，再慢走一会儿，然后重复。

没有短暂爆发过程的运动也会出现持续高代谢，只要增加活动强度即可。例如，你可以在匀速步行运动时走得更快一些。

在增加运动强度之前，确保你已经准备好了——已经建立了一个良好的基础。记住，先增加运动频率，再增加持续时间，然后增加运动强度。如果你不确定自己的健康状况，建议前往医院检查。

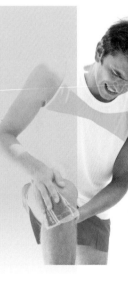

停止运动的预警信号

适度的运动会让你呼吸加快，如果你在运动过程中出现以下症状或体征，请立即停止运动并就医。

+ 胸痛或胸闷
+ 头晕或昏厥
+ 手臂或下颌疼痛
+ 严重的呼吸短促
+ 过度疲劳

+ 心跳过快或过慢
+ 心律失常
+ 严重的关节或肌肉疼痛
+ 关节肿胀

力量训练

力量训练，也称为阻力训练，目的是增加肌肉的力量和耐力。力量训练可以使身体减少脂肪量、增加肌肉量。

肌肉量增加将使你拥有更大的"引擎"来燃烧卡路里。肌肉组织可以比脂肪组织燃烧更多的卡路里。肌肉量越多，燃烧的卡路里就越多，即使是休息的时候也一样。

力量训练包括锻炼肌肉对抗某种形式的阻力。这通常由力量训练器、重量器械或弹力带协助完成。

你也可以把自身重量作为阻力来训练，比如做俯卧撑、弓箭步和下蹲等。

不管选择什么方法，都要循序渐进。如果开始时设定的阻力太大或频率过高，肌肉和关节可能会受损。单组 12 次重复动作和多组训练一样有效，都可以帮助你获得力量。

如果你是一个健康的成人，从你能轻松地举起 8 次的重量开始，重复 12 组。重量要足够，要让你在最后三四组训练时感到有一定难度。等到你可以轻松地完成 12 组训练之后，就可以增加 10% 的重量。

每次训练前，步行 5 ~ 10 分钟热身。你可以在每次训练时锻炼全身，也可以先在一次训练中集中锻炼上半身，再在下一次训练中集中锻炼下半身。为了让肌肉有复原的时间，重复同一肌群锻炼时应至少间隔一天。

如果你刚开始进行力量训练，建议在健身中心向有资格认证的专业人士寻求帮助，以便掌握正确的运动技巧。你也可以参加社区教育课程。

试着每周进行两三天的力量训练。以下是一些基本指导原则。

+ 缓慢地、有节制地完成所有动作。如果不能保持良好的状态，可以减少阻力重量或重复次数。

+ 呼吸平静而放松。举重时呼气，放下时吸气。

+ 感到疼痛时立刻停止训练。你可能会感觉运动强度有点大，但你不应该感到疼痛。

+ 频繁改变项目。这样做可以避免受伤和无聊。

+ 关注自身反应。在进行力量训练后的最初几天，肌肉轻度酸痛是正常的。剧痛、关节酸痛或肿胀可能意味着你运动过度了。

+ 运动后拉伸肌肉。运动之后一定要进行简单的拉伸。

拉伸与柔韧性

大多数有氧运动和力量训练会使肌肉绷紧。拉伸运动可以帮助你增加身体的灵活性和关节的活动范围，使你轻松完成日常活动和运动计划的其他部分。拉伸时请注意以下几点。

核心稳定性

核心区——躯干和骨盆周围的区域——是身体所有运动的发源地，也是重心所在地。强壮的核心区可以让你在运动时保持稳定，并帮助你进行其他身体活动。

如果你的核心区稳定性良好，骨盆、下背部、臀部和腹部的肌肉就会协调工作，为脊柱提供支撑。核心区不稳定可能会使你运动姿势不正确，导致腰痛和肌肉损伤。

你需要定期进行适度的核心肌肉锻炼来加强核心力量。腹式仰卧起坐是一种核心运动。也可以用健身球来锻炼核心，平衡这些超大的充气球需要集中精力并使用核心肌肉提供支持。

你应该每周至少做三次核心训练。训练时平稳缓慢地呼吸，并在需要时适当休息。在进行核心训练时，正确的姿势至关重要，为了获得最佳效果，建议刚开始训练时向训练有素的专业人士寻求帮助。

+ 先热身。 在肌肉未被激活时进行拉伸会增加受伤风险，如导致肌肉拉伤。用散步的方式来热身，同时轻轻地挥动手臂，或者做一个喜欢的低强度运动，持续 5 分钟。运动之后肌肉会进入活跃状态，这时就可以拉伸肌肉了。

+ 瞄准主要肌群。 重点拉伸小腿、大腿、臀部、下背部、颈部和肩部的肌肉，同时拉伸在工作或生活中经常使用的其他肌肉和关节。

+ 每次拉伸至少持续 30 秒。 安全有效地拉伸组织需要一些时间。如果可能的话，拉伸一侧时试着保持 30～60 秒，然后再拉伸另一侧。对于大多数肌群而言，拉伸一次通常就够了。

+ 不要弹跳。 拉伸的时候弹跳会引起肌肉的小撕裂。当这些撕裂愈合时，会留下瘢痕，这会进一步使肌肉收紧，柔韧性降低，且更容易产生疼痛。

+ 专注于无痛的拉伸运动。 拉伸时，你可能会感到肌肉被拉紧，但一般不会感到疼痛。如果感到疼痛，那就恢复到无痛感的姿势继续拉伸。

+ 放松并自由呼吸。 拉伸时不要屏气。

一般来说，每次运动前都要进行拉伸。如果你的肌肉特别紧张，你可能需要每天拉伸，甚至一天拉伸两次。

可以考虑报名参加瑜伽或太极拳课程，这有助于提高身体的灵活性。这些课程还能让你更好地坚持拉伸。

运动 1 小时消耗的能量

由于运动类型、强度水平不同及个体差异，不同运动的能量消耗差别很大。体重低于 160 磅，消耗的能量会略少一些；体重超过 240 磅，消耗的能量就会多一些。

运动 （持续 1 小时）	不同体重的能量消耗 / 千卡		
	160 磅（73 千克）	200 磅（91 千克）	240 磅（109 千克）
低强度有氧运动	365	455	545
水中有氧运动	402	501	600
打篮球	584	728	872
骑行（速度低于 10 英里 / 小时）	292	364	436
打保龄球	219	273	327
在舞会上跳舞	219	273	327
踩椭圆机（中等强度）	365	455	545
打高尔夫（俱乐部）	314	391	469
远足	438	546	654
滑冰	511	637	763
慢跑（5 英里 / 小时）	606	755	905
打休闲壁球	511	637	763
力量训练	365	455	545
使用划船机	438	546	654
跑步（8 英里 / 小时）	861	1074	1286
越野滑雪	496	619	741
下坡滑雪	314	391	469
打垒球或棒球	365	455	545
踩踏步机	657	819	981
循环游泳（中低强度）	423	528	632
单人网球	584	728	872
打排球	292	364	436
步行（2 英里 / 小时）	204	255	305
步行（3.5 英里 / 小时）	314	391	469
哈他瑜伽	183	228	273

注：来自 Ainsworth BE 等，《运动医学与科学》，2001，43：8.

第21章

失误了怎么办

你失误了——没有坚持执行饮食计划。这种事常有，每个人迟早都会遇到这个问题。把一切弄得乱七八糟并没有好处，你不能改变过去。你该做的是分析原因，这样你才能尽量避免再次发生这种情况。

即使计划得再好、准备得再充分，你也不可避免地会遇到阻碍。如何应对这些阻碍可能是成败的关键。

以下是一些常见的、可能会导致饮食和运动计划出现失误的原因，以及你可以采取的措施。

平台期

没有什么比站在体重秤上看到自己的体重减轻更好的奖励了。但是，如果你吃的是健康的低能量饮食，并且经常运动，体重秤上的数字却不再变化，你会怎么样呢？或者在最初的几周你看到了减重效果，然后进入平台期，几天甚至几周过去了，你的体重保持不变，你又是什么心情？

不要气馁，你要明白远期的结果并不是立刻就能看到的。出现平台期是正常现象，甚至可能是你计划的一部分。例如，运动可以锻炼肌肉，肌肉比脂肪重，你运动后拥有更多的肌肉、更少的脂肪，看起来更苗条，但体重没有减轻，所以，你取得了体重秤无法显示的进步。

重要的是，当你到达平台期时，不要放弃！感谢自己取得的成绩，继续前进，但要确保你在坚持执行正确的减重计划。回顾减重计划中的步骤，或者尝试下面的小建议。

+ 查看你的饮食和运动记录。
记录 ▶确保你没有放松，没有吃得更多或者运动得更少。

+ 关注3~4周的减重趋势，而不是每天的体重波动。 你可能会发现，虽然变化并不明显，但你的体重确实呈现下降趋势。

+ 如果你已经到达平台期，重新评估自己的计划。 有没有可能你已经实现了自己设定的目标？如果不能进一步少吃或多运动，你可能需要调整目标。

失误与故态复萌

偶尔一两次恢复旧的行为习惯，属于失误。这是暂时的、正常的，是你需要重新调整的信号。

故态复萌更严重。在短时间内出现几次失误后，你有可能完全恢复原来的行为习惯。反复出现失误，你可能会惊慌失措，害怕自己所有的努力都白费。你可能会说："我想我就是做不到。"

冷静下来，深呼吸。记住，偶尔的失误是正常的，是可预料的。考虑以下这些让你重回正轨的建议，这样你的失误就不会持续。

＋ 不要让消极的想法占据上风。记住，错误总会发生，每天都是新的开始。

＋ 找出问题，然后列出可能解决问题的办法。尝试一种解决方案。如果成功了，那么你就可以有效防止再次失误。如果没有起作用，尝试下一种解决方案，如此反复，直至找到一种有效的解决方案。

＋ 获得支持。与家人、朋友或专业顾问交谈，以获得他们的支持。

＋ 通过运动来消除你的内疚和挫败感。去散步或游泳，保持运动的积极性。不要把运动当作对过失的惩罚。

＋ 再次明确目标。审视目标，确保其仍是可实现的。如果有必要，可以做些改变，也可以考虑重复"减重！"阶段。

如果故态复萌了怎么办？尽管这令人沮丧，但也可以帮助你认识到，自己的目标可能是不现实的，某些情况下可能会带来挑战，或者某些策略是没有用的。

最重要的是，你要意识到行为倒退并不意味着没有希望。这只意味着你需要重新激发动力，重新投入计划中，再次回归健康行为。

连锁行为

每个人都会出现这种情况：今天过得很愉快，骑车上班，早餐吃了新鲜水果，午休时散步 15 分钟，然后下午的一时冲动让你冲向自动售货机，3 分钟后，你拿着一块超大的糖果棒坐在办公桌旁。

发生什么了？也许你累了，或者你午饭没吃饱。不管什么原因，你让冲动控制了自己。现在你感到内疚和沮丧，你对自己很生气，这种感觉很可能会把你送回自动售货机。你该怎么办？

把这一连串的事件想象成一系列独立但相互关联的行为。为了学习如何防止一个小错误变成大错误，让我们将一个连锁行为分成几个独立的部分。检查每一个环节，可以让你找到防止反复失误的办法。

以一位吃了饼干后感到内疚，然后继续吃得更多的女士为例。以下是她的连锁行为。

+ 准备带饼干而不是带沙拉去参加朋友的聚餐。
+ 提前两天买好饼干。
+ 某天工作到很晚，错过了午餐。
+ 晚上回家时饿极了。
+ 心里想："我只吃一块饼干，然后开始做晚饭。"
+ 把那盒饼干拿到房间里。
+ 一边吃饼干，一边看电视或看邮件。
+ 无意识地快速吃饼干。
+ 感到内疚和挫败。
+ 吃得更多。
+ 放弃减重计划。

在每一个环节，她都可以通过做些什么来改变这个连锁行为。她可以计划带一份她不想吃的沙拉或甜点参加聚餐。她本可以等到聚餐那天再去买饼干。她本可以提前准备好晚餐，这样在错过午餐后，她的进食计划也不会完全被打乱。她本可以只拿一两块饼干而不是拿着整个盒子进房间。吃完饼干后，她其实也可以告诉自己这只是一次失误，不应该就这么放弃减重计划。

每当你遇到连锁行为时都要记住以下这几点。试着在最开始的环节阻止可能出现的连锁行为。如果午后经常想吃零食，你可以在办公桌上放一份健康的零食。如果你到家时总是饥肠辘辘，那就提前准备好晚餐，这样你回到家只需简单加热或从冰箱里拿出来直接吃。

强调积极的一面

新的一天，你踩上体重秤，发现体重秤上的数字并没有像预想的那样减小，然后想："我再也减不下去了。"也许你决定停止早间散步，只是因为觉得"反正也没用"。早餐时，你情绪低落，在谷类食物之外又加了一个甜甜圈和一杯巧克力牛奶，因为你认为"反正我已经把饮食习惯搞砸了。没关系，吃吧"。

这种情况并不少见，但却不是好事。消极的想法和态度会破坏你的减重计划。毕竟，如果失败是肯定的，那干吗还要吃健康的食物、干吗去健身房呢？

每天在你脑海中流淌的无尽的思想叫作自我暗示。有批评意味的、消极的自我暗示会使你气馁并感到绝望。

你会认为："我太胖了。""我一点意志力都没有。""体重下降得太慢了。""我一定有问题。"

同时，自我暗示也可以是积极的，它可以成为建立自信、纠正坏习惯、集中注意力的有力工具，为你的

你随时可能面临诱惑，所以要有一个应对的计划。

这里介绍四种不同的方法来帮你杜绝连锁行为。找一个适合自己的方法，如果不成功，尝试另一个。不同的时间可能需要用不同的方法。

ABC 法

在问题发展之前就解决掉它，可以有效地改变你的行为。此法有时又被称为 ABC 法：A 代表前因，B 代表行为，C 代表结果。大多数的行为都有前因，行为又会带来结果。

运动和改变饮食习惯提供动力。积极的自我暗示是激励和鼓励，是许多人成功的基础。当你骑着自行车想要爬上一段陡峭的山坡时，你会积极地自我暗示，且不断重复："我能做到！我能做到！"

只要稍加练习，你就能把消极的自我暗示变成积极的自我暗示。你可以随时停下来评估自己的想法，质疑那些让你感到不安的想法，然后努力把消极的暗示变成积极的暗示。例如，不要说"它永远不会起作用"，而是说"我试试看"。

有些人发现自己只有在外界的帮助下才能把消极的否定转变成积极的肯定，摆脱对自己不利的态度和想法。

认知行为疗法可以帮助你。认知行为疗法基于这样一种信念：你的大部分感受来源于你的想法——你的感受是你对自身和生活思考的结果。如果你和大多数人一样，让感觉控制自己的判断，你就会放大消极的方面（"我觉得自己又胖又丑，所以我一定是又胖又丑！"），同时过滤掉积极的方面（"我已经减掉了5磅，但只有5磅，我可能还会再胖回来"）。

在认知行为治疗中，专业的治疗师可以帮你学会用更积极、更现实的感知或感受来代替消极的想法。一旦你学会用新的方式来看待发生的事情，你就能够更好地应对。

一般来说，人们更在意行为的结果。如果先处理前因，就可以在行为开始之前阻止不好的事件发生，从而杜绝不良的后果。

例如，把一桶冰激凌放入冰箱里（前因），可能会导致你整天想吃并真的吃了（行为），最终会让你感到内疚，扰乱你的减重计划（后果）。

使用ABC法，就是家里不储存冰激凌。解决了前因的问题，可以帮助你更好地坚持自己的减重计划。

分心法

想象一下，从小时候起，你就喜欢在睡前吃一碗冰激凌。所以现在，每晚当你准备睡觉的时候，你会觉得藏在冰箱里的包装盒开始呼唤你。这个时候你应该转移自己的注意力，你可以读书、听音乐、写信或看电视。

不管你选择什么方式，关键是转移注意力。当你的注意力被别的事占据时，吃冰激凌的冲动很快就会消失。

对抗法

这种方法包括正视行为的负面结果。例如，在吃冰激凌之前，想一想你的身体将要增加的额外的能量和脂肪。

想一想：吃完之后，你会感到疲劳，你的反应会变迟钝；暴饮暴食会影响你的健康。提醒自己，这些结果不是你想要的。

给自己鼓劲，这一次，你可以对自己的欲望说"不"。是的，你能做到！下次你仍然可以做到，相信大多时候你都能做到！

循序渐进法

循序渐进地改变不良习惯或行为，鼓励自己一步一步慢慢来。例如，开始时每晚吃一小碗冰激凌，而不是马上把冰激凌完全从你的饮食中剔除，然后再逐渐达到完全不吃的目标。先从周一不吃冰激凌开始，慢慢地你就能做到每周只吃一小碗冰激凌了。这是一个很好的折中方法。

在某些情况下，随着时间的推移而逐渐改变可能比在一天内做出大的改变更容易。当通过一步步的改变获得成功后，你的信心会增强，这也会为你进一步的成功提供动力。

压力

压力能破坏最完美的计划。开始时一切进展顺利，然后可能会出现一些突发状况阻碍整个减重计划。当压力来临时，你的自然反应可能是放弃

如何保持动力

保持动力可以帮助你避免失误和故态复萌。动力有很多种形式，但最好的是内在动力——你想减重的个人原因。使用前面章节中介绍的流程来确定自己的内在动力。以下是一些小建议。

+ **设定目标。** 把目标写下来，贴在你能看到的地方。关注短期目标，而不仅仅是远期的体重下降目标。

+ **记录进度。** 记录运动时间、食物份数、体重下降数值、里程碑事件、健康状况的改善情况。 记录 ▶

+ **定书面契约。** 和自己定个书面契约，贴在你能看到的地方。

+ **发挥团队优势。** 让你的家人和朋友为你加油，并且让大家腾出时间与你一起运动。

+ **奖励自己。** 每次达到一个目标，奖励自己一些对你来说很重要的东西。

+ **及时发现积极的变化。** 当你减重后身体变得更轻盈，你可能会感觉更好。留意自己身体的积极变化。

+ **正向的自我暗示或肯定。** 每天重复给自己鼓励，或者把积极的暗示打印下来并贴在你容易看到的地方。例如，"我每天都变得越来越强壮"，或是"每一天，我都变得越来越好"。

+ **不要太严苛。** 制订运动计划时，记住你不是入伍新兵，不需要太严苛，需要的时候可以偶尔休息一天。制订计划时考虑得越周全，执行起来就越不容易违反。

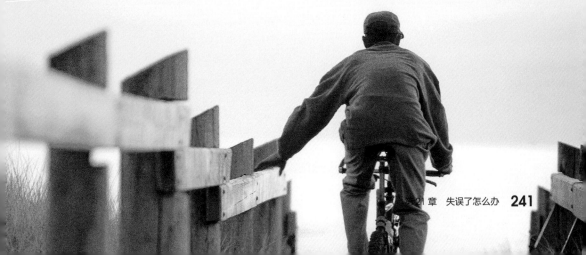

自己的计划，你可能会依靠食物来获得安慰。

这是一个不好的兆头，可能会使你退回到旧习惯。

如果压力对你来说是个难题，你可以采取一系列措施来解决掉它。关于应对压力的一些技巧，可以参考第 19 章相关内容。如果这些还不够，建议你向健康专家寻求帮助。

如果你认为自己的压力可能与情绪障碍有关，比如抑郁或焦虑，那你应该去看专业医生。除了干扰你的减重计划，抑郁和焦虑还会影响你的健康，因此必须接受专业治疗。

一般来说，进行情绪障碍治疗后，减重就容易多了。某些治疗情绪障碍的药物会导致体重增加，需要引起注意。如果可行，和你的医生讨论治疗方案。

调整自己的态度

成功减重需要的不仅仅是调整自己的行为，你对自己（包括自己的身体）的态度也会影响你。以下是你可能遇到的 5 个常见问题及克服办法。

消极的自我暗示

自我暗示——每天与自己的内在对话——会影响你的行为（第238页）。如果这种自我暗示是消极的，那它就会削弱你的自信心，阻止你进步。

用积极的自我暗示取代消极的自我暗示，让自己远离挫败的感觉。

消极的态度

消极的态度像消极的自我暗示一样具有破坏性。例如，你可能会认为自己无法去健身房，因为人们会盯着你并取笑你的身材。或者你把自己最初的减重成功归功于某种特殊饮食，而不是你自己的努力。这种观念会破坏你的减重计划。

你应该学会识别自己的消极态度并进行反击。可以用其他的态度来抵制消极态度。参考以下示例。

增强自尊心

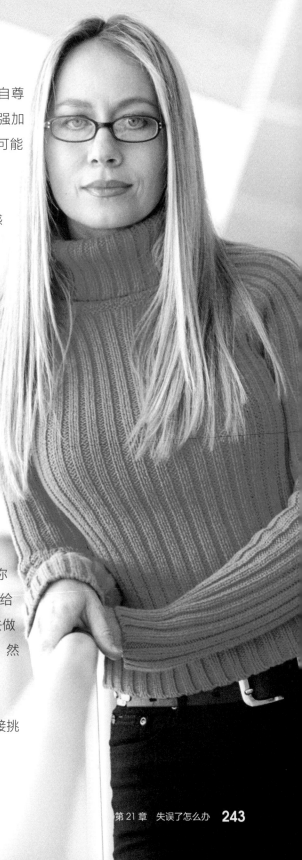

多年来，与体重抗争可能会对你的自尊心造成一些伤害。有些伤害可能是自己强加的，比如无法达到自己的期望，其他的可能来自家人、朋友、同事甚至陌生人。

保持自我的价值感很重要。对自己感觉越好，你就越能照顾好自己。此外，积极的自我认同与更好的健康状况和更强的免疫系统有关。

本章讨论的许多步骤，如避免非理性思维、实践积极思维和打破连锁行为，都会对你的自尊产生积极影响。当你学会控制和积极表达自己的情绪时，自我感觉会更好，对自己的能力（包括过上更健康生活的能力）也会更加有信心。

当你需要增强自尊心的时候，不要因为害怕而不敢寻求朋友或家人的支持。你可以做点能让自己感觉更好的事，比如给自己买个小礼物、给自己换个新发型或去做个按摩。你也可以想想自己擅长的事情，然后去做！

当你重视自己时，你就会对自己迎接挑战和解决问题的能力更有信心。

+ **消极的态度。**"运动是痛苦和无聊的。"

+ **新态度。**"我喜欢运动后的感觉。我会叫朋友一起去散步，享受美好的一天。"

+ **消极的态度。**"我减重只是因为参加了这个项目。一旦项目结束，我的体重又会上升。"

+ **新态度。**"我通过做出积极的选择来实现减重。即使课程结束了，我的减重也会继续，因为我致力于改变我的生活方式。"

不切实际的幻想

有时候，你可能会想象减重可以解决自己所有的问题，但你知道这是不切实际的。

实事求是地面对减重给自己带来的改变。减重可能会让你精力充沛并且感觉良好，但并不能保证给你带来更好的社会生活或更令人满意的工作。

你的生活可能会随着你的减重而改变，但也不一定会像你想象的那样。试着用以下这些方法来抵制不切实际的幻想。

+ **设定现实的期望。**辨识不切实际的幻想，然后用更理性的目标来对抗它们。

+ **设定短期、可实现的目标。**不要把注意力集中在达到最终体重目标后你会有多快乐上，而是集中在那些可以让你取得进步的、小的、可以实现的目标——可以让自己每天或每周衡量的目标上。这给你提供了每周庆祝成功的机会。

+ **庆祝行为改变。**不要只因为体重下降而奖励自己。在你努力改变的过程中，还有其他的成就值得庆祝。

缺乏灵活性

"总是""必须""绝不""再也不"这些词语会给你的减重计划增加不必要的压力。例如，你决定"再也不吃巧克力了"，或者你告诉自己，"我每天必须走 2 英里"。

为什么对自己这么严苛？毕竟，"绝不"或"总是"做任何一件事都是高要求的，且可能会导致失误。

这种想法会让你缺乏灵活性。如果因为一时的失误而自责，你就很容易忽视自己已经取得的进步。拒绝自己的想法，如吃巧克力，实际上可能会助长想吃的渴望。

一旦违反了计划，可能只是在晚饭前吃巧克力冰激凌或睡前吃巧克力蛋糕，你就会觉得自己像个失败者。

明智的做法是时不时地放纵一下，但要选择适当的时机，比如和朋友外出吃饭的时候吃一点巧克力，而不是在自己独处或感到悲伤的时候吃。

极端想法

极端想法会使你认定事情完全有利或者完全有害，没有中间状态。

例如，你可能会想，"如果我今天的能量摄入超标，我就会超重"，或者"如果我今天没有上跑步机，我的减重计划就失败了"。简而言之，你的感受是："如果我不够完美，我就是个失败者。"

没有什么事情是绝对的，遭遇一次挫折并不意味着你就是个失败者。如果认为自己是失败者，你就会感到内疚和沮丧，这会使你的自尊心严重受挫。

极端的想法很容易让你相信自己失败了，然后你就会放弃。

你可以采取一种温和的方法来抵制极端的想法。比如，告诉自己，没有绝对"好"或"坏"的食物，偶尔吃些甜点也没关系。

或者，当你比计划的多吃了或者错过了一次运动时，与其说自己是个失败者，不如提醒自己每个人都会犯错。拥有正确的态度，你才能获得成功。

别忘了，明天又是新的一天，是重新回到正轨的机会。是的，你能做到！

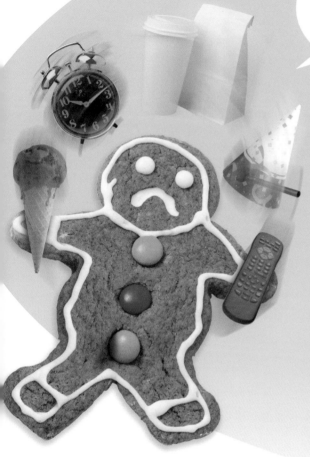

你的暴食触发因素是什么？

防止暴饮暴食的一个方法是找出引起这个麻烦的原因。考虑一下你的暴食触发因素是什么，并制定策略来解决这个问题。

时间

有没有某些时候你更容易暴饮暴食？也许你在早上和下午都控制得很好，但到了晚上总是对食物充满渴望；或者在午餐和晚餐的间歇中，你会有一种强烈的、无法控制的想吃零食的冲动。

情绪

暴食是出现消极情绪时的常见反应。你觉得哪种情绪会导致你想吃零食？当你感到无聊、孤独、沮丧、有压力或焦虑时，会吃东西吗？

是你的爱人，他（她）吃了一口，你接着也吃了。

活动

你是否发现在进行某些活动时你会吃得更多？看报纸时或坐在电脑前不吃东西对你来说是个难题吗？你在看电视或准备饭菜时经常吃零食吗？进食是你应对不喜欢的事情（比如付账单或做家庭作业）的办法吗？

社交场合

你是否注意到，你和某些人在一起时会吃得更多？也许是你的一个喜欢外出进餐的好朋友，或者是经常邀请你喝咖啡和吃小吃的朋友，也可能

食物

有没有发现你对某些食物（比如冰激凌、巧克力、薯条和莎莎酱）无法节制，或者烤饼、香肠或新烤饼干的味道会让你完全忘记自己的饮食计划？

身体原因

你的身体感觉会导致你吃得过多吗？如果不吃早餐，饥饿感会让你饮食失控吗？当你感觉疲劳的时候，你会吃垃圾食品来缓解吗？当你身体出现慢性疼痛时，你会用进食来转移注意力吗？

排除障碍行动指南

　　减重和长期维持健康体重有时需要经历一条坎坷的道路。有很多因素会阻碍你拥有更健康的体重。

　　学会识别障碍和抵制诱惑是减重的关键。要想渡过这些难关，你需要制订一些解决方案，以便在出现问题时做出正确的反应。

　　这份实用的行动指南总结了常见的减重障碍及排除它们的建议。如果你觉得其中哪一条有用，就把它纳入你的减重计划中。

　　减重障碍分为三类：营养障碍、体育活动障碍和行为障碍。要想减重成功并长期维持健康体重，你必须排除上述所有障碍，这一点很重要。

》营养障碍

我没有时间做健康的饭菜

 没有足够的时间做饭是健康饮食的常见障碍。自己做饭是控制体重的关键，即使在很匆忙的情况下，你仍可以制作健康的食物。味美且营养的饭菜不需要花费很多时间去烹饪，但需要提前做好计划。

》建议

这里提供一些建议，让你在繁忙的日子里也能吃得健康。

+ 一次计划一周的食物。制作一份详细的购物清单，避免在做饭的前一刻才赶去超市。

+ 周末花些时间提前准备下一周的饭菜。一次性做好一周左右的量，然后把它们按每份一顿饭的量分成多份冷冻起来。

+ 健康的饮食不一定是复杂的。做一份新鲜的沙拉，搭配脱脂调味料，再准备一个全麦面包和一些水果，这样就有了健康的一餐。

+ 准备好做饭常用的食材。例如，你可以快速地将大米、豆类和调味料混合在一起做成兼具墨西哥和美国西南风味的焗饭。

+ 让家人帮忙，给他们分配任务以节省时间。

+ 当你没有时间去做一顿健康的饭菜时，到熟食店或超市买一份食材健康的三明治、汤或低卡低脂的预制主食。

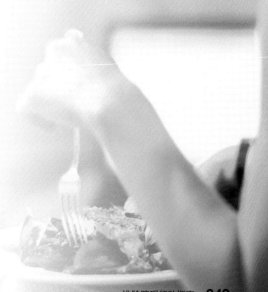

》营养障碍

我不喜欢做饭

你对烹饪没有兴趣？没有关系。许多人不愿意改变他们的饮食习惯，因为他们担心执行一个更健康的饮食计划就要花很多时间在厨房，或者要研究复杂的食谱。其实，吃得健康不意味着要掌握高级的烹饪技巧，许多健康的食物都可以用很少的时间和精力来完成。

》建议

如果你不喜欢烹饪，以下建议将对你有所帮助，并且不需要你花费太多时间。

+ 买一本简单、实用且健康的食谱，或者到当地图书馆借一本。

+ 让你的膳食以新鲜水果和蔬菜为主，这些都不需要太多的准备或烹饪时间。

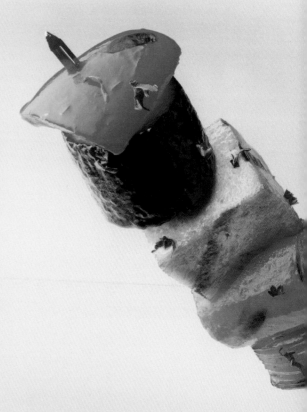

+ 尝试各种烹饪技术。你可能不喜欢烘焙，那你可以选择微波加热或烧烤。

+ 菜品要有创意。可以将一些简便的食材进行搭配，比如预先搭配好的蔬菜沙拉、生的蔬菜或预先煮好的瘦肉等。

+ 可以到餐馆吃饭、点外卖或在回家的路上买些现成的食物，只要你选择的是健康的食物并且吃的量合适即可。

》营养障碍

我不喜欢蔬菜和水果

有些人觉得蔬菜和水果不好吃，认为蔬菜和水果没有味道，或者觉得它们的味道都一样。实际上并非如此，蔬菜和水果都很好吃，你只需要知道你喜欢哪种及如何去做它们就行了。很多味道都是在吃的过程中逐渐适应的，随着时间的推移，你会慢慢喜欢上它们。你可以不断尝试新的食物。

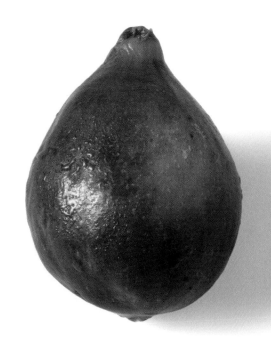

》建议

你可以尝试用蔬菜和水果来改变自己的口味，以下是一些建议。

+ 你不需要喜欢所有的蔬菜和水果，只需要喜欢其中的一部分。

+ 不要买你熟悉的水果，比如苹果、葡萄和橘子，应该买你以前没有吃过或很少吃的水果，比如猕猴桃、芒果、木瓜、车厘子和杏。

+ 尝试在食谱中添加更多的蔬菜和水果。在你最喜欢的汤中加一些蔬菜；

把焗饭里的一部分主食换成蔬菜；在比萨里加些胡椒和洋葱；在早餐的麦片里加新鲜水果，或者在酸奶（或农家干酪）里混合一些水果。

+ 尝试不同的制作方式。例如，烤菠萝或烤肉串，用蓝莓和低脂酸奶做水果冰沙。

+ 如果你不喜欢生的蔬菜，可以稍微煮一下，再撒上调味料，看看你是否喜欢蔬菜柔软的口感。

》营养障碍

我买不起健康食品，如新鲜农产品和鱼，它们都很贵

虽然新鲜农产品和鱼可能很贵，但实际上你的整体食物开销可能会变少，因为你在其他食物，比如红肉（如牛肉、羊肉、猪肉等）、曲奇饼干和冰激凌上的花费会减少。此外，你可能会发现你在家吃饭的次数增加了，在餐馆里吃饭的次数减少了，这样也可以省钱。

》建议

以下建议可以帮助你减少在超市购买食物的总花费。

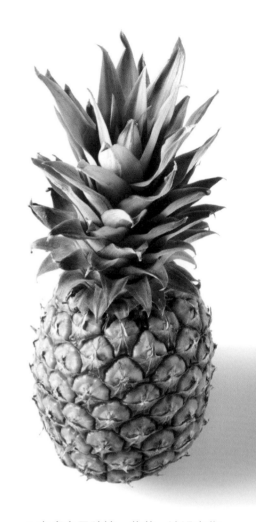

+ 有关调查指出，有了明智的计划，就有可能每天买到特价的水果和蔬菜。在超市多转转，看看有没有特价菜。

+ 购买散装五谷杂粮，如燕麦片和糙米。农贸市场通常也会提供散装食品。

+ 去农贸市场购买应季特价食品，在那里你通常能以最低的价格买到最新鲜的农产品。

+ 考虑自己种植一些菜，这没有你想象中那么难。如果没有花园，你可以在阳台上的花盆里种植番茄、辣椒等。

+ 有时吃简单的饭菜。用全麦面包做花生酱三明治，或煮一碗汤加几片水果，这些都不贵。

》营养障碍

我的家人不喜欢尝试新的食物，而且做两种不同的饭太麻烦

当你尝试减重时，来自家人的支持是很重要的，不要让家人阻止你尝试一些新的食物或者探索不同的方法来制作有利于减重的食物。当家人看到你在享受美食时，你的好心情也会影响到他们。人们低估了自己改变口味的能力。你可以像喜欢吃牛排一样喜欢吃鱼，或者像喜欢吃薯条一样喜欢吃拌蔬菜和烤蔬菜，你甚至可能会发现你更喜欢酸奶而不是冰激凌。

》建议

以下建议可能有助于你和家人共享美味，并一起走上健康的道路。

+ 慢慢来，不要试图在一夜之间彻底改变家人的饮食习惯。一次做几个小的改变，最终，这些小的改变会累积起来，很快你们就能共同遵循一个更健康的饮食方式。

+ 换一种制作方法来烹饪最受欢迎的菜肴。例如，不要油炸猪排或鸡胸肉，改为烘焙或烧烤。

+ 让你的家人参与饮食计划。询问你的家人，看他们想尝试哪些不同的、健康的食物。

如果有选择的机会，他们可能会愿意尝试新的食物。

+ 在家里多放些水果和蔬菜，并把水果放在看得见的地方，以便在找零食时很容易拿到水果，比如香蕉、梨或葡萄等。

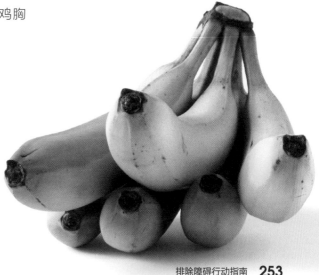

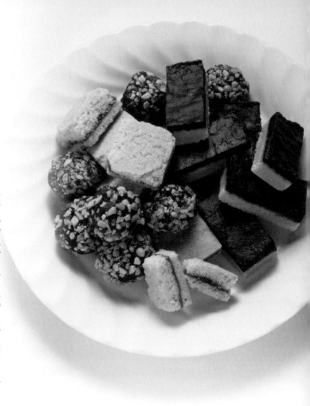

》营养障碍

我无法抗拒某些食物，
如巧克力和糖果

　　要实现一个目标，你必须懂得在过程中灵活变通。当你在准备健康饮食的计划时，问问自己如何在不破坏总体体重目标的情况下，将偶尔吃一些甜食或垃圾食品纳入计划。与其完全避开这些食物，不如允许自己偶尔适度地吃。如果你试图完全避开这些食物，那你会在吃不到它们时感到沮丧，这会导致幻想破灭和暴饮暴食。

》建议

　　以下建议可能有助于你将最喜欢的不健康食物纳入你的健康饮食计划。

　　+ 做一周饮食计划时，提前计划好吃垃圾食品的时间。在合适的时机下，比如和朋友出去吃饭时，适量享用一些你最喜欢的不健康食物。

　　+ 一旦品尝到喜欢的食物，你就会渴望吃更多，因此，重要的是预先确定吃多少并保证不过量。

　　+ 事先吃一些健康的食物，这样当你吃到最喜欢的甜食或其他垃圾食品时就不会那么饿，也就不容易吃多。

　　+ 不要把巧克力或其他垃圾食品放在家里。当你产生吃这些食物的冲动时，因为没有现成的，必须出去买，这种冲动可能就会消失。如果你确实要买垃圾食品，那只购买少量，比如买小份的。

》营养障碍

我经常旅行，而且我经常不得不在机场、酒店等活动场所用餐

在旅行时保持健康的饮食习惯可能会更困难，但也是能够做到的。出门在外的时候，你也可以找到健康的选择。部分解决方案可能与你的心态有关，所以要避免心理上的合理化，比如，"我在旅行，所以我必须吃我想吃的东西"。

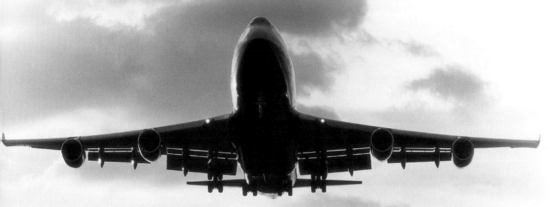

》建议

出门在外时想要吃得健康，你通常需要在旅行前做一些计划，以下建议可供参考。

+ 如果你开车旅行，可以在车载冰箱里放一些健康的食物，如三明治、酸奶、水果和生的蔬菜。

+ 如果你乘飞机旅行，可以把水果和坚果等零食放在随身的手提袋里。

+ 向酒店的员工或会场的工作人员询问当地餐厅的情况，这些餐厅的菜单上会有健康食品，或者除了油炸食品之外还有烧烤类食物。你也可以询问附近是否有超市，在那里你可以买到水果和方便携带的健康食物。

+ 在商务活动中，使用部分控制原则。允许自己少量食用高能量的食物，以免体力不足，同时要多吃一些低能量的食物。

+ 专注于健康饮食如何满足你在旅途中所需的能量。

≫ 体育活动障碍

我没有时间运动

运动时间太少也是一个常见的障碍，通过合理的计划，你可以克服这个障碍。也许你的空闲时间比你意识到的多得多。例如，美国人平均每天看 4 小时的电视，再加上可能花在上网或在车里开小差的时间，空闲时间还是比较多的，你肯定有时间进行体育活动。在大多数情况下，时间真的不是问题；相反，这只是一个优先顺序的问题。要想更积极地锻炼身体，你可能需要放弃另一个习惯。

≫ 建议

如果你一天中找不到至少 30 分钟的运动时间，那就找 10 分钟的时间。每天运动 3 次，每次 10 分钟，这也是有益的。以下是一些建议。

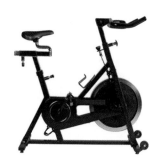

+ 午餐后散步 10 分钟，或者早上提前几分钟起床，出去散散步。

+ 走楼梯而不是坐电梯，至少低楼层应该这样。

+ 不时活动一下。每隔一段时间从办公椅上站起来，舒展一下身体，四处走走。

+ 与其总是寻找到达目的地的捷径，不如多步行以增加更多的运动机会。

+ 选择一个可以在家里做的运动。比如在看最喜欢的电视节目或在阅读时，在跑步机上慢走、骑动感单车或使用椭圆机进行锻炼。

+ 在社区游泳池游泳或进行水上运动。

+ 定期安排时间和朋友一起进行体育活动。

+ 当你的孩子在练习足球或上钢琴课时，你可以出去散步或慢跑。

≫体育活动障碍

我太累了，不想运动

也许太累是因为你运动得还不够。许多人发现，一旦参加了定期的运动计划，疲劳感就会减轻。这是因为规律的体育活动会给你提供更多的能量，而且疲劳通常是精神上的而不是身体上的。如果你因压力而感到疲惫，那运动就是很好的减压方式。

≫建议

以下建议可以帮助你在一天中进行更多的体育活动。

+ 从 5~10 分钟的运动开始。少量的运动总比完全不运动好。一旦开始运动，你很可能至少会坚持 10 分钟。

+ 早上进行运动，这会让你一整天都精力充沛。

+ 当你下班到家后，不要马上坐下来看电视或玩电脑，立刻换上运动鞋去散步。

+ 将激励性信息放在显眼的地方，时刻督促自己。

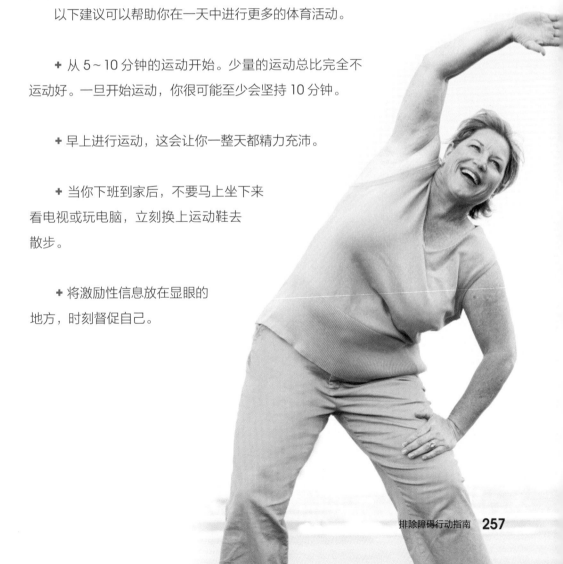

》体育活动障碍

我不喜欢运动

不喜欢运动的人通常认为体育活动是痛苦或乏味的，事实上并非如此。在众多形式的体育活动中，你一定会找到自己喜欢的，去尝试一些能激起你兴趣的运动。

》建议

以下是可以使运动变得更愉快的建议。

+ 如果你在运动时想着你即将要做的事，那你可能会不喜欢运动。相反，你应该专注于当下，比如你周围的环境、你的身体动作，或者你与同伴的对话。

+ 利用入门课程或练习视频来学习运动的基本技能和技巧。

+ 多选择几种运动。不要总是做一项运动，比如散步，有时可以试着骑自行车或游泳。有关不同运动的更多内容请参阅相应章节。

+ 关注运动的好处，而不是运动本身。把运动的时间看作有益于你的时间。多想想你的目标，并提醒自己实现这些目标的感觉有多好。

+ 运动的时候听听音乐。欢快的音乐可以让你振作起来，让运动变得更轻松，还可以让你觉得时间过得很快。

+ 结合你的日常生活状态。如果你经常需要与人交流，那你在运动时也许更喜欢自己一个人；相反，如果你一天中大部分时间都是与世隔绝的，那你可能更喜欢参加运动课程。

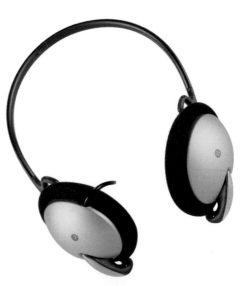

》体育活动障碍

我太老了不适合运动，运动会使我受伤

　　你永远不会因为年纪太大或身材不佳而不适合参加体育活动，而且选择开始运动的时间也不受年龄限制。适度的体育活动可以帮助你达到或保持健康体重，还有助于延缓与年龄相关的疾病，如心脏病、高血压、糖尿病和骨质疏松等的发生。

》建议

　　如果你从来没有运动过，那么在开始运动之前有必要去看医生，特别是当你有健康问题的时候。如果医生允许你运动，请看下面关于运动的建议。

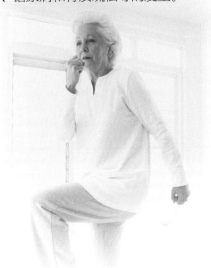

　　✚ 慢慢开始运动，让你的身体逐渐适应。一旦身体适应了这种模式，你就可以逐渐增加运动量。

　　✚ 步行是很好的入门运动，你还可以选择骑动感单车或游泳。

　　✚ 考虑进行低强度力量训练，比如使用弹力带进行力量训练。研究表明，即使是 80 多岁的人，通过这种运动也可以使力量增强。

　　✚ 做你喜欢做的事，像跳舞和从事园艺活动也是有效的锻炼方式。

　　✚ 要注意拉伸，保持灵活性是改善关节活动度、维持关节和肌肉全方位运动的关键。在短暂的低强度运动之后，最好拉伸一下。

　　✚ 运动后出现肌肉酸痛是很常见的，特别是进行一项新的运动后。运动过程中，不同部位的疼痛代表着不同的信号，有些疼痛可能预示着你要停止运动。关于停止运动的预警信号的更多内容，请参见第 229 页。

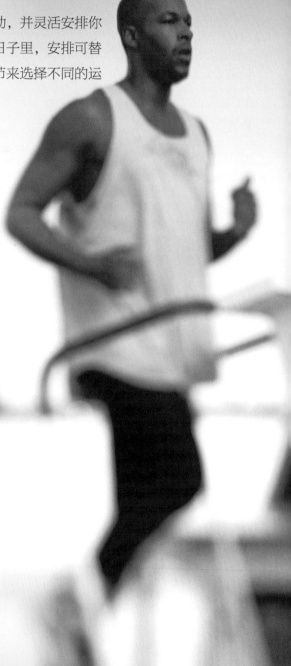

❯❯ 体育活动障碍

我不喜欢在阴雨天或者寒冷、炎热的天气运动

不管天气如何，选择你可以做的运动，并灵活安排你的运动计划。在天气不利于户外活动的日子里，安排可替代的室内运动。你也可以根据不同的季节来选择不同的运动方式。

❯❯ 建议

这里提供了一些可参考的建议。

+ 把你的日常运动转移到室内。如果你喜欢骑自行车，可以在室内骑动感单车。如果你喜欢散步，可以到附近的商场散步。

+ 尝试一些不同的运动，比如做室内有氧运动或力量训练代替慢跑。

+ 在夏天，游泳是一个很好的有氧运动，同时也可以让你保持凉爽。

+ 在冬天，可以进行滑冰、雪鞋健走或越野滑雪等活动。

+ 查看当地的健身俱乐部，有些健身场所不要求你有会员资格，可以按次付费。

》体育活动障碍

我担心在运动时别人会认为我看起来很滑稽

抛开这些想法，心态阳光的人会对你的积极运动表示赞赏，而不是讥讽。问问自己是避免被人嘲笑重要，还是减重重要。一旦开始运动，你就会发现运动并不像你想的那么尴尬。

》建议

如果你不希望在别人面前运动，考虑以下这些建议。

+ 只要经常运动，你就会变得更加自信，这些尴尬大部分也会自己消失。

+ 报名参加一个健身班，那里有其他想要减重的人。

+ 观看健身视频或购买健身器材，如动感单车或跑步机，这样你就可以自己在家中运动。

+ 在清晨或傍晚运动，此时周围人较少。

+ 请专业运动人士示范正确的姿势，传授有效的技巧，并提供有关适度运动的信息，这样你就可以对自己充满信心。

» 行为障碍

我是个深夜零食爱好者

避免在深夜进食，睡前摄入过多能量只会增加你抵制暴饮暴食的难度，而且，在第二天早上之前，你无法通过运动来消耗掉多余的能量。即使想吃零食，也最好在白天吃，这样你的身体还有充足的时间在睡觉前消化掉这些食物。

» 建议

如果你经常在深夜吃东西，这里有一些建议。

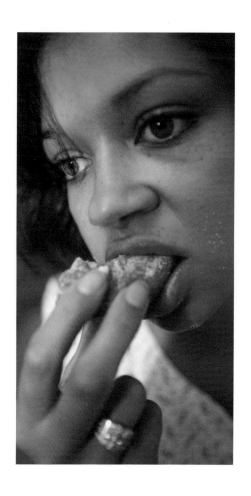

+ 确保每天吃三顿丰盛的饭菜，这有助于扼制你深夜吃零食的冲动，因为你不会在深夜产生饥饿感。

+ 不要在家里存放会诱惑你的零食。如果你非要在深夜吃东西，那就吃水果、蔬菜或其他健康的食物。

+ 睡前几小时让自己忙碌起来，比如听音乐或运动。吃零食可能只是你的一种无意识的习惯，你并不是真的饿了。

》行为障碍

我很难控制自己的食量

对于许多人来说，达到并维持健康体重的主要困难之一是不知道如何少吃，有一部分原因是他们对一份食物没有真正的认识。在这个到处是超大份和免费续杯的时代，过多的食物和饮料是一种常态。此外，你以前养成的饮食习惯，比如有时间的话就再吃一份、清空盘子以免浪费食物、餐后吃点甜食等，都很难改变。但困难并不意味着完全做不到。

》建议

你可以训练你的身体在吃得很少的情况下就产生饱腹感，就像你的身体习惯了需要很多的食物才能感到饱一样。你可以尝试以下建议。

+ 把想吃的菜提前夹到自己的盘子里，而不是边吃边夹，这样你可以在吃第二份之前思考一下。

+ 试着用小一点的盘子或碗盛饭菜，这样可以让食物看起来更多。

+ 吃得慢一点。如果吃得太快，大脑来不及接收信号，你就很容易吃得过饱。

+ 先吃健康、低能量的食物，然后再考虑高能量的食物。

+ 专注于你的饭菜和与同伴的交流。吃东西时看电视、看书或工作往往会导致无意识进食。

+ 一有饱腹感，就立即停止进食，不要为了避免浪费食物而清空盘子。

+ 在家里划分一块区域用于吃饭，并且只有吃饭的时候才坐在那里。

+ 如果你吃完盘子里的东西还觉得饿，那就吃一些低能量的食物，比如新鲜蔬菜、水果或低卡饼干。

+ 餐厅里食物的分量可能是你需要的分量的 2~3 倍，你可以用一个打包盒把多余的食物打包带回家。

》行为障碍

我以前也试过减重，但失败了，我没有信心这一次能成功

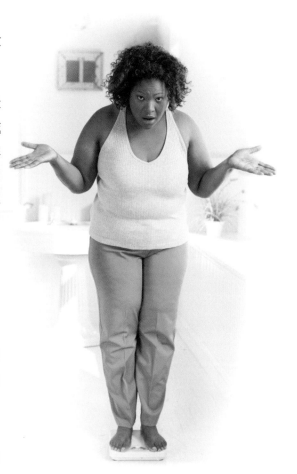

对许多人来说，减重是生活中最困难的挑战之一。如果你曾尝试过减重，但没能成功，或者你减重后复胖了，不要灰心丧气。许多人在尝试了多种不同的减重计划之后，才找到一种有效的方法。

》建议

以下这些建议可以助你成功。

+ 把减重看作一种积极的体验，而不是消极的体验，以积极的态度对待减重，你一定会取得成功。

+ 设定现实的目标。关注行为变化，而不是只关注体重变化。

+ 使用技巧来解决问题。写下你在以前的减重过程中遇到的障碍，并想出应对这些障碍的方法。

+ 对你的生活方式进行小的调整，而不是大的改变。大幅度的调整会让你感到不适，迫使你最终放弃。

+ 接受你会遇到挫折这一事实。相信你自己，与其完全放弃，不如第二天重新开始。

》行为障碍

当压力大、情绪低落或感到无聊的时候，我就会吃东西

当情感最脆弱的时候，人往往会对食物产生强烈的渴望。许多人在处理难题或寻找分散注意力的方式时，会有意识或无意识地向食物寻求慰藉。

》建议

不要因为心情不佳而暴饮暴食，试试以下建议。

+ 通过打电话给朋友、散步等方式来分散你对食物的注意力。当注意力集中在其他事情上时，你对食物的渴望很快会消失。

+ 不要把你喜欢的高能量食物放在家里。如果之前每当心烦意乱或沮丧时你都会找高能量、高脂食物，现在你一定不要这么做。

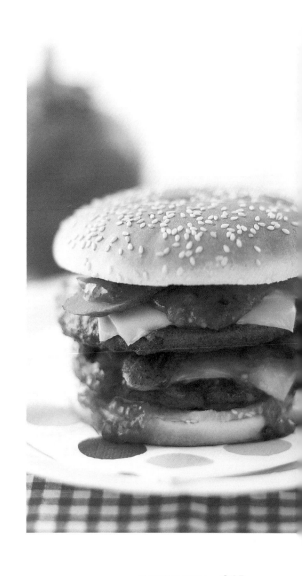

+ 学会识别你的情绪。通常情况下，吃东西的冲动来源于特定的情绪，而不是真正的饥饿。

+ 当你感到沮丧时，试着用积极的想法取代消极的想法。例如，写下你自己的所有优点，以及你试图通过减重来达到的目标。

》行为障碍

看电视、电影或现场直播的体育赛事时，我总想吃东西

　　边看电视、电影、直播边吃东西本身没有问题，但当你分心时，往往会无意识地吃，这样很容易进食过多。如果你不能改掉这个习惯，那至少也要确保你吃的是低能量食物。

》建议

　　以下是你可以考虑的一些建议。

　　+ 如果你在电影院或体育场，点一小袋不加黄油的爆米花，并且吃得慢一些。

　　+ 出门前吃点健康的食物，这样你出门的时候就不会特别饿了。

　　+喝水或零卡饮料，而不是吃零食。

　　+尽量减少每天看电视的时间。研究表明，看电视时间过长会导致体重增加。

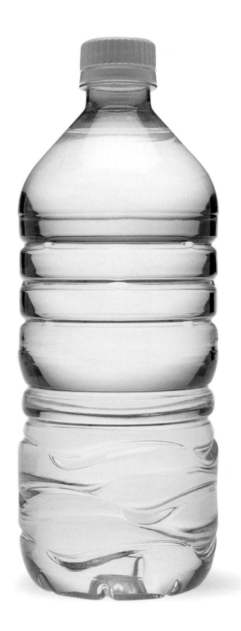

》行为障碍

参加聚会时，我无法抗拒所有的小吃和点心

在大多数提供食物的社交场合，你需要牢记的关键点是适度地吃一些自己最喜欢的点心。如果你试图抗拒食物，那你的渴望只会变得更强烈、更难控制。只要遵循一些简单的原则，你就可以在不暴饮暴食的情况下享受美食。

》建议

下次想吃点心的时候，你可以试试以下建议。

+ 在聚会时只吃一次点心，而且是有选择性地拿取。提前决定你要吃多少，选择你真正想吃的。

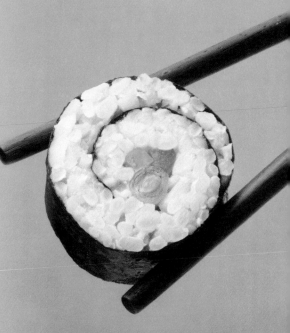

+ 只吃一两个能量或脂肪含量高的点心。如果可以的话，多吃蔬菜和水果。

+ 只吃一小口，可能你只需要尝一尝就能满足对食物的渴望。

+ 慢慢吃。吃得慢一些，就会吃得少，但不要整晚都在吃东西。

+ 不要待在点心桌边。正如老话所说："眼不见，心不烦。"

+ 参加聚会之前吃点健康的食物。如果饿着肚子去，你就很可能暴饮暴食。

》行为障碍

当努力了整整一周只减掉 1 ~ 2 磅时，我会感到沮丧

许多人都渴望通过一种神药迅速减重，可惜这样的神药并不存在。如果你的期望值很高，那么一周只减掉 1 ~ 2 磅可能会让你感到沮丧。但是，以缓慢而稳定的速度减重是健康的，这样做更有可能达到并维持健康体重。

》建议

你可以采纳以下建议来坚持减重。

+ 不要把所有的注意力都集中在体重秤上，主要关注吃得更健康、运动得更多。

+ 不要认为自己"在节食"，试着以更健康的生活方式为目标，采取积极的态度。

+ 列出减重的好处清单，比如获得更多能量、改善健康状况、感觉更自信等。当你的动力减弱时，请参考这份清单。

+ 不要将人生的起伏作为放弃的借口。如果感觉压力太大，可以让自己休息一下，但是不要放弃这份计划。

+ 提醒你自己，每周减掉 1~2 磅，一年就可以减掉 50~100 磅！

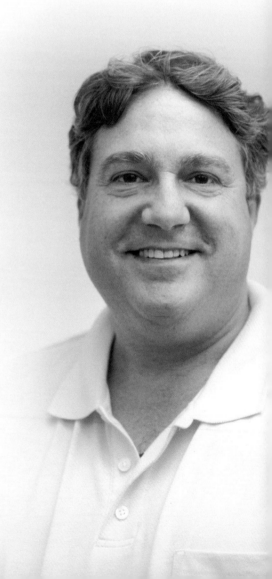

》行为障碍

我不喜欢自己的外在形象

一个人对自我形象的感觉会在很大程度上影响他对自我的评价。很多人将自己的外表与理想中的外表进行比较时都会感到绝望，这会造成情感上的伤害。不管你的身材有多不完美，你都应该保持积极的态度，这是减重成功的关键。只有对自己的外在形象感到满意，你才会对减重和改善健康所取得的成就感到满意。

》建议

以下建议可以帮助你更积极地看待自己的身材。

+ 把你的身体当作上天的恩赐，你可以利用它生活、旅行并体验快乐。如果你专注于身材的优点，你的身体会变成你的朋友，而不是对手。

+ 不要把外在形象当成自己的全部。假如你将外表当作全部的自我，就会阻碍你实现减重目标。外在形象只是你的一个方面，你可以在很多事情上取得成功，不管你的外在形象如何（或者你认为自己看起来是什么样子），你应该专注于自己擅长的事情。

+ 不要回避你的身体。许多人不照镜子，他们认为这样就看不到自己的外表了。你应该把外表的变化当作衡量成败的一种方式。

+ 列一张关于自己优点的清单，并经常添加条目。当你需要自我支持时，请阅读优点清单。此外，在浴室的镜子上，或在你的车里，或在你的办公桌上，张贴自我肯定的信息，比如"我很健康""我很有精神"等。

+ 经常和那些支持你减重并且拥有健康生活方式的人在一起。

+ 活跃起来。当你进行体育活动时，你可以更好地了解你的身体，并且你会变得更自信。保持精神上和情感上的活跃，比如在社区做志愿者、帮助你的邻居或参与集体活动，这能让你提升自身的价值感，使你自我感觉更好，也有助于改善你的外在形象。

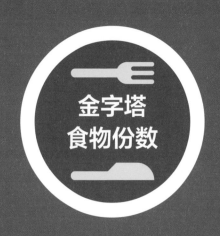

金字塔食物份数一览

　　在第 9 章中，你已经从 Mayo Clinic 健康体重金字塔食物组中确定了目标份数。为实现这些目标，你需要明确每份食物的量，本章的列表可以给你提供帮助。

每份食物的视觉大小
具体参见第 97 页

1 份蔬菜 =
1~2 个棒球

1 份水果 =
1 个网球

当然，你会发现不是所有进食的食物都符合视觉大小提示页面（第97页）的"'一份'的快速判断指南"。如何确定金字塔食物份数呢？本章将详细介绍。

本章将先对食物按种类进行细分，分别列出每种食物1份对应的量。通过查看列表，你可以快速、轻松地知道你吃的一个中等大小的番茄或者1/2杯全麦意大利面相当于1份食物的量。

接着，本章将分析一些混合食物，混合食物通常包含不止一种原料（或者不止一种食物类型）。混合食物可以根据包含的种类对金字塔的一份食物进行细分。通过查看食物列表，你会知道花生酱加果酱三明治含有碳水化合物、脂肪，其中也包含了甜食。

重要提示：列表中显示的食物是即食的——已煮熟的或可以生吃的。

计算食物份数

你刚刚做了一小份加了橄榄油和调味料的沙拉，试着计算食物份数。要算清食物份数，就要先对食物数量进行估算，准确的估算就是一个好的开始。

1 从你用的碗的大小可以推测出里面装着1杯生菜。蔬菜列表显示，2杯生菜为1份食物，因此：

+ 1杯生菜 =1/2 份蔬菜

2 你还用了1/2根胡萝卜、1/2根黄瓜和1/2个番茄做沙拉。列表中显示这几种蔬菜1根或1个中等大小的分别为1份食物。因此：

+ 1/2根胡萝卜、1/2根黄瓜和1/2个番茄 =1$\frac{1}{2}$份蔬菜

3 可以从脂肪列表中看出，你用的1茶匙橄榄油为1份食物。更小数量的调味料不好计算。

因此，你的沙拉的食物份数如下：

+ 2份蔬菜

+ 1份脂肪

1份碳水化合物 =
1个冰球

1份蛋白质 / 乳制品 =
1副扑克牌或更少

1份脂肪 =
1~2个骰子

蔬菜

食物（每份 25 千卡）	1 份相当于
★紫花苜蓿芽	1 杯
★朝鲜蓟芽	1/2 个
★朝鲜蓟心	1/2 杯
★芝麻菜	2 杯
★芦笋（熟）	1/2 杯或 6 片
★竹笋	1/2 杯
★豆芽	1 杯
豆子（绿色，罐装或冷冻）	2/3 杯
★豆子（绿色，新鲜）	2/3 杯
★甜菜	1/2 杯切片的
★甜椒（绿色、红色、黄色）	1 杯切片的或 1 个中等大小的
★西蓝花	1 杯（花球部分）
★球芽甘蓝	1/2 杯或 4 个
★大白菜（中国）	2 杯切碎的或 1 杯熟的
★卷心菜（绿色或红色）	1 杯切碎的或 1/2 杯熟的
★胡萝卜	1/2 杯小的或 1 根中等大小的
★菜花	1 杯（花球部分，大约 8 小块）
★芹菜	1 杯切好的或者 4 根中等大小的
★绿甘蓝（熟的）	1/2 杯
★黄瓜	1 杯切片的或者 1 根中等大小的
★茄子（熟的）	1 杯切块的
★豆薯	1/2 杯切片的
★羽衣甘蓝（熟的）	2/3 杯

注：带 ★ 的为最佳选择。

营养学家的建议

蔬菜是人体重要的营养来源，但常常被作为主菜的配料或者配菜。建议利用蔬菜丰富的口味、颜色，提升蔬菜在饮食中的地位。

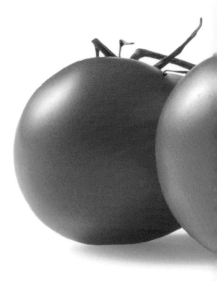

蔬菜

🍴 营养学家的建议

在找玉米和土豆吗？许多人认为它们是蔬菜，但根据其营养组成，我们把它们归入碳水化合物组。青豆被归入蛋白质/乳制品组。

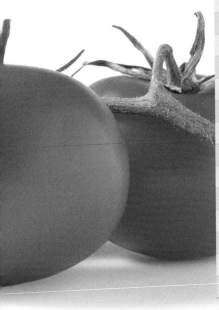

食物（每份 25 千卡）	1 份相当于
★韭菜（熟的）	1/2 杯
★生菜（卷心）	2 杯切丝的
★生菜（长叶）	2 杯切碎的
番茄酱和比萨酱（罐装）	2 汤匙
★蘑菇	1 杯（大约 6 个中等大小的）
蘑菇（罐装）	1/2 杯
★秋葵	1/2 杯或 3 个
★洋葱（甜的，白色或红色）	1/2 杯切片的
★小葱，青葱	3/4 杯或 8 根
★水萝卜	25 个中等大小的
莎莎酱（蔬菜）	1/4 杯
★红葱	3 汤匙切碎的
菠菜	2 杯
★菠菜（熟的）	1/2 杯
★夏南瓜	3/4 杯切片的
★树番茄	1/2 杯切丁的或 2 个中等大小
★番茄	1 个中等大小的
★樱桃番茄或葡萄番茄	1 杯（大约 8 个）
番茄（煮熟，罐装）	1/2 杯
番茄酱（罐装）	2 汤匙
番茄沙司（罐装）	1/3 杯
马蹄（切片，罐装）	3/4 杯
★意大利瓜（新鲜或熟的）	3/4 杯

注：带 ★ 的为最佳选择。

水果

食物（每份 60 千卡）	1 份相当于
★苹果	1 个小的
苹果干	1/3 杯
含糖苹果酱	1/3 杯
★无糖苹果酱	1/2 杯
★杏	4 个
★香蕉	1 根小的
★混合浆果	3/4 杯
★黑莓	1 杯
★蓝莓	3/4 杯
★面包果	1/4 杯
★哈密瓜（甜瓜）	1 杯切块的或 1/3 个小的
★樱桃	15 个
★小柑橘	2 个小的
枣	3 颗
★无花果	2 个小的
无花果干	3 个小的
★葡萄柚	3/4 杯切片的或 1/2 个大的
★无籽葡萄（红色或绿色）	1 杯（约 30 颗）
★番石榴	2 个或 1/2 杯
★蜜瓜	1 杯切片的
★猕猴桃	1 个大的
★柠檬	3 个中等大小的
★荔枝	10 颗或 1/2 杯
柑橘（果汁罐头）	3/4 杯

注：带 ★ 的为最佳选择。

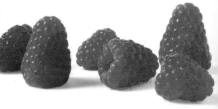

营养学家的建议

Mayo Clinic 糖尿病饮食虽然对于一些水果的摄入并不限制，但这并不意味着果干，如苹果干、葡萄干、枣干也如此。这些水果脱水后会变小，仅仅一小片果干里即含有很高的能量。果干也是健康食物，但需要按照列表推荐的份数食用。

水果

营养学家的建议

某些食物口感较酸，如蔓越莓，吃的时候需要加糖。这些食物被归为甜食。果汁饮品则被归为饮料。

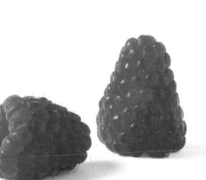

食物（每份 60 千卡）	1 份相当于
★芒果	1/2 杯切块的
★甜瓜球	1 杯（约 8 个球）
混合果干	3 汤匙
混合果酒（罐装）	3/4 杯
★蜜桃	1 个
★橙子	3/4 杯切片的或 1 个中等大小的
★木瓜	1 杯切块的或 1/2 个中等大小的
★桃子	3/4 杯切片的或 1 个中等大小的
桃罐头	1/2 杯切片的
★梨	1 个小的
梨罐头	1/2 杯，每片切成两半
★菠萝	1/2 杯切块的或 2 片
菠萝罐头	1/3 杯切碎的或 2 片
★李子	2 个
★石榴	1/2 杯
西梅	3 颗
★橘柠	1 个（大约 85 克）
葡萄干	2 汤匙
★树莓	1 杯
★杨桃	2 个中等的或稍大的
★草莓	1 $\frac{1}{2}$ 杯
★橘子	1 个大的或 2 个小的
★西瓜	1 $\frac{1}{4}$ 杯切片的或 1 小角

注：带 ★ 的为最佳选择。

碳水化合物

食物（每份 70 千卡）	1 份相当于
动物形饼干	6 块
肉桂葡萄干百吉饼	1/2 个（3 英寸）
★全麦百吉饼	1/2 块（3 英寸）
★大麦（熟的）	1/3 杯
热松饼（原味或脱脂乳酪）	1 个小的
白面包或发面面包	1 片
★全麦面包	1 片
★全麦白面包	1 片
面包条（酥脆）	2 个（6~8 英寸）
★碎小麦（熟的）	1/2 杯
★全麦面包卷	1 个小的
★冷麦片（麦麸）	1/2 杯
冷麦片（片状）	3/4 杯
格兰诺拉麦片（低脂）	1/4 杯
★热加工无糖麦片（需热水）	1/2 杯
玉米（罐装或冷冻）	1/2 杯
★玉米（新鲜）	1/2 杯
玉米面包（混合干粉制成的）	1 盎司
★玉米（带穗）	1/2 个大的
蒸粗麦粉（熟的）	1/3 杯
芝士薄脆饼干	14 块小的
全麦薄脆饼干	1 盎司
梅尔巴薄脆圆面包或梅尔巴薄脆吐司	1/2 杯或 6 块

注：带 ★ 的为最佳选择。

营养学家的建议

碳水化合物是机体最基本的供能物质，其主要食物来源为全麦、豆类、新鲜水果和蔬菜。碳水化合物直接影响人体的血糖水平，因此要关注每日的碳水化合物摄入量，并确保其在推荐范围内（第93页）。

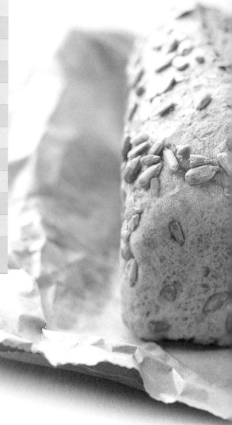

碳水化合物

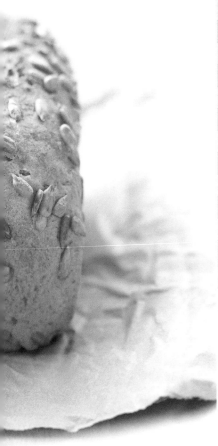

🍴营养学家的建议

　　富含膳食纤维的食物不易嚼碎，吃的时候需要花费很长的时间，这样就会减少摄入的能量。同时，膳食纤维可减缓食物的消化过程，增加饱腹感。

食物（每份 70 千卡）	1 份相当于
黑麦饼干	1 块 3 层饼干
苏打饼干	5 块方形饼干
小麦饼干	8 块
炸面包块	1/2 杯
★全麦英式松饼	1/2 个
全麦饼干（原味或加蜂蜜）	1 块方形饼干
★荞麦粥（荞麦或燕麦，熟的）	1/2 杯
混合蔬菜（罐装或冷冻）	1 杯
松饼（任何口味）	1 个小的
鸡蛋面	1/3 杯
日式荞麦面	2/3 杯
米粉	1/3 杯
颗粒面（熟的）	3/4 杯
烤薄饼	1 个（4 英寸）
欧洲防风草	3/4 杯
通心粉（熟的）	1/3 杯
意大利细面条（熟的）	1/3 杯
★全麦意大利面（熟的）	1/2 杯
★全麦皮塔饼	1/2 个（6 英寸）
小土豆（红色或白色）	3 个
烤土豆	1/2 个中等大小的
土豆泥	1/2 杯
★南瓜（熟的）	1 1/2 杯
★糙米（熟的）	1/3 杯

注：带 ★ 的为最佳选择。

碳水化合物

食物（每份 70 千卡）	1 份相当于
精白米（熟的）	1/3 杯
野米（熟的）	1/2 杯
★芜菁甘蓝（熟的）	3/4 杯
★冬南瓜（熟的）	1 杯
★烤红薯	1/2 个大的
墨西哥卷（硬）	1 个（5 英寸）
玉米饼	1 个（6 英寸）
★芜菁（熟的）	1/3 杯
华夫饼（冷冻）	1 块（4 英寸）

注：带 ★ 的为最佳选择。

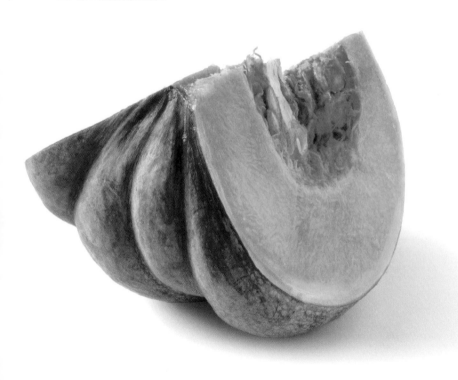

营养学家的建议

高度精制的碳水化合物在加工过程中大部分营养物质都流失了。虽然白米等在加工过程中会添加一些维生素和矿物质，但它们所含的营养物质仍不如全谷物全面。

蛋白质 / 乳制品

　　蛋白质由不同的氨基酸组成，其中有 8 种氨基酸是人体不能合成或合成速度远不能适应机体需要，只能从食物中获得的，称为必需氨基酸。通常情况下，蛋白质可以从肉、禽、海鲜、鸡蛋、乳制品和豆类中获得。

食物（每份 110 千卡）	1 份相当于
加拿大培根	2.5 盎司
豆类（烤制，罐装）	1/2 杯
★黑豆	1/2 杯
★鹰嘴豆	1/3 杯
★毛豆	1/2 杯
★芸豆	1/2 杯
★海军豆	3/4 杯
炸豆（低脂）	1/2 杯
牛肉泥（常规）	2 盎司，肉饼
牛肉泥（90%～95% 瘦肉）	2 盎司，肉饼
肋眼牛排（去脂）	2 盎司
西冷牛排（去脂）	2 盎司
牛里脊（去脂）	2 盎司
牛肉干	1 盎司
★素汉堡	3 盎司，肉饼
素汉堡碎	4 盎司
美式芝士（脱脂）	3 盎司
切达 / 科尔比奶酪（低脂）	2 盎司，或 1/2 杯切碎
农家奶酪（低脂）	2/3 杯
菲达奶酪	1.5 盎司或 1/4 杯
高达奶酪	1 盎司
马苏里拉奶酪（半脱脂）	1.5 盎司，或 1/2 杯切碎
门斯特干酪	1 盎司
门斯特干酪（低脂）	1.5 盎司
帕玛森干酪	1/4 杯，搓碎

注：带 ★ 的为**最佳选择**。

蛋白质 / 乳制品

食物（每份 110 千卡）	1 份相当于
乳清干酪（半脱脂）	1/3 杯
豆腐芝士	1/3 杯
瑞士奶酪	1 盎司
瑞士奶酪（低脂）	2 盎司
美式奶酪片（加工）	1 盎司
美式软奶酪	1 盎司
★鸡胸肉（无骨，去皮）	2.5 盎司
鸡腿肉（去皮）	2.5 盎司
鸡杂（炖）	2.5 盎司或 1/2 杯
★蛤蜊（新鲜或罐装）	3 盎司（约 10 个小的）
★蟹肉（新鲜，人造或罐装）	4 盎司
鸭胸肉（去皮，去脂）	2.5 盎司
鸡蛋	1 个大的
鸡蛋替代品（液体）	1/2 杯
★鸡蛋白	1 杯（大约 6 个）
★大西洋三文鱼（烤）	2 盎司
★鳕鱼（烤）	3 盎司
★黑线鳕鱼（烤）	3 盎司
★比目鱼（烤）	3 盎司
★罗非鱼（烤）	3 盎司
火腿	3 盎司
羊肉馅（瘦肉）	2 盎司
羊肉馅（少脂）	2 盎司
★扁豆	1/2 杯
龙虾（煮熟）	4 盎司

注：带 ★ 的为最佳选择。

营养学家的建议

牛奶和乳制品富含钙、钾和蛋白质，同时富含维生素 D。脱脂或低脂的种类可以使血脂保持在健康水平。

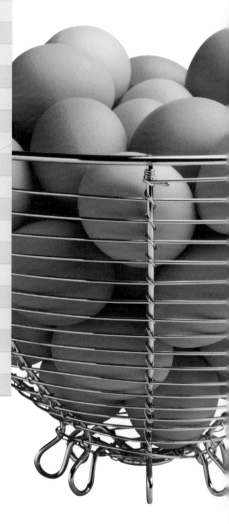

蛋白质 / 乳制品

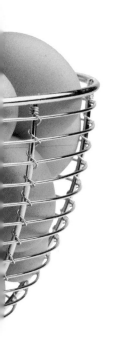

营养学家的建议

美国人每日的蛋白质和乳制品的摄入量常常高于美国食品药品监督管理局的推荐量。素食者通过进食扁豆、青豆、坚果和豆腐可保证摄入足够的蛋白质。

食物（每份 110 千卡）	1 份相当于
牛奶，酪乳（低脂或减脂）	8 盎司或 1 杯
★牛奶（脱脂或含 1% 脂肪）	8 盎司或 1 杯
蚌类	2 盎司
青豆（罐装）	1/2 杯
青豆（新鲜或冷冻）	3/4 杯
野鸡胸肉（去皮）	3 盎司
猪排（去骨，去脂）	3 盎司
熏猪肉香肠	2 个小包装的
猪里脊（烤，去脂）	3 盎司
★扇贝	3 盎司
★基围虾（新鲜或罐装）	4 盎司
豆奶（低脂）	8 盎司或 1 杯
豆豉	2 盎司或 1/2 杯
★豆腐（老或嫩）	2 块薄片，1 英寸宽
★金枪鱼（新鲜或罐装）	3 盎司或 1/2 杯
火鸡腿肉（去皮）	2 盎司
★火鸡胸肉（去皮）	3 盎司
火鸡胸午餐肉（去脂）	4 盎司
火鸡肉泥（熟的）	2 盎司
小牛肉	3 盎司
鹿肉	3 盎司
★原味脱脂酸奶（无糖或含低糖水果）	8 盎司或 1 杯
原味豆奶酸奶（无糖）	6 盎司或 2/3 杯

注：带 ★ 的为最佳选择。

脂肪

食物（每份 45 千卡）	1 份相当于
★牛油果	1/6 个
熏制猪肉	1 片
熏制火鸡	1 片
黄油（常规）	1 茶匙
黄油（打发）	1 ½ 茶匙
含糖椰丝	1 ½ 汤匙
高脂浓奶油	1 汤匙液态或 4 汤匙搅拌起泡的
奶油奶酪（脱脂）	3 汤匙
奶油奶酪（常规）	1 汤匙
无乳制奶精（调味）	1 汤匙
无乳制奶精（调味，低脂）	1 ½ 汤匙
无乳制奶精（原味）	2 茶匙
无乳制淡奶精（原味）	2 ½ 茶匙
肉汁（罐装，各种口味）	1/3 杯
牛油果酱	2 汤匙
稀奶油	2 汤匙
蜂蜜芥末酱	1 ½ 杯
人造黄油（普通或混合）	1 茶匙
人造黄油（桶装，减脂）	1 汤匙
人造黄油（桶装，常规）	2 茶匙
涂抹型人造黄油（淡，无反式脂肪酸）	1 汤匙
涂抹型人造黄油（无反式脂肪酸）	2 茶匙
蛋黄酱（脱脂）	4 汤匙
蛋黄酱（低能量）	1 汤匙
蛋黄酱（常规）	2 茶匙

注：带 ★ 的为最佳选择。

营养学家的建议

常规饮食中的脂肪并不是减肥失败的原因。为了保持身体健康，每天都需要摄入一定量的脂肪。常见的问题是，很多人会摄入过多的脂肪。因此，在每日的三餐中，应有选择性地进食少量的健康脂肪。

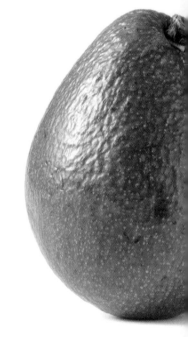

脂肪

合理的烹饪方式可以较有效地减少脂肪和能量的摄入。健康的烹调方式包括烘焙、炖、烧烤、水煮、煎、蒸、炒。

食物（每份 45 千卡）	1 份相当于
★杏仁	4 茶匙薄片或者 7 整颗
★巴西果仁	1 颗
★腰果	4 颗
★山核桃	2 颗
★花生	8 颗
★碧根果	2 颗
★核桃	2 颗
★菜籽油	1 茶匙
玉米油	1 茶匙
★橄榄油	1 茶匙
花生油	1 茶匙
红花油	1 茶匙
橄榄（黑色或绿色）	9 个大的或 12 个小的
花生酱（稠，细腻）	1 $\frac{1}{2}$ 茶匙
法式沙拉酱（脱脂）	2 汤匙
法式沙拉酱（常规）	2 茶匙
意式沙拉酱（脱脂）	4 汤匙
意式沙拉酱（常规）	1 汤匙
田园沙拉酱（脱脂）	3 汤匙
田园沙拉酱（常规）	2 茶匙
沙拉酱，蛋黄酱（脱脂，无脂）	3 汤匙
沙拉酱，蛋黄酱（常规）	2 茶匙
★亚麻籽碎	1 汤匙

注：带 ★ 的为最佳选择。

脂肪

食物（每份45千卡）	1份相当于
★南瓜子	1汤匙
★芝麻	1汤匙
★葵花子	1汤匙
植物性起酥油	1茶匙
酸奶油（脱脂）	4汤匙
酸奶油（常规）	2汤匙
塔塔酱	1汤匙
塔塔酱（低脂）	2汤匙
人造稠黄油（不含乳制品）	4汤匙

注：带★的为最佳选择。

营养学家的建议

单不饱和脂肪酸和多不饱和脂肪酸被称为"健康脂肪"，存在于各种植物油、鱼类、橄榄和坚果中。饱和脂肪酸和反式脂肪酸是不健康的，存在于动物性食物中。所有的脂肪都是高能量的，应该适量食用。

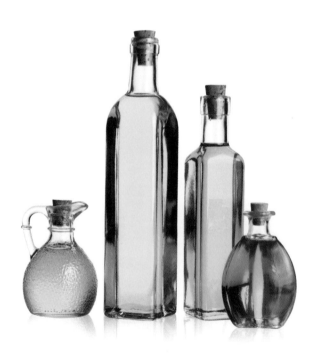

甜食

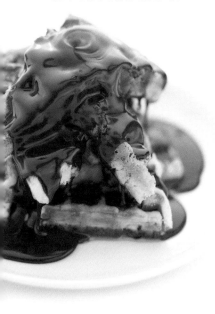

🍴 营养学家的建议

对甜食的渴望通常是后天养成的，这也就意味着你可以通过逐渐减少糖的摄入量和吃更健康的食物来改变对甜食的依赖。

食物（每份 75 千卡）	1 份相当于
巧克力条（半糖）	4 汤匙
蔓越莓酱（罐装，加糖）	3 汤匙
巧克力霜（即食）	1 汤匙
苹果酱	2 $\frac{1}{2}$ 汤匙
果冻	1/2 杯
硬糖（奶油糖，柠檬糖，薄荷糖）	4 个
蜂蜜	1 汤匙
果冻、果酱和蜜饯	1 $\frac{1}{2}$ 汤匙
果冻、果酱和蜜饯（低糖）	4 汤匙
软糖	20 个小的或 8 个大的
糖浆	1 $\frac{1}{2}$ 汤匙
食用大黄（煮熟，加糖）	1/4 杯
棕糖（未包装）	2 汤匙
白砂糖	4 茶匙
糖粉	2 汤匙
玉米糖浆	1 汤匙
枫糖浆	1 $\frac{1}{2}$ 汤匙
蛋糕配料，奶油糖果或焦糖	1 $\frac{1}{2}$ 汤匙
蛋糕配料，巧克力糖浆	1 $\frac{1}{2}$ 汤匙
草莓味蛋糕配料	1 $\frac{1}{2}$ 汤匙

早餐

食物	数量	V	F	C	PD	Ft	S
加拿大培根	2.5 盎司				1		
煎培根	1 片					1	
全麦百吉饼	1/2 块（3 英寸）			1			
百吉饼配鸡蛋、奶酪	1 份			3	2	1	
香蕉	1 根小的		1				
热松饼配鸡蛋	1 份			2	1	3	
热松饼配鸡蛋、肉	1 份			2	2	2	
全面包	1 片			1			
全麦白面包	1 片			1			
冷麦片（麦麸）	1/2 杯			1			
冷麦片（配果脯、果仁）	1/3 杯			1			
冷麦片（小麦，甜）	3/4 杯			1			1
牛角包	1 个中等大小的			2		2	
牛角包配鸡蛋、奶酪	1 份			2	1	2	
牛角包配鸡蛋、奶酪、培根	1 份			2	1.5	3	
饼状甜甜圈（原味）	1 个（3.25 英寸）			0.5		3	0.5
甜甜圈（光面凸起）	1 个（3.75 英寸）			1		2	1
西式煎蛋卷	1 个鸡蛋（大）	1			1		
炒蛋	1 个鸡蛋（大）				1		
全麦英式松饼	1/2 个			1			
英式松饼配鸡蛋、奶酪和加拿大培根	1 份			2	2	1	
法式吐司	1 片			1	0.5	1	

V 蔬菜　　F 水果　　C 碳水化合物

PD 蛋白质 / 乳制品　　Ft 脂肪　　S 甜食

早餐

食物	数量	V	F	C	PD	Ft	S
法式吐司棒	5 根			2	1	1	1
格兰诺拉麦片（手工）	1/4 杯			1		2	
格兰诺拉麦片（低脂）	1/4 杯			1			
葡萄柚	3/4 杯或 1/2 个大的		1				
煎薯饼	1/2 杯			1.5			
甜瓜球	1 杯（8 个球）		1				
蓝莓松饼（低脂牛奶）	1 个（2 盎司）			1		1	0.5
蔓越莓橘子松饼	1 个（大的，4 盎司）		0.5	2		4	1
原味速溶燕麦（水煮）	1 份			1.5			
加糖速溶燕麦（水煮）	1 份			1			1
薄饼（浆果，糖浆，人造黄油）	1 份		1	1		1	1
丹麦肉桂卷	1 份（4 英寸）			1		3	1
糖霜肉桂卷	1 份（2 英寸）					1	1
吐司类糕点	1 份			1		2	1
西梅	3 颗		1				
乳蛋饼配西蓝花和切达奶酪	6 盎司	1		0.5	2	4	
水果司康饼（非冷冻）	1 块（4 盎司）			2		4	2
草莓	1 ½杯		1				
原味华夫饼	1 块（4 英寸）			1		1	
原味低脂酸奶（低能量甜味剂）	1 杯（8 盎司）				1		
水果味低脂酸奶（低能量甜味剂）	1 杯（8 盎司）				1		

V 蔬菜　　**F** 水果　　**C** 碳水化合物

PD 蛋白质 / 乳制品　　**Ft** 脂肪　　**S** 甜食

三明治

食物	数量	份数					
		V	F	C	PD	Ft	S
三明治（培根 + 生菜 + 番茄）	1 份	1		2		4	
单层芝士汉堡	1 份			3	2	2	
烤鸡肉三明治	1 份			2	1		
特级鸡肉三明治（餐厅烹饪）	1 份			3	2.5	2	
烤鸡块三明治 + 蛋黄酱	1 份			3	2	2	
鸡肉卷 + 蔓越莓酱	1 份			1	1		1
鱼肉三明治 + 塔塔酱	1 份			3	1.5	1	
法式蘸酱三明治（餐厅烹饪）	1 份			4	2	1	
火腿芝士三明治（热）	1 份			2	1.5	1	
火腿芝士三明治（袋装，微波炉加热）	1 份			3	3	3	
加州汉堡 + 蔬菜 + 蛋黄酱	1 份	1		2	2	1	
单层牛肉饼汉堡	1 份			2	1	1	
法兰克福牛肉香肠热狗	1.5 盎司			2	1	1	
花生酱加果酱三明治	1 份			2		2	1
原味烤牛肉三明治（餐厅烹饪）	1 份			2	1.5	1	
牛排三明治	1 份			2	2		
潜艇三明治 + 冷盘肉片 + 蔬菜	6 英寸	1		3	1.5	1	
潜艇三明治 + 金枪鱼沙拉 + 蔬菜	6 英寸	1		3	2	3	
金枪鱼沙拉皮塔饼	1 份			1	1	1	
火鸡三明治 + 蔬菜 + 蛋黄酱	1 份	1		2	1	1	
火鸡三明治 + 蔬菜 + 培根 + 田园沙拉酱（餐厅烹饪）	1 份	3		4	3	3	
烟熏火鸡三明治	1 份			1	1	1	

V 蔬菜　　　　F 水果　　　　C 碳水化合物

PD 蛋白质 / 乳制品　　Ft 脂肪　　S 甜食

沙拉和汤

食物	数量	份数					
		V	F	C	PD	Ft	S
沙拉							
凯撒沙拉配烤鸡肉	11 盎司	3			1	1	
自制凉拌卷心菜	1 杯	2				1	
自制土豆泥沙拉	1 杯	1		2		4	
菠菜水果沙拉	2 杯	2	1			1	
墨西哥玉米卷沙拉（快餐）	1 ½ 杯	1		1	1	2	
芝士鸡蛋沙拉（无调味料）	2 杯	1			1.5		
意大利面海鲜沙拉（无调味料）	1 ½ 杯	1		1	2	1	
火鸡肉火腿芝士沙拉（无调味料）	1 ½ 杯	1			2		
汤或炖菜							
猪肉豆子罐头（水煮）	1 杯			1	1		
炖牛肉罐头	1 杯	2		0.5	1	1	
奶油西蓝花罐头（低脂牛奶）	1 杯	1			1		
鸡肉面罐头（含肉汤）	1 杯			1			
墨西哥肉酱和豆子	1 杯	1			2		
新英格兰蛤蜊浓汤（罐头）	1 杯				1.5		
酸辣汤	1 杯			0.5	0.5		
味噌汤（1 汤匙味噌）	1 杯				0.5		
奶油蘑菇汤罐头（水煮）	1 杯				1		
豌豆火腿罐头（水煮）	1 杯				2		
番茄罐头（水煮）	1 杯			1			
牛肉蔬菜罐头（含肉汤）	1 杯	1		1	0.5		

V 蔬菜　　**F** 水果　　**C** 碳水化合物

PD 蛋白质 / 乳制品　　**Ft** 脂肪　　**S** 甜食

主菜

食物	数量	V	F	C	PD	Ft	S
烤牛肉饼	2 盎司				1		
西冷牛排（去脂）	2 盎司				1		
玉米煎饼（牛肉 + 豆子 + 芝士）	1 份			1	2	1	
玉米煎饼（鸡肉 + 蔬菜）	1 份	1		2	1.5	3	
炸鸡腿肉（快餐）	2 片			1	2.5	2	
炸鸡胸肉（快餐）	2 片			1	3	2	
烤鸡胸肉或烤鸡腿肉	2.5 盎司				1		
脆皮鸡肉饼（快餐）	3 盎司			1	1	2	
炒鸡肉 + 蔬菜	1 份	3		1	1		
脆皮蟹肉饼	3 盎司			0.5	1	2	
墨西哥肉卷（牛肉、猪肉或鸡肉配蔬菜）	2 个	2		2	1	1	
烤鱼（鳕鱼、黑线鳕鱼或比目鱼）	3 盎司				1		
脆皮炸鱼排	3 盎司			1	1	1	
脆皮炸鱼条	3 根			1	1	1	
烤肉串（牛肉）配蔬菜	1 串	2			2		
烤肉串（鸡肉）配蔬菜	1 串	2			1		
波兰熏肉肠	3 盎司				1	2	
千层肉酱面	2.5 英寸 × 4 英寸	2		1	1.5	1	
混合奶酪通心粉	1 杯			2	2	1	
瑞典肉丸配奶油或白汁沙司	1 杯（约 5 个）			1	2	2	
瘦牛肉饼	3 盎司	1			1	1	
意大利面	1 份	2		2	1	1	

V 蔬菜　　**F** 水果　　**C** 碳水化合物

PD 蛋白质 / 乳制品　　**Ft** 脂肪　　**S** 甜食

主菜

食物	数量	V	F	C	PD	Ft	S
					份数		
芝士比萨（普通脆皮）	1/9块（14英寸/块）	1		1	1	1	
芝士比萨（普通脆皮，冷冻）	1/3块（12英寸/块）	2		2	1	2	
意大利腊肠比萨（普通脆皮）	1/9块（14英寸/块）	1		1.5	1	1	
意大利腊肠比萨（普通脆皮，冷冻）	1/3块（12英寸/块）	2		2	1.5	2	
意大利腊肠比萨（厚皮）	1/9块（14英寸/块）	1		2	1	1	
猪排（去骨，去脂）	3盎司				1		
乡村风味猪排骨（瘦肉）	2.5盎司				1	2	
烤猪里脊（去脂）	3盎司				1		
牛肉馅饼（冷冻）	1个（9盎司）	2		2	1	3	
鸡肉或火鸡馅饼（冷冻）	1个（9盎司）	2		2	1	3	
脆皮炸虾	4盎司			1	1	2	
石锅饭（瘦牛肉、鸡肉或金枪鱼配蔬菜）	1杯	1		1	1.5	1	
意大利面配肉丸＋番茄酱（罐头）	1杯	2		2	0.5	1	
番茄沙司意大利面	1杯	2		2		1	
墨西哥玉米卷（牛肉）＋生菜和番茄（软）	1个	1		1	0.5	1	
墨西哥玉米卷（牛肉或鸡肉）＋生菜和番茄（硬）	1个	1		1	0.5	1	
芝士馅意大利饺子	3/4杯			2	2		

V 蔬菜　　**F** 水果　　**C** 碳水化合物

PD 蛋白质 / 乳制品　　**Ft** 脂肪　　**S** 甜食

配菜

食物	数量	V	F	C	PD	Ft	S
烤豆子配猪肉或牛肉（罐头）	1 杯			1	2	1	
热松饼（快餐）	1 块大的			2		2	
蒜香面包	1 片			1		1	
软面包棒（快餐）	1 个			1		1	
布法罗辣鸡翅	4 个				1	2	
炖鸡肉	4 块			1	1	1	
炒面	1/3 杯			0.5	1		
牛角包（冷冻）	1 个			1		1	
蛋卷（蔬菜＋鸡肉或猪肉）	3 盎司	1		1	0.5		
炸薯条	1 小份			2		2	
自制鹰嘴豆泥	4 汤匙				1		
油炸马苏里拉奶酪条（快餐）	4 条			1	2	3	
炸洋葱圈（快餐）	8~9 个	2		1.5		3	
烤土豆配芝士和西蓝花（快餐）	1 个	1		3	1		
肉酱汁土豆泥	大约 1/2 杯			1.5		1	
脆皮土豆（无反式脂肪酸人造黄油）	1/2 杯			1	0.5	1	
荷叶土豆（无反式脂肪酸人造黄油）	1/2 杯			1		0.5	
莎莎酱	1/4 杯	1					
玉米面薄饼	1 个（6 英寸）			1		0.5	

V 蔬菜 **F** 水果 **C** 碳水化合物

PD 蛋白质 / 乳制品 **Ft** 脂肪 **S** 甜食

零食

食物	数量	V	F	C	PD	Ft	S
香蕉面包	1 片	0.5	1			1	1
谷物能量棒（麦片或水果）	1 根			1			1
混合谷物零食	1/2 杯			1		1	
芝士泡芙或麻花	1 盎司			1		2	
花生酱夹心饼干	6 块			1.5		2	
无花果干	1 包（0.75 盎司）	1					
爆米花（微波加热，奶油）	3 杯			1		2	
爆米花（空气爆，原味）	3 杯			1			
爆米花（油爆，原味）	3 杯			1		2	
烘烤薯片	1 盎司			1		1	
常规薯片	1 盎司			1		2	
脆饼棒（小）	约 30 个			1			
脆饼卷	约 3 块			1			
米糕	2 块			1			
干烤大豆	2 汤匙				1		
草莓奶昔	1 份		1		1		
烘烤玉米片	1 盎司			1		1	
普通玉米片	1 盎司			1		2	
什锦坚果（含巧克力片、坚果和种子）	1/2 杯					5	2
原味脱脂酸奶（无糖或含低糖水果）	1 杯（8 盎司）				1		

V	蔬菜	F	水果	C	碳水化合物
PD	蛋白质 / 乳制品	Ft	脂肪	S	甜食

甜品

食物	数量	V	F	C	PD	Ft	S
布朗尼蛋糕	3 英寸方形			1		2	1
柠檬蛋糕	1.5 盎司					1	1.5
天使蛋糕	1/12 块（12 盎司 / 块）						1
巧克力蛋糕（不加糖霜）	1/12 块（9 英寸 / 块）			1		3	2
肉桂蛋糕（碎屑点缀）	1/8 块（每块 8 英寸 ×6 英寸）			1		1	1
姜饼蛋糕	1/9 块（每块 8 英寸 ×8 英寸）			1		3	1
磅蛋糕（脱脂）	1 盎司						1
白蛋糕（不加糖霜）	1/12 块（9 英寸 / 块）			1.5		2	1
黑巧克力蛋糕	1 盎司					2	1
牛奶巧克力蛋糕	1 块（1.5 盎司）					2	1.5
巧克力饼干	2 块（中等大小）					1	0.5
奶油巧克力夹心饼干	2 块					1	1
无花果饼干	2 块			0.5		1	0.5
姜饼	3 块（中等大小）						1
燕麦葡萄干饼干（加花生酱或糖）	1 块（3 英寸 / 块）						1
蛋挞	1/2 杯				0.5		1
低脂冰激凌（大部分口味）	1/2 杯					1	1
冰激凌（大部分口味）	1/2 杯					2	0.5
低脂软冰激凌（香草）	1/2 杯					1	1
果味雪冰	1 份（3 盎司）		1				
奶油巧克力派（非自制）	1/8 个（9 英寸 / 个）			1	1	4	1
水果派（苹果、蓝莓或樱桃，根据食谱制作）	1/8 个（9 英寸 / 个）		1	1		4	1

V 蔬菜 **F** 水果 **C** 碳水化合物

PD 蛋白质 / 乳制品 **Ft** 脂肪 **S** 甜食

甜品

食物	数量	V	F	C	PD	Ft	S
					份数		
柠檬蛋白酥皮派（非自制）	1/8 个（8 英寸 / 个）		0.5	0.5		2	2
山核桃派	1/8 个（9 英寸 / 个）			1	1	4	2
南瓜派	1/8 个（9 英寸 / 个）	1		1		3	1
速溶布丁（加糖和 2% 牛奶）	1 杯				0.5	0.5	1
木薯粉布丁（加糖和 2% 牛奶）	1 杯				0.5	0.5	1
奶昔（香草或巧克力，速食）	12 盎司				2		2
冰冻果子露	1/3 杯						1
冻酸奶（脱脂）	1/2 杯				0.5		1

V 蔬菜　　**F** 水果　　**C** 碳水化合物

PD 蛋白质 / 乳制品　　**Ft** 脂肪　　**S** 甜食

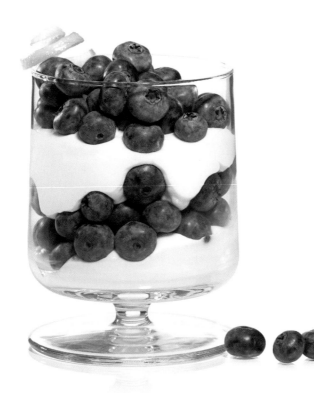

饮料

食物	数量	V	F	C	PD	Ft	S
酒类							
淡啤酒	12 盎司						1.5
常规啤酒	12 盎司						2
蒸馏烈酒（杜松子酒、朗姆酒、伏特加、威士忌）	1 盎司						1
红葡萄酒 / 白葡萄酒	5 盎司						1.5
咖啡与茶							
拿铁 / 摩卡（脱脂）	12 盎司				1		
卡布奇诺	12 盎司				0.5		
奶茶（使用脱脂牛奶）	12 盎司				1		1
咖啡（煮 / 速溶）	8 盎司			零卡饮料			
冰茶（市售，加糖）	12 盎司						2
茶（普通 / 香草，冲泡 / 速溶）	8 盎司			零卡饮料			
牛奶与可可							
巧克力混合饮料（使用低脂牛奶）	8 盎司				1		1
巧克力牛奶（使用含 1% 脂肪或脱脂牛奶）	8 盎司				1		0.5
热可可（热水冲泡）	6 盎司				0.5		0.5
牛奶（含 2% 脂肪或全脂）	8 盎司				1	1	
果味饮料							
混合型果汁（粉状冲泡）	8 盎司						1.5
柠檬水（加糖，浓缩）	8 盎司		1				0.5
橙色早餐饮料（即饮）	8 盎司						1.5

V 蔬菜 **F** 水果 **C** 碳水化合物

PD 蛋白质 / 乳制品 **Ft** 脂肪 **S** 甜食

饮料

食物	数量	V	F	C	PD	Ft	S
果汁							
蔓越莓汁（加糖）	4 盎司		1				1.5
橙汁 / 葡萄柚汁 / 菠萝汁（不加糖）	4 盎司		1				
番茄汁 / 其他蔬菜汁	4 盎司	1					
软饮料							
苏打水	12 盎司				零卡饮料		
可乐（柠檬酸或根啤，常规）	12 盎司						2
奶油苏打水	12 盎司						2.5
无糖汽水（任何口味）	12 盎司				零卡饮料		
姜汁汽水	12 盎司						1.5
运动饮料							
果味（即饮，低能量）	12 盎司						0.5
果味（即饮，常规）	12 盎司						1
咖啡或茶的添加物							
重奶油	1 汤匙					1	
无乳制风味奶精	1 汤匙					1	
无乳制原味奶精	2 汤匙					1	
无乳制淡奶精	2 ½ 汤匙					1	
混合奶油	2 汤匙					1	
糖	2 茶匙						0.5

份数

V 蔬菜　　　**F** 水果　　　**C** 碳水化合物

PD 蛋白质 / 乳制品　　　**Ft** 脂肪　　　**S** 甜食

减重食谱

在减重的同时也能吃得好吗？当然能！每天的食谱应基于多种食材及烹饪方法，这样才能保证你的健康。下面的食谱将告诉你吃得好、吃得愉快是多么容易。

蓝莓麦芬蛋糕

+ 12 人份

3/4 杯中筋面粉

1/2 杯全麦面粉

1/4 杯亚麻籽粉

1/2 汤匙发酵粉

1/4 茶匙小苏打

1 茶匙盐

3 汤匙无盐黄油

1/2 杯糖

1 茶匙纯香草精

1 个鸡蛋

1/2 杯原味脱脂酸奶

1 杯新鲜蓝莓

1. 烤箱预热至 180℃。
2. 在麦芬杯中轻轻喷一些烹饪喷雾剂。
3. 将面粉、亚麻籽粉、发酵粉、小苏打和盐倒入一个碗中，备用。
4. 用搅拌器将无盐黄油和糖打发至奶油状。
5. 加入香草精和鸡蛋。
6. 交替加入干的混合物（步骤 3）和酸奶，搅拌至均匀。
7. 加入蓝莓。
8. 将面糊装入麦芬杯，每个装 1/4 杯。
9. 麦芬杯放入烤箱，烤 15 分钟。

金字塔食物份数（1 个）

C 碳水化合物	1
Ft 脂肪	1
S 甜食	0.5

营养成分（1 个）

能量	134 千卡
蛋白质	3 克
碳水化合物	21 克
总脂肪	4.5 克
胆固醇	23 毫克
钠	231 毫克
膳食纤维	1.5 克

厨师提示

可用其他水果，如草莓、树莓或切碎的苹果替代蓝莓。食用之前可冷冻。

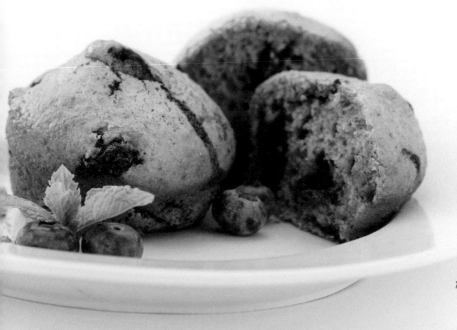

绿色冰沙

✛ 4 人份

1 根香蕉

1/2 杯草莓

1/2 杯黑莓或蓝莓

4 汤匙柠檬汁（或 1 个新鲜
柠檬榨汁）

2 杯新鲜小菠菜

1 汤匙鲜薄荷叶

1 杯冰

1. 把所有原料放进搅拌机搅拌成泥。

2. 常温饮用或冷藏后饮用。

金字塔食物份数（6 盎司）

F	水果	1

营养成分（6 盎司）

能量	50 千卡
蛋白质	1 克
碳水化合物	12 克
总脂肪	0 克
胆固醇	0 毫克
钠	14 毫克
膳食纤维	2 克

厨师提示

可用你喜欢的其他浆果代替里面的水果。此饮料富含维生素 A 和维生素 C。

番茄罗勒意式烘蛋

+ 6 人份

1/4 茶匙橄榄油

3 杯菠菜

1 杯鸡蛋替代品

3 个鸡蛋

1/4 杯菲达奶酪碎

1/2 杯马苏里拉奶酪丝

2 汤匙切碎的新鲜罗勒叶

1/4 杯复水番茄干

1/4 茶匙粗盐

黑胡椒粉（根据个人口味）

1. 烤箱预热至 190℃。

2. 中号平底锅中火加热，倒入橄榄油，倒入菠菜炒熟并盛出。

3. 把鸡蛋替代品和鸡蛋放入碗中搅拌均匀；逐一加入其他食材，拌匀。

4. 将混合物倒入烤盘或热平底锅中，搅拌，用烤盘纸或锡箔纸覆盖，放入烤箱。

5. 烘烤约 20 分钟，待混合物完全凝固，去除覆盖物，放回烤箱再烤约 5 分钟。

6. 将烘蛋切成 6 个三角形或正方形，上桌。

金字塔食物份数（一角或一块）

PD 蛋白质 / 乳制品　1

营养成分（一角或一块）

能量	97 千卡
蛋白质	10 克
碳水化合物	3 克
总脂肪	5 克
胆固醇	103 毫克
钠	298 毫克
膳食纤维	0.5 克

厨师提示

为确保烘蛋味道合适，可以在烘烤前取少量混合物在平底锅中炒熟，先尝一下味道。

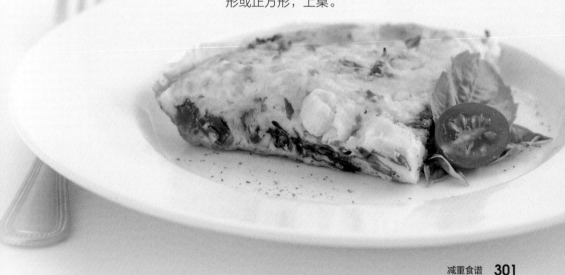

烤鸡肉拌沙拉

+ 4 人份

8 盎司无骨去皮鸡胸肉

2 汤匙烧烤酱

8 杯洗净切碎的生菜叶

4 汤匙切碎的新鲜香菜叶

4 汤匙切碎的新鲜罗勒叶

1/2 杯黑豆

1/2 杯解冻的冷冻甜玉米粒

4 汤匙科尔比杰克奶酪丝

3 个罗马番茄切丁

1/2 个牛油果，切片

2 个玉米饼，每个 4.5 英寸，切成条状，在烤箱中烤至酥脆

1/4 杯切碎的大葱

4 汤匙低脂田园沙拉酱

1. 将鸡胸肉烤熟或煎熟。

2. 加热烧烤酱。

3. 鸡肉切丁，拌上烧烤酱。

4. 把生菜叶、香菜叶和罗勒叶混合，分到 4 个中等大小的碗中。

5. 把黑豆和甜玉米粒平均分到 4 个装生菜叶的碗里。

6. 在每个碗里均匀地放入拌好酱的鸡丁、奶酪丝、番茄丁和牛油果片。上面放上玉米饼条和大葱碎。

7. 每份沙拉配 1 汤匙低脂田园沙拉酱。

金字塔食物份数（1/4 份或 1 碗）

V 蔬菜		1
C 碳水化合物		1
PD 蛋白质 / 乳制品		1
Ft 脂肪		1

营养成分（1/4 份或 1 碗）

能量	272 千卡
蛋白质	25 克
碳水化合物	25 克
总脂肪	9 克
胆固醇	50 毫克
钠	284 毫克
膳食纤维	7 克

厨师提示

将玉米粒用一个易打开的容器装好放入冰箱。请勿使用干罗勒叶或干香菜替代新鲜品种。玉米饼是用来增加脆度的，如果不喜欢可以不用。

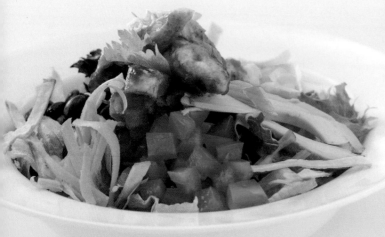

烤红椒菠萝沙拉

+ 4 人份

1/2 杯切碎的烤红椒

1 杯菠萝丁

1/4 杯切碎的新鲜香菜

1/4 杯切碎的紫洋葱

2 汤匙墨西哥辣椒丁

2 茶匙蜂蜜

1/4 茶匙盐

1. 加热木炭或燃气烤架，或将烤箱温度设为 220 ℃烤红椒。

   烤架： 将红椒直接放在烧热的烤架上，每 2 分钟翻动一次，直至红椒表面变黑。

   烤箱： 将红椒放在烤盘上烤 15~20 分钟，直至红椒表面变黑。

2. 将刚烤好的红椒放在碗里，用保鲜膜覆盖，放置 5~10 分钟，产生蒸气。将红椒从碗里取出，去皮，切碎。

3. 把所有配料放入一个中等大小的碗中混合均匀，盖好碗盖，放入冰箱冷藏保存。

金字塔食物份数（1/4 杯）

V 蔬菜		0.5
F 水果		0.5

营养成分（1/4 杯）

能量	40 千卡
蛋白质	1 克
碳水化合物	10 克
总脂肪	0 克
胆固醇	0 毫克
钠	125 毫克
膳食纤维	1 克

厨师提示

可用其他水果如橙子、芒果或者木瓜代替菠萝。如果不喜欢香菜，可换为新鲜欧芹。可用市售烤红椒代替新鲜红椒。此款沙拉配合鱼肉、烤鸡肉、豆腐、猪里脊肉和墨西哥烤肉更好吃。

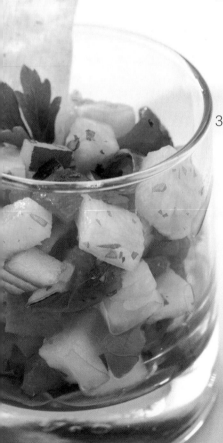

鲜虾玉米脆饼

+ 4 人份

4 个玉米饼（6 英寸）

1 杯黑豆

1 茶匙孜然

1 茶匙辣椒酱

2 茶匙橄榄油

8 盎司大虾，去壳、去虾线，
　切碎

1 个酸橙，榨汁

2 汤匙切碎的香菜

2 茶匙蒜末

1/2 茶匙粗盐或海盐

1 杯长叶生菜丝

1 杯新鲜菠萝丁

2 个罗马番茄，切碎

1/4 杯菲达奶酪碎

4 根大葱，切碎

1. 烤箱预热至 190 ℃。

2. 玉米饼烤 15 分钟左
　右，至酥脆。

3. 在小平底锅中，用中
　火加热黑豆，随后加
　入孜然和辣椒酱。把
　豆子捣碎做成细泥。

4. 取一个中号平底锅，
　中火加热后倒入橄榄
　油，油热时加入虾、
　酸橙汁、香菜、蒜末
　和盐，将虾炒至红色。

5. 在每个玉米饼上倒 1/4
　杯黑豆泥，上面再放
　生菜丝、炒好的虾、
　菠萝丁、番茄碎、奶
　酪碎和大葱碎。

金字塔食物份数（1/4 杯）

V 蔬菜		0.5
F 水果		0.5
C 碳水化合物		1
PD 蛋白质 / 乳制品		1
Ft 脂肪		0.5

营养成分（1/4 杯）

能量	233 千卡
蛋白质	15 克
碳水化合物	34 克
总脂肪	6 克
胆固醇	78 毫克
钠	567 毫克
膳食纤维	6 克

厨师提示

可用软的玉米卷代替
玉米饼，也可用烤鸡
肉代替虾。

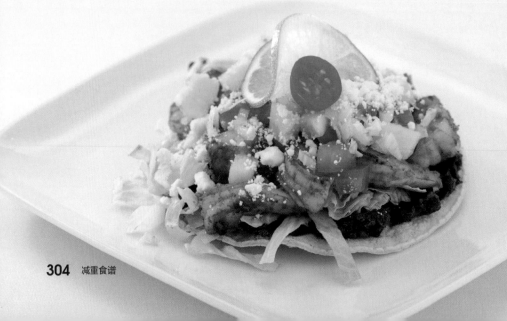

鸡肉沙拉三明治

+ 6人份

3块（4盎司）无骨去皮鸡
　胸肉

1/4 茶匙海盐

1/4 茶匙白胡椒

1/4 茶匙洋葱粉

1杯切成两半的紫葡萄

1/4 杯低脂蛋黄酱

1/4 杯芹菜丁

1/4 杯番茄丁

4片火鸡培根，煮熟后切碎

1汤匙大葱碎

2盎司瑞士奶酪或格鲁耶尔
　奶酪，切成小方块

6片全麦面包

生菜叶

红洋葱，切片

1. 烤箱预热至 190℃。

2. 鸡胸肉用海盐、白胡椒和
　洋葱粉腌制，放入烤箱烤
　至全熟（鸡胸肉内部温度
　达 75℃）。

3. 待鸡胸肉稍微冷却后将之
　切成中等大小的块。

4. 取一个中等大小的碗，将
　鸡胸肉、紫葡萄、蛋黄
　酱、芹菜丁、番茄丁、培
　根碎、大葱碎和奶酪块混
　合，冷藏备用。

5. 制作三明治时，将约 1/2
　杯鸡胸肉沙拉混合物涂抹
　在 3 片面包上，上面放生
　菜叶、洋葱片和剩下的面
　包片。吃前用刀将三明治
　切成两半。

金字塔食物份数（1/2个）

C 碳水化合物	1
PD 蛋白质 / 乳制品	1
Ft 脂肪	2

营养成分（1/2个）

能量	320 千卡
蛋白质	26 克
碳水化合物	29 克
总脂肪	12 克
胆固醇	84 毫克
钠	612 毫克
膳食纤维	3.5 克

厨师提示

 此食谱中，大葱仅使用葱白部分。

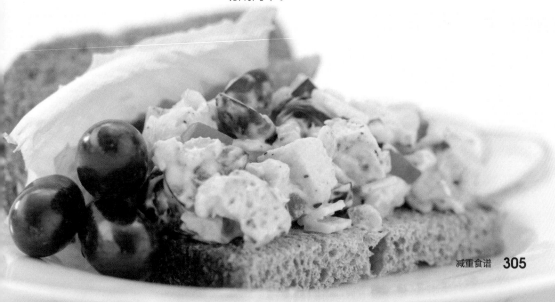

烤胡桃南瓜条

+ 6 人份

2 个中等大小的胡桃南瓜

1 汤匙切碎的新鲜百里香

1 汤匙切碎的新鲜迷迭香

1 汤匙橄榄油

1/2 茶匙盐

1. 烤箱预热至 190 ℃。在烤盘上轻轻喷些烹饪喷雾剂。南瓜去皮，切成约 0.5 英寸宽、3 英寸长的均匀小条。

2. 取一个中等大小的碗，将南瓜、百里香、迷迭香、橄榄油和盐混合，使南瓜条被均匀包裹。将南瓜条铺在烤盘上，放入烤箱烤 10 分钟。

3. 从烤箱中取出烤盘，摇动烤盘使南瓜条不粘在烤盘上。将烤盘放回烤箱，再烤 5~10 分钟，直至南瓜条变成金黄色。

金字塔食物份数（1/2 杯）

C	碳水化合物	1
Ft	脂肪	0.5

营养成分（1/2 杯）

能量	62 千卡
蛋白质	16 克
碳水化合物	11 克
总脂肪	2 克
胆固醇	0 毫克
钠	168 毫克
膳食纤维	3 克

厨师提示

此菜谱也适用于红薯或小金瓜。为确保受热均匀，食材要切成大小相近的条状。

第戎芥末帕玛森干酪烤三文鱼

✤ 4 人份

1/4 杯第戎芥末酱

2 汤匙低脂蛋黄酱

1/4 杯帕玛森干酪碎

1/4 杯面包屑

4 片三文鱼片，每片约 4 盎司

1/4 茶匙盐

1/4 茶匙黑胡椒粉

2 茶匙橄榄油

1. 烤箱预热至 190℃。

2. 取一个小碗，混合芥末酱和蛋黄酱。另取一个碗，混合干酪碎和面包屑。

3. 在每片三文鱼表面涂 $1\frac{1}{2}$ 汤匙芥末酱混合物，然后再涂 2 汤匙面包屑混合物，涂抹均匀后再撒上盐和黑胡椒粉。

4. 用中高火将大的不粘锅加热，锅热后倒入橄榄油。将三文鱼片涂酱的一面朝下，约煎 1 分钟，至三文鱼片呈金黄色。或将三文鱼片涂酱的一面朝上放在烤盘里，将烤盘放入烤箱中，约烤 6 分钟，至三文鱼片可被叉成薄片状。

金字塔食物份数（4 盎司）

PD 蛋白质 / 乳制品		2
Ft 脂肪		1

营养成分（4 盎司）

能量	243 千卡
蛋白质	27 克
碳水化合物	4 克
总脂肪	11.5 克
胆固醇	64 毫克
钠	718 毫克
膳食纤维	0 克

厨师提示

可以用罗非鱼、鳕鱼或鳟鱼代替三文鱼。注意烹调时间，过度烹调会使鱼肉变干。煎鱼时，可以适当降低油温。如果油温降低，烹调时间就要稍微延长。

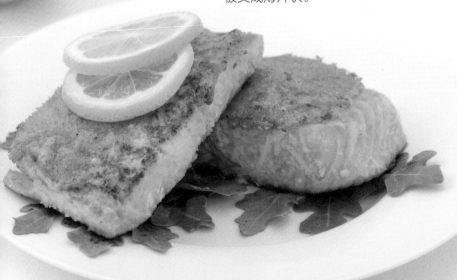

烤蔬菜

+ 6 人份

3 个中等大小意大利瓜，切成 0.5 英寸的小块

$1\frac{1}{2}$ 个红洋葱，切成 0.5 英寸的小块

$1\frac{1}{2}$ 个 红椒，切成 0.5 英寸的小块

$1\frac{1}{2}$ 个黄椒或夏南瓜，切成 0.5 英寸的小块

6 个平菇，切片

1/3 杯切碎的新鲜欧芹

1/3 杯柠檬汁

3 瓣大蒜，切碎

$1\frac{1}{2}$ 茶匙橄榄油

$1\frac{1}{2}$ 茶匙切碎的鲜牛至叶

3/4 茶匙黑胡椒粉

1/4 茶匙海盐

1. 烤箱预热至 200 ℃。把所有食材及调料放入一个大碗中，腌 10 分钟。
2. 在 15 英寸 ×10 英寸的烤盘上轻轻喷些烹饪喷雾剂。蔬菜在烤盘上摆成一层，将烤盘放进烤箱烤 20 分钟，直到蔬菜变脆、变嫩。

金字塔食物份数（3/4 杯）

V 蔬菜	1.5

营养成分（3/4 杯）

能量	70 千卡
蛋白质	3 克
碳水化合物	13 克
总脂肪	2 克
胆固醇	6 毫克
钠	81 毫克
膳食纤维	3 克

厨师提示

几乎所有蔬菜都可以烤。烤较硬的蔬菜，如胡萝卜、胡桃南瓜和菜花时，最好先把蔬菜蒸 1 分钟左右。

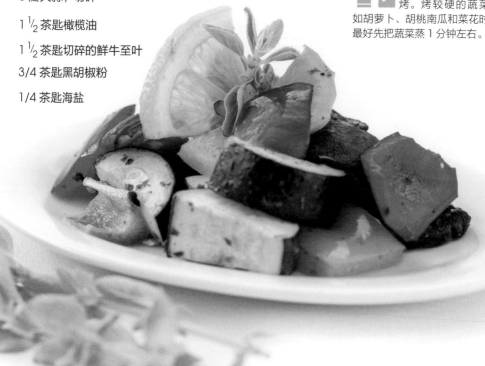

藜麦饼

✦ 14 人份

2 个大的红薯

2 杯熟藜麦

2 个鸡蛋

3 瓣大蒜，切碎

6 盎司格鲁耶尔或帕玛森干
　酪，切碎

2 汤匙切碎的新鲜欧芹

1 茶匙盐

1/4 茶匙黑胡椒粉

1/4 茶匙肉豆蔻粉

2 汤匙橄榄油

1. 烤箱预热至 190 ℃。
   用刀切开红薯，放入烤
   箱大约烤 45 分钟，直
   到红薯变软。

2. 按包装说明煮藜麦。

3. 晾凉红薯和藜麦。红
   薯去皮捣碎。

4. 取一个大碗，将 2 杯红
   薯泥与藜麦、鸡蛋、大
   蒜碎、干酪碎、欧芹
   碎、盐、黑胡椒粉和
   肉豆蔻粉混合。取大约
   1/4 杯的量，做成小饼。

5. 大平底锅用中火加热，
   锅热后加入 1 汤匙橄榄
   油，将制作好的小饼放
   入锅内煎至两面呈金棕
   色。重复上述过程制
   作余下的混合物。把
   煎好的所有小饼放在
   烤箱里再烤 5 分钟。

金字塔食物份数（1 个）

C 碳水化合物		1
PD 蛋白质 / 乳制品		0.5
Ft 脂肪		1

营养成分（1 个）

能量	123 千卡
蛋白质	6 克
碳水化合物	10 克
总脂肪	6.5 克
胆固醇	38 毫克
钠	172 毫克
膳食纤维	1.5 克

厨师提示

如果作为主食，两个
藜麦饼相当于一份主
食。藜麦饼做好后可以冷冻
保存。

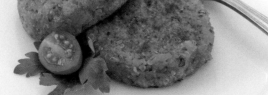

鸡肉丸

✦ 6 人份

1/3 个大洋葱，切碎

2 ½ 茶匙蒜末

1/3 杯帕玛森干酪碎

1 茶匙意大利调味料

1 茶匙茴香粉

1/4 茶匙粗盐

1/8 茶匙黑胡椒粉

1.5 磅碎鸡胸肉

1. 烤箱预热至 180 ℃。

2. 在烤盘上轻轻喷些烹饪喷雾剂。

3. 用一个小平底锅将洋葱碎和蒜末炒至变软，用时 5~7 分钟。

4. 将炒好的洋葱碎和蒜末放入碗中；在碗中加入干酪碎、意大利调味料、茴香粉、盐和黑胡椒粉，拌匀；最后加入碎鸡胸肉，拌匀。

5. 将上述混合物制作成直径为 1 英寸的鸡肉丸（每个约 0.75 盎司），把鸡肉丸放在烤盘上大约烤 15 分钟，直到肉丸内部温度达到 75 ℃。

金字塔食物份数（3 盎司，3 ~ 4 个）

PD 蛋白质 / 乳制品	1.5

营养成分（3 盎司，3 ~ 4 个）

能量	220 千卡
蛋白质	37 克
碳水化合物	3 克
总脂肪	5.5 克
胆固醇	101 毫克
钠	422 毫克
膳食纤维	0.5 克

厨师提示

鸡肉丸可提前做好，放在冰箱中冷藏一夜，第二天食用，或放入冷冻袋中冷冻 3 个月。食用鸡肉丸时也可以蘸少量番茄酱。

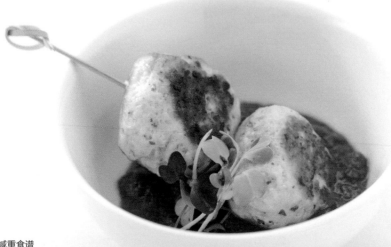

蒜香菜花土豆泥

+ 6 人份

1~2 个中等大小的红皮土豆，去皮，切成中等大小的块

3 杯撕成小朵的菜花

1 汤匙无盐黄油

1/4 杯脱脂希腊酸奶

1/2 茶匙粗盐

1/2 茶匙切碎的新鲜百里香

1/2 茶匙大蒜粉

黑胡椒粉（根据个人口味）

1. 土豆和菜花分别放入锅中煮软，捞出沥干备用。

2. 将菜花放入搅拌器中，搅拌大约 2 分钟，至表面顺滑。用搅拌器中速搅拌土豆约 1 分钟。

3. 在土豆泥中加入菜花，然后加入黄油、酸奶、盐、百里香、大蒜粉和黑胡椒粉，边混合边慢慢搅拌。最后用搅拌器中速搅拌约 2 分钟，直至食材完全混合。

金字塔食物份数（1/2 杯）

V 蔬菜		0.5
C 碳水化合物		0.5
Ft 脂肪		0.5

营养成分（1/2 杯）

能量	81 千卡
蛋白质	3 克
碳水化合物	13 克
总脂肪	2 克
胆固醇	6 毫克
钠	514 毫克
膳食纤维	2 克

厨师提示

 土豆不要过度搅拌，以免搅拌成糊状。

澳洲坚果煎鱼片

+ 2 人份

6 汤匙澳洲坚果

6 汤匙面包屑

1 汤匙切碎的新鲜欧芹

1/4 茶匙粗盐

1/4 茶匙大蒜粉

1/4 茶匙洋葱粉

适量黑胡椒碎

2 片华子鱼，每片大约 4 盎司

1 茶匙橄榄油

厨师提示

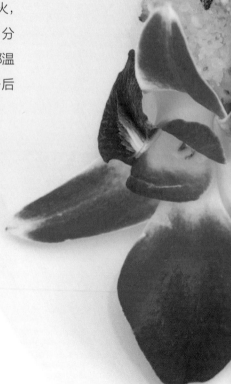

这种混合调味料也可用于其他鱼类，以及家禽和畜肉类。

1. 将坚果和面包屑混合，放入搅拌器中搅打均匀。

2. 取一个小碗，将混合面包屑、欧芹碎、盐、大蒜粉、洋葱粉和黑胡椒碎混匀。在每片鱼的表面（非鱼皮面）涂上混合好的调味料。

3. 中高火加热大平底锅，锅热后倒入橄榄油。先煎鱼片涂了调味料的那面，约 1 分钟后小心翻转鱼片，调至中火，盖上盖子慢煎 2~3 分钟，直到鱼片的内部温度达到 65℃。煎好后鱼肉很容易剥落。

金字塔食物份数（4 盎司）

C 碳水化合物		0.5
PD 蛋白质 / 乳制品		1
Ft 脂肪		3

营养成分（4 盎司）

能量	343 千卡
蛋白质	24 克
碳水化合物	12 克
总脂肪	23.5 克
胆固醇	95 毫克
钠	382 毫克
膳食纤维	2.5 克

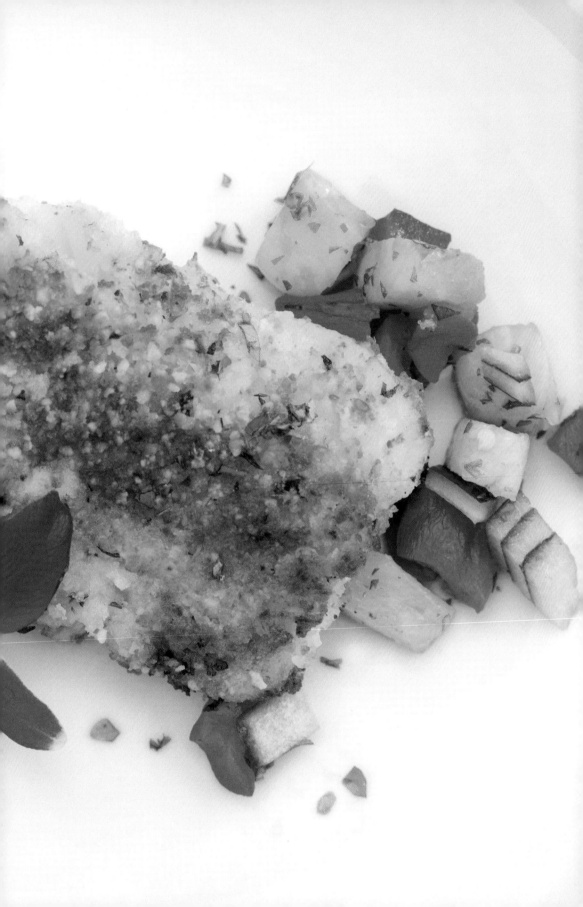

食谱指南

　　在家吃饭能确保我们可以摄入健康的食物，并控制食物的摄入量。本章内容将提供一些 1200 千卡的食谱，以帮助你合理摄入营养均衡的餐食，同时享受美味。

　　每种食谱将提供大量的蔬菜和水果、4 份碳水化合物、3 份蛋白质 / 乳制品、3 份脂肪。如果你的每日能量目标更高，可以相应调整食谱。

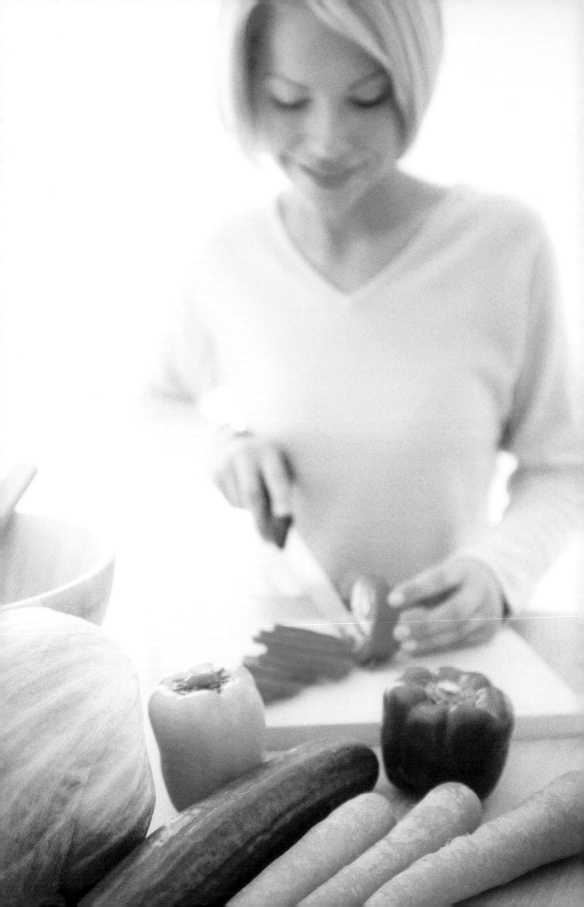

第 1 天食谱

V	蔬菜	PD	蛋白质 / 乳制品
F	水果	Ft	脂肪
C	碳水化合物	S	甜食

早餐

+ 1 个直径 3 英寸的全麦百吉饼 C C
+ 3 汤匙脱脂奶油奶酪 Ft
+ 1 个中等大小的橙子 F
+ 零卡饮料

午餐

+ 烟熏火鸡卷 C PD V

（6 英寸脱脂薄饼、3 盎司烟熏火鸡薄片，以及生菜丝、番茄片和洋葱片，再加入 2 汤匙莎莎酱，卷起来）

+ 黄瓜番茄沙拉 V

（1/2 杯黄瓜薄切片，4 个对半切的小番茄，加入香油、米酒或香草味醋调味）

+ 1 个小的苹果 F
+ 零卡饮料

晚餐

+ 3 盎司用脱脂意式酱腌过的烤牛排 PD PD
+ 1/2 个中等大小的烤土豆 C
+ 2 汤匙酸奶油 Ft
+ 2/3 杯青刀豆 V
+ 1/4 个小的哈密瓜 F
+ 零卡饮料

加餐

+ 1 份喜欢的任何蔬菜 V
+ 3 汤匙脱脂田园沙拉酱 Ft

 健康饮食的 10 条实用小窍门

1. 每餐至少吃 1 份水果，另外再准备 1 份水果作为白天的零食。

2. 午餐和晚餐至少吃 2 份蔬菜。

3. 早餐考虑使用低糖、高纤维麦片替代低纤维麦片。

4. 选择全麦面包，用糙米代替白米，烘焙时用全麦面粉。

5. 减少从牛奶中摄入的脂肪，例如，将全脂牛奶改为含 2% 脂肪的牛奶，或将含 1% 脂肪的牛奶改为脱脂牛奶。

6. 用橄榄油、菜籽油或其他植物油代替黄油或无反式脂肪酸的人造黄油。

7. 用香草和香料调味，而不是用酱汁和肉汁调味。

8. 每周至少吃两次鱼。

9. 用新鲜水果当甜点。

10. 喝零卡饮料，而不是含糖饮料。

第一周

第 2 天食谱

第一周

早餐

+ 1 个直径 3 英寸的全麦百吉饼 **C** **C**
+ 3 汤匙脱脂奶油奶酪 **Ft**
+ 1 个小的苹果 **F**
+ 1 杯脱脂牛奶 **PD**
+ 零卡饮料

午餐

+ 1 杯蔬菜汤 **C**
+ 2 杯生菜，1 个中等大小、切成楔形的番茄 **V** **V**
+ 2 汤匙脱脂沙拉酱 **Ft**
+ 3/4 杯脱脂酸奶拌浆果 **PD** **F**
+ 零卡饮料

晚餐

+ 2.5 盎司去骨、去皮鸡胸肉 **PD**
+ 3 个配新鲜欧芹的红皮小土豆 **C**
+ 2 杯清蒸西蓝花 **V** **V**
+ 2 茶匙不含反式脂肪酸的人造黄油 **Ft**
+ 零卡饮料

加餐

+ 1 个小的梨 **F**

请记住，你可以吃不限份数的蔬菜和水果。

Tips 营养小贴士

+ 可以通过改变沙拉中蔬菜的种类来获取不同的营养、味道和口感。奶油生菜质地细腻、味道鲜美。散叶生菜（橡叶生菜、红叶生菜或绿叶生菜）的叶子很容易分开，味道也很好，口感非常脆嫩。长叶生菜则是一种口感很脆、略带苦味的生菜。

+ 不要错误地认为低卡沙拉酱的能量非常低，绝大多数情况并不是这样的。根据国家标准，一份低卡沙拉酱可能含有高达 40 千卡的能量。如果可能的话，请尽量选择脱脂沙拉酱，它们通常只含有 25 千卡或更少的能量。

+ 沙拉酱并不是只能用薯片蘸着吃。可以试着把它加在土豆、蔬菜上，也可以将它作为鱼肉、鸡肉或其他肉类的配料。

第 3 天食谱

早餐
+ 1 杯脱脂酸奶 PD
+ 1 根小的香蕉 F
+ 1 块全麦饼干 C
+ 零卡饮料

午餐
+ 混合蔬菜沙拉 V V V
（将 2 杯混合蔬菜与 1/2 个切片的番茄混合拌匀，加入 1/2 根切片的黄瓜和切丝的紫皮洋葱）
+ 2 汤匙脱脂法式沙拉酱 Ft
+ 1 个小的苹果 F
+ 2 根酥脆面包条 C
+ 零卡饮料

晚餐
+ 烤三文鱼配黄瓜和萝卜 V PD Ft
  制作方法见本页 √
+ 1 个全麦面包 C
+ 1 茶匙不含反式脂肪酸的人造黄油 Ft
+ 3/4 杯浆果 F
+ 零卡饮料

加餐
+ 8 块小麦饼干 C
+ 2 盎司低脂切达奶酪 PD

 菜谱 烤三文鱼配黄瓜和萝卜
+ 4 人份

原料

三文鱼	1 磅
柠檬汁	1/2 茶匙
橄榄油	1/2 汤匙
黄瓜	1 杯，去籽切薄片
水萝卜	1/2 杯，切薄片
醋	1 汤匙
莳萝叶	1/8 茶匙
黑胡椒粉	适量，可选

制作步骤

1. 三文鱼用柠檬汁和橄榄油涂抹，将三文鱼切成 4 片。将三文鱼皮朝下放在喷过烹饪喷雾剂的锡纸上。

2. 取一个碗，将剩余的配料混匀并冷藏。

3. 用中火或高火烤三文鱼，直到鱼片变薄但仍然湿润，或内部温度达到 65 ℃。

4. 在每片三文鱼上放黄瓜和萝卜混合物。

第 4 天食谱

早餐
+ 1 杯全麦早餐麦片 **C C**
+ 1 杯脱脂牛奶 **PD**
+ 1 个中等大小的橙子 **F**
+ 零卡饮料

午餐
+ 烤鸡肉沙拉 **V V PD Ft**
（将 2 杯混合蔬菜，2.5 盎司去骨、去皮的烤鸡胸肉，1 杯水果番茄、甜椒和切碎的洋葱混合在一起，再加入 1 茶匙特级初榨橄榄油、2 汤匙红酒醋，最后撒上黑胡椒粒）
+ 1 个小的梨 **F**
+ 零卡饮料

晚餐
+ 3 盎司加了柠檬汁和罗勒碎的烤金枪鱼 **PD**
+ 2/3 杯糙米饭 **C C**
+ 1½ 杯蒸夏南瓜和蒸意大利瓜 **V V**
+ 1 茶匙不含反式脂肪酸的人造黄油 **Ft**
+ 1 杯葡萄 **F**
+ 零卡饮料

加餐
+ 8 颗花生 **Ft**

> 请记住，你可以吃不限份数的蔬菜和水果。

 小建议——如何保持自律

你觉得自己怎么样？你的回答反映了你对待自己的态度。这里有一些方法可以帮助你提升自律能力，并使你保持积极的态度。

+ **改变看待事物的视角。**多想想你能做好的事情，而不是关注你做不到的事情。

+ **照顾好自己。**要多注意自己的身体和情感需求。留出时间进行规律的饮食、休息，并保持个人卫生。如果你重视自己，别人也会重视你。

+ **坚持运动。**制定并实现一个运动目标可以给你带来情绪上的刺激，同时也可以帮助你达到健康的体重。

第一周

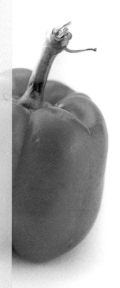

第 5 天食谱

第一周

早餐
+ 1 杯全麦早餐麦片 C C
+ 1 杯脱脂牛奶 PD
+ 1/2 个大的西柚 F
+ 零卡饮料

午餐
+ 菠菜水果沙拉 V V F
  （将 2 杯菠菜放入锅中，再放入 1 杯青椒条、马蹄和3/4杯切好的橘子片）
+ 2 汤匙脱脂法式酱料 Ft
+ 8 小块全麦饼干 C
+ 1 杯脱脂牛奶 PD
+ 零卡饮料

晚餐
+ 3 盎司猪瘦肉 PD
+ 1/2 杯野米饭 C
+ 1 杯芦笋 V V
+ 2 茶匙不含反式脂肪酸的人造黄油 Ft
+ 零卡饮料

加餐
+ 3/4 杯浆果 F
+ 1/2 杯不含乳制品的蘸料 Ft

请记住，你可以吃不限份数的蔬菜和水果。

V	蔬菜	PD	蛋白质 / 乳制品
F	水果	Ft	脂肪
C	碳水化合物	S	甜食

Tips 营养小贴士

+ 最好选择当地应季的水果。一般来说，离你越近的种植地产出的农产品就越新鲜，味道也越好。

+ 选择同等大小水果中更重的那一个。因为重的水果水分相对充足，多汁可口。

+ 将水果常温保存使其成熟。像香蕉、梨、油桃和猕猴桃这样的水果，经常在成熟之前就被采摘出售，将这些水果常温保存，成熟后再食用。

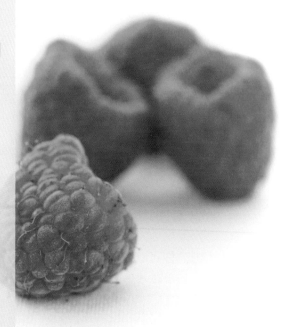

第6天食谱

早餐
+ 1 个煎鸡蛋 PD
+ 1 片全麦吐司 C
+ 2 茶匙不含反式脂肪酸的人造黄油 Ft
+ 1/2 杯橙汁 F
+ 零卡饮料

午餐
+ 烤牛肉三明治 V PD C C
  （1 份全麦面包中夹入 1.5 盎司的烤瘦牛肉、第戎芥末酱、生菜、番茄和紫洋葱片）
+ 1/2 杯胡萝卜 V
+ 1 杯葡萄 F
+ 零卡饮料

晚餐
+ 炒虾仁 PD V Ft
  制作方法见本页 √
+ 1/3 杯糙米饭 C
+ 2 杯混合蔬菜 V
+ 2 汤匙低卡沙拉酱 Ft
+ 零卡饮料

加餐
+ 1 份喜欢的任何水果 F

 菜谱 炒虾仁
+ 4 人份

原料

蒜	1~2 瓣，切末
生姜	1/8 茶匙，切末
橄榄油	1 汤匙
甜豌豆	2 1/2 杯（约 0.5 磅）
红甜椒	1/2 杯，切碎，可选
虾	12 盎司，中等大小，去皮、去内脏

制作步骤
1. 锅中放油，放入蒜末、姜末炒香。
2. 倒入甜豌豆和切碎的红甜椒，炒至嫩脆。
3. 倒入虾，中火炒 3~4 分钟，直至虾的中心部分不透明。

第一周

第 7 天食谱

早餐

+ 玉米薄饼 C C V PD

（先将 1/2 杯切碎的番茄、2 茶匙洋葱碎和 1/4 杯罐装甜玉米粒倒入锅中，炒至食材变软；然后加入鸡蛋替代液，与蔬菜一起炒熟。将炒熟的食材放在全麦玉米饼上，抹上莎莎酱，卷好后食用）

+ 1 个中等大小的橙子榨汁 F

+ 零卡饮料

午餐

+ 火鸡皮塔三明治 V C PD Ft

（1/2 个全麦皮塔饼切开，夹入 3 盎司火鸡肉片、1/6 个牛油果，以及切碎的生菜、番茄和洋葱）

+ 1 个小的苹果 F

+ 零卡饮料

晚餐

+ 番茄金枪鱼 PD V Ft Ft

（将 3 盎司水浸金枪鱼与 4 茶匙普通蛋黄酱混合均匀。如果喜欢的话，可以用黑胡椒和切碎的泡菜调味。将番茄去籽，切成 4 等份，并用金枪鱼混合物填满）

+ 4 根中等大小的芹菜 V

+ 6 块小麦饼干 C

+ 零卡饮料

加餐

+ 1 份喜欢的任何水果 F

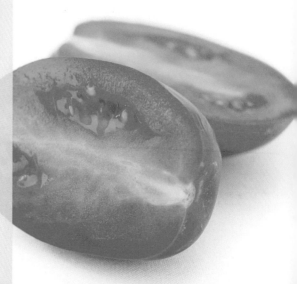

5 个日常增强锻炼的小方法

1. 每天至少爬几层楼梯，不要总是乘坐电梯或自动扶梯。

2. 步行或骑自行车去附近的目的地，不要总是开车。

3. 提前几个街区下车，或者在距离上班地点几个街区的地方停车，然后步行前往上班地点。

4. 可以尝试边看电视边运动。

5. 做家务（比如打扫房间、擦地板、擦家具或擦窗户）可以帮助我们锻炼身体。

第一周

第 8 天食谱

早餐
+ 1 杯脱脂酸奶 **PD**
+ 1 杯无糖菠萝块 **F** **F**
+ 零卡饮料

午餐
+ 火腿三明治 **PD** **C** **C**
  （ 2 片全麦面包夹 3 盎司瘦火腿、第戎芥末酱、生菜和番茄片 ）
+ 2 杯混合蔬菜沙拉 **V**
+ 2 汤匙脱脂法式酱汁 **Ft**
+ 零卡饮料

晚餐
+ 意大利面 **PD** **V** **V** **Ft** **C** **C**
  （ 先将 1 杯全麦意大利面煮熟，然后加入 1 杯蒸熟的胡萝卜、西蓝花和菜花，淋上 1 茶匙橄榄油，放 1/4 杯帕玛森干酪碎，搅拌均匀 ）
+ 1 个中等大小的橙子 **F**
+ 零卡饮料

加餐
+ 1 份喜欢的任何蔬菜 **V**
+ 4 汤匙脱脂酸奶油 **Ft**

Tips 营养小贴士

+ **饮料也有能量。** 喝饮料也会增加能量摄入。为了减少能量的摄入，可以选择低脂或脱脂牛奶，以及低卡果汁和无糖汽水。

+ **稀释果汁。** 用清水或苏打水来稀释果汁后饮用可以减少能量的摄入。也可以在白开水中加一点柠檬汁或酸橙来提味。

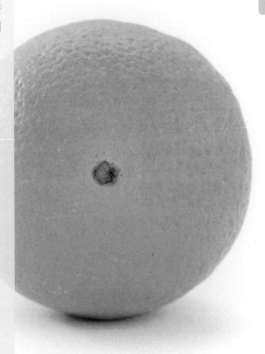

第 9 天食谱

V	蔬菜		PD	蛋白质 / 乳制品
F	水果		Ft	脂肪
C	碳水化合物		S	甜食

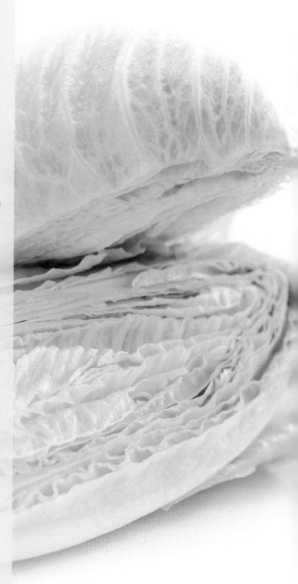

早餐

+ 水果冻酸奶 F PD

（将 1 杯低卡、无脂的香草酸奶与 1 杯你最喜欢的水果混合拌匀）

+ 1/2 个直径 3 英寸的全麦百吉饼 C

+ 3 汤匙脱脂奶油奶酪 Ft

+ 零卡饮料

午餐

+ 鸡肉卷 F C PD S

（将 2.5 盎司切碎的熟鸡肉混合 1 汤匙葡萄干、3 汤匙蔓越莓酱和生菜丝，一同卷入 1 个 6 英寸的玉米饼中）

+ 1 个番茄，1 杯黄瓜片 V V Ft

（用 1 茶匙橄榄油和小茴香调味）

+ 零卡饮料

晚餐

+ 3 盎司猪里脊肉 PD

（将猪里脊肉用 1/4 杯日式照烧酱腌 4 小时，定时翻动一下。腌好后烤猪里脊肉，不时翻面，直到猪里脊肉中心温度达到 65 ℃以上）

+ 1 杯芦笋 V V

+ 3 个红皮小土豆 C

+ 1 个小的全麦面包 C

+ 1 茶匙人造黄油 Ft

加餐

+ 1 份喜欢的任何水果 F

第二周

第 10 天食谱

早餐
+ 1/2 杯全麦麦片 C
+ 1 杯脱脂牛奶 PD
+ 1 个中等大小的橙子 F
+ 零卡饮料

午餐
+ 2 盎司低脂切达奶酪 PD
+ 8 小块全麦饼干 C
+ 1 杯胡萝卜 V V
+ 3 汤匙脱脂田园沙拉酱 Ft
+ 1 杯葡萄 F
+ 零卡饮料

晚餐
+ 3 盎司烤比目鱼（其他鱼类也可以）PD
+ 1 份糙米蔬菜饭 C V Ft
  制作方法见本页 √
+ 1 杯柠檬蒸西蓝花 V
+ 3/4 杯蓝莓 F
+ 零卡饮料

加餐
+ 30 小根椒盐卷饼棒 C
+ 4 汤匙脱脂酸奶油 Ft

> 请记住，你可以吃不限
> 份数的蔬菜和水果。

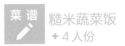 **菜谱** 糙米蔬菜饭
+ 4 人份

原料

橄榄油	1 汤匙
糙米	1 杯
低盐鸡汤（或水）	2 杯
大葱	4 小根，包括葱叶
红椒、绿椒或黄椒，芹菜，蘑菇，芦笋，豌豆，胡萝卜	一共 2 杯，切小块
柠檬汁	2 汤匙
黑胡椒粉和切碎的新鲜欧芹	适量，可选

制作步骤

1. 平底锅中倒入橄榄油，再倒入糙米，开中火，不停地搅拌，大约 2 分钟后改为小火，将鸡汤慢慢倒入锅内，盖上锅盖煮 30 分钟左右。

2. 大葱切成小段。

3. 米饭煮 30 分钟后，加入大葱、蔬菜和柠檬汁，搅拌均匀。盖上锅盖，继续煮 10~15 分钟，直到米饭变软，但仍然颗粒分明。

4. 加入黑胡椒粉和切碎的新鲜欧芹调味，即可食用。

第二周

第 11 天食谱

早餐
+ 1/2 个直径 3 英寸的全麦百吉饼 C
+ 1 ¹/₂ 汤匙果酱 S
+ 1 个大的葡萄柚 F F
+ 零卡饮料

午餐
+ 沙拉 V V PD Ft
（2 杯长叶生菜、1/4 杯切好的黄瓜丁、1/4 杯切好的红椒块、1/4 杯切好的胡萝卜粒、1/4 杯低脂菲达奶酪、1 片紫洋葱、2 片黑橄榄和 2 个希腊黄金椒混合，淋上 1 茶匙橄榄油和香醋提味）
+ 8 小块小麦饼干 C

晚餐
+ 火鸡汉堡 C C V PD PD Ft
（切开一块全麦面包，抹上 2 茶匙蛋黄酱，里面放入 3 盎司的烤火鸡肉饼配 1/2 个烤洋葱、生菜和番茄片）
+ 1 个中等大小的橙子 F
+ 零卡饮料

加餐
+ 1 份喜欢的任何水果 V
+ 2 汤匙脱脂田园沙拉酱 Ft

请记住，你可以吃不限份数的蔬菜和水果。

制定食谱小窍门

+ **保持食谱实用和简单。** 与此同时，不要放弃美味和乐趣。记住，如果要坚持你的计划，你必须先学会享受它。

+ **追求平衡。** 试着在每餐中分配 6 个种类的食物。为了每天吃够蔬菜，午餐和晚餐要吃至少 2 份蔬菜，或者你也可以把蔬菜作为白天的零食。

+ **不要以肉为主。** 除了米饭、其他全谷物类食物和面食外，你还应该多吃蔬菜和水果。

+ **保持灵活性。** 不要执着于每天保证准确的进食总量。考虑每周和前后几天的情况。如果你周一没有达到水果的目标量，那可以在周二额外增加 1 ~ 2 份水果。

第二周

第 12 天食谱

早餐

+ 蓝莓烤薄饼 F C Ft S

  （在直径 4 英寸的煎饼上放 3/4 杯蓝莓，再涂上 1 茶匙不含反式脂肪酸的人造黄油和 1 $\frac{1}{2}$ 汤匙的糖浆）
+ 1 杯脱脂牛奶 PD
+ 零卡饮料

午餐

+ 香蕉花生酱奶油百吉饼 F C C Ft Ft

  （将 1 汤匙花生酱涂在直径 3 英寸的全麦百吉饼上，上面再放一根切成薄片的小香蕉）
+ 4 小根芹菜 V
+ 1 杯脱脂酸奶 PD
+ 1 杯葡萄 F
+ 零卡饮料

晚餐

+ 1/4 份炒牛肉 PD V

  （锅中倒入 1 茶匙油，将蒜末和姜末炒香，然后加入 0.5 磅牛肉、葱、2 杯对角切开的青刀豆，翻炒均匀，再倒入 1/4 杯酱油，最后加入 2 汤匙玉米淀粉勾芡）
+ 1/3 杯糙米饭 C
+ 6 根蒸芦笋 V
+ 零卡饮料

加餐

+ 1 份喜欢的任何蔬菜 V

Tips 营养小贴士

+ **冷冻浆果。** 草莓、树莓、蓝莓等冷冻浆果可以用来代替新鲜浆果，但不要期望它们与新鲜浆果有相同的外观和品质。

+ **冷冻蔬菜。** 一般来说，新鲜蔬菜的口感和味道最佳，但如果你无法获得新鲜的蔬菜，也可以使用冷冻蔬菜。罐装蔬菜同样可以代替新鲜蔬菜，但要注意其中是否含有过多的盐或糖。

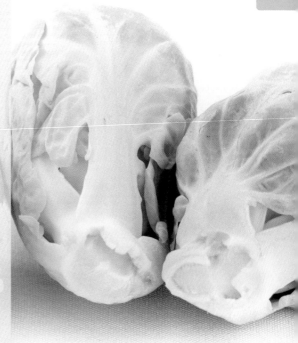

第 13 天食谱

V	蔬菜	PD	蛋白质 / 乳制品
F	水果	Ft	脂肪
C	碳水化合物	S	甜食

早餐
+ 1 片全麦吐司 C
+ 1 汤匙花生酱 Ft Ft
+ 1 个中等大小的橙子 F
+ 零卡饮料

午餐
+ 2/3 杯低脂农家干酪 PD
+ 1 $\frac{1}{2}$ 杯草莓 F
+ 8 块全麦饼干 C
+ 4 盎司低盐蔬菜汁 V
+ 零卡饮料

晚餐
+ 1 份烤鸡饭配洋葱和龙蒿 V V PD C C

  制作方法见本页 √
+ 2 茶匙不含反式脂肪酸的人造黄油 Ft
+ 2/3 杯青刀豆 V
+ 1 杯树莓 F
+ 零卡饮料

加餐
+ 1 杯脱脂酸奶 PD

菜谱 烤鸡饭配洋葱和龙蒿
+ 6 人份

原料

原料	
鸡胸肉	6 块
芹菜	1 $\frac{1}{2}$ 杯，切碎
珍珠洋葱	1 $\frac{1}{2}$ 杯
新鲜龙蒿	1 茶匙
无盐鸡汤	2 杯
干白葡萄酒	1 $\frac{1}{2}$ 杯
混合长谷粒和野米	1 包，加调料包

制作步骤

1. 烤箱预热至 150 ℃。

2. 鸡胸肉去皮，切成 0.5～1 英寸的小块。将鸡胸肉、芹菜、洋葱和龙蒿放入锅中，加入 1 杯无盐鸡汤，用中火加热大约 10 分钟，直到鸡胸肉和蔬菜变软，放在一边冷却备用。

3. 在烤盘中将葡萄酒和剩下的 1 杯无盐鸡汤混匀，加入混合米和调料包，浸泡 30 分钟。

4. 将煮熟的鸡胸肉和蔬菜放入烤盘，加盖，放入烤箱，烤 60 分钟。注意定时检查烤盘，如果米饭太干，需要加入更多的鸡汤。

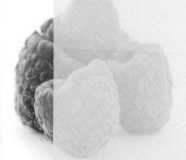

第二周

第 14 天食谱

第二周

早餐

+ 1/2 个大的葡萄柚
+ 1 片全麦吐司
+ 2 茶匙不含反式脂肪酸的人造黄油
+ 零卡饮料

午餐

+ 1 份西南沙拉 F V V Ft Ft PD
  （2 杯生菜丝，2.5 盎司切碎的熟鸡肉，1 杯切碎的青椒和洋葱，1/3 杯切块的菠萝，1/6 个牛油果，3 汤匙低卡西式沙拉酱，拌匀）
+ 零卡饮料

晚餐

+ 4 盎司蒸熟的大虾 PD
+ 2/3 杯糙米 C C
+ 1 ¹/₂ 杯蒸熟的意大利瓜和夏南瓜 V V
+ 1 个中等大小的桃子 F
+ 零卡饮料

加餐

+ 2 盎司低脂切达奶酪 PD
+ 8 块全麦饼干 C

请记住，你可以吃不限份数的蔬菜和水果。

Tips 营养小贴士

去骨、去皮的鸡肉是健康饮食中经常出现的食材。这里我们列出了一些简单的调味料来丰富你的食谱。

鸡肉调味料：

+ 烧烤酱
+ 辣椒酱
+ 咖喱粉
+ 第戎芥末酱和蜂蜜
+ 大蒜 – 香草或柠檬 – 香草混合物
+ 意大利调味料
+ 塔可调味料
+ 龙蒿和柠檬汁
+ 日式照烧酱或酱油

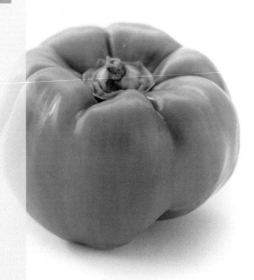

第 15 天食谱

早餐
+ 蓝莓麦芬蛋糕 C S
  制作方法见第 299 页 √
+ 1 杯脱脂酸奶 PD
+ 1 个中等大小的桃子 F
+ 零卡饮料

午餐
+ 火鸡皮塔饼 V C PD
  （1/2 个皮塔饼，3 盎司火鸡胸肉，1
  片生菜叶，1 片紫洋葱，1/2 个番茄，
  1/4 茶匙香醋）
+ 沙拉 V V F
  （2 杯芝麻菜，1/2 杯石榴，1/2 杯其
  他蔬菜，任选）
+ 零卡饮料

晚餐
+ 1 杯意面配肉丸和番茄酱 V V C
  P Ft
+ 1 个蒜香奶酪面包条 C P Ft
+ 零卡饮料

加餐
+ 1 个小的苹果 F
+ 1 ½ 茶匙花生酱 Ft

 小建议——如何保持自律

想象一个场景：你饿着肚子下班回家，却不知道晚饭该吃什么。你走进厨房，发现杂乱的灶台上放着一盘糖果。在这种情况下你会怎么做？

如果你猜你会忍不住吃糖果，那么恭喜你答对了。研究表明，我们的饮食环境——厨房里触手可及的食物——对我们的体重和整体健康都会产生影响。不管什么食物放在我们面前，我们都有很大的概率会去吃它。

改善饮食环境，这样可以帮助我们保持自律。

+ **摆一些新鲜果蔬。** 在餐桌上放一盘新鲜水果或蔬菜，让健康的食材成为你第一眼能看到的食物。
+ **放一些健康零食。** 放置一些小包的健康零食，如坚果、蔬菜干或水果干，这样可以保证你饿了的时候能很容易地找到它们。
+ **收起诱人的不健康零食。** 尽量不要让诱人的不健康零食出现在你的视线内，比如不要把糖果放在你能看见的地方，让它们远离你的视线。

第三周

第 16 天食谱

第三周

早餐

+ 鸡蛋菠菜三明治 C PD PD

  （1 个鸡蛋、1/4 杯菠菜、2 片番茄夹在 1 块全麦英式麦芬中间）
+ 2 个小柑橘 F
+ 零卡饮料

午餐

+ 西南卷 V V C PD Ft

  （将 2.5 盎司鸡丝、1/4 杯甜椒、1/2 杯生菜、1/4 杯洋葱、1/4 杯莎莎酱、1/6 个牛油果放在一个 6 英寸的全麦墨西哥薄饼上，卷起来）
+ 烤胡桃南瓜条 V F

  制作方法见第 306 页 √
+ 1/2 杯芒果丁 F
+ 零卡饮料

晚餐

+ 3 盎司烤鳕鱼（或者其他鱼类也可以）

  PD
+ 3 个红皮小土豆 C
+ 1 1/2 茶匙人造黄油 Ft F
+ 2/3 杯烤青刀豆，1/2 杯水果番茄 V V
+ 零卡饮料

加餐

+ 15 个樱桃 F

请记住，你可以吃不限份数的蔬菜和水果。

让身体保持水分充足的 5 个方法

每天喝足够的水可以降低脱水的风险。保持充足的水分也可以让你感到更有活力，减少你的饥饿感。

至于你每天需要喝多少水，这取决于很多因素，包括你的体型和健康状况、运动量，以及你的住所位置等。

一个普遍的经验是，每人每天需要喝 8 杯水，每杯 8 盎司。这个量很容易记住，而且接近于卫生机构推荐的喝水量。

以下 5 个方法可以确保你每天喝足量的水。

1. 随身携带一个水瓶。

2. 记住，运动前、中、后都要喝水。

3. 记住，饭前、吃饭时和饭后都要喝水。

4. 在水中加入水果，可以让你更愿意喝水，也更有利于提神。

5. 设置一个计时器来提醒你喝水。

第 17 天食谱

V	蔬菜	PD	蛋白质 / 乳制品
F	水果	Ft	脂肪
C	碳水化合物	S	甜食

早餐

+ 1 片全麦吐司 C
+ 1 ½ 茶匙花生酱 Ft
+ 1 杯蓝莓 F
+ 零卡饮料

午餐

+ 火鸡奶酪三明治 C C PD
  （2 片全麦面包，2 盎司火鸡肉，1 盎司低脂瑞士奶酪，1 茶匙第戎芥末酱）
+ 沙拉 V V
  （2 杯混合绿色蔬菜，1/2 个番茄切片，1/4 个黄瓜切片，1/4 个紫洋葱切片）
+ 2 汤匙脱脂法式酱汁 Ft
+ 1 个小的苹果 F
+ 零卡饮料

晚餐

+ 第戎芥末帕玛森干酪烤三文鱼 PD PD Ft
  制作方法见第 307 页 √
+ 1/2 杯烤芦笋和 1 杯蘑菇 V V
+ 1/2 杯野米饭 C
+ 零卡饮料

加餐

+ 1 个小的梨 F

请记住，你可以吃不限份数的蔬菜和水果。

Tips 营养小贴士

坚果酱是由各种坚果加工而成的果酱，花生酱是较常见的一种果酱。其他坚果也可以用来做酱，如核桃、杏仁和开心果等。

大多数杂货店里都有坚果酱，当然你也可以把你最喜欢的坚果放到料理机里做成符合你自己口味的坚果酱。

+ 花生酱。它含有丰富的蛋白质，每 2 汤匙含 7 克蛋白质。
+ 核桃酱。它含有大量健康的 ω-3 脂肪酸，可以帮助减少炎症和患心脏病的风险。
+ 杏仁酱。与其他坚果相比，杏仁的纤维含量高，饱和脂肪酸含量低。
+ 开心果酱。开心果含有大量被称为叶黄素的抗氧化剂，可以降低患心脏病的风险。

第三周

第 18 天食谱

早餐

+ 1 杯脱脂酸奶 **PD**
+ 1 ½ 杯草莓 **F**
+ 1/2 个全麦英式麦芬 **C**
+ 1 ½ 茶匙花生酱 **Ft**
+ 零卡饮料

午餐

+ 3 盎司素汉堡肉饼 **PD**
+ 1 个加生菜、洋葱和番茄的全麦面包 **C**
+ 1 茶匙蛋黄酱 **Ft**
+ 烤蔬菜 **V** **Ft**
  制作方法见 308 页 √
+ 1 杯哈密瓜 **F**
+ 零卡饮料

晚餐

+ 1 片（相当于 1/9 块中等大小）芝士比萨 **V** **C** **PD** **Ft**
+ 2 杯沙拉配 1/2 杯蔬菜碎 **V** **Ft**
+ 2 汤匙脱脂意式酱汁 **Ft**
+ 1 杯葡萄 **F**
+ 零卡饮料

加餐

+ 3 杯原味空气爆米花 **C**

Tips 营养小贴士

你可能听说过"古老谷物"这个词，那么什么是古老谷物呢？它们都是天然的谷物，在过去的几百年里没有发生大的变化，包括全麦和野米。然而，许多人在提到古老谷物的时候会想到其他谷物产品，比如藜麦、籽粒苋、法老小麦、蓝玉米和单粒小麦。

全谷物和全谷物制品，包括全麦面包和全麦意大利面，与一些不太为人所知的古老谷物一样健康。

为了增加饮食的多样性，可以在你的饮食中尝试增加一些古老谷物！

第三周

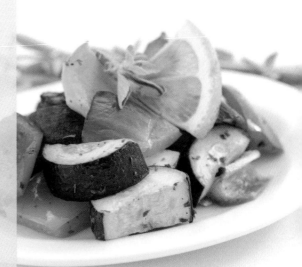

V	蔬菜	PD	蛋白质 / 乳制品
F	水果	Ft	脂肪
C	碳水化合物	S	甜食

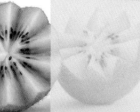

第三周

早餐

+ 西式煎蛋卷 V PD

（1 个鸡蛋，1/4 杯洋葱碎，1/2 个青椒切碎，1/4 杯蘑菇）

+ 1/2 个全麦百吉饼 C
+ 3 汤匙脱脂奶油奶酪 Ft
+ 1 个小的橘子 F
+ 零卡饮料

午餐

+ 香蕉花生酱三明治 F C C Ft Ft

（2 片全麦面包，1 汤匙花生酱，1 根小的香蕉）

+ 1 杯甜豌豆 V F
+ 2/3 杯低脂农家干酪 PD
+ 零卡饮料

晚餐

+ 2.5 盎司烤鸡胸肉 PD
+ 烤红椒菠萝沙拉 V F

制作方法见第 303 页 √

+ 1/3 杯糙米饭 C
+ 1/2 杯球芽甘蓝 V
+ 零卡饮料

加餐

+ 1 个大的奇异果 F

Tips 营养小贴士

厨房中交叉利用的食材指的是那些在很多食谱中都可以使用的食材。使用这些食材可以节省时间，同时也可以充分利用每一种食材，减少浪费。

交叉利用食材的一个例子是提前准备调味料混合物，这样你可以在需要的时候直接使用。可以将调味料混合物储存在密封的容器中。

下面来介绍其中一种调味料的配方。其他调味料的配方在第 201 页有具体的介绍。

西南墨西哥煎玉米卷调味料

+ 12 人份（1 份 = 1 汤匙）

3 汤匙甜椒粉

3 汤匙孜然粉

1 $\frac{1}{2}$ 汤匙大蒜粉

1 $\frac{1}{2}$ 汤匙洋葱粉

1 $\frac{1}{2}$ 汤匙盐

1 汤匙胡椒粉

1 汤匙牛至叶

1 汤匙辣椒粉

第 20 天食谱

早餐

+ 3/4 杯全麦麦片 C C
+ 1 根小的香蕉 F
+ 零卡饮料

午餐

+ 沙拉 V V V PD PD
  （2 杯长叶生菜，1/4 个洋葱，1/4 杯
  蘑菇，1 个中等大小的番茄，1 个水
  煮蛋，1/2 杯切达奶酪碎）
+ 1 块全麦小圆面包 C
+ 1 ¹⁄₂ 茶匙黄油 Ft F
+ 1/2 杯菠萝块 F
+ 零卡饮料

晚餐

+ 3 盎司烤扇贝 PD 配 1 茶匙橄榄油 Ft
+ 蒜香菜花土豆泥 V C F
  制作方法见第 311 页 √
+ 1/2 杯甜菜 V
+ 零卡饮料

加餐

+ 2 个李子 F
+ 8 块小麦饼干 C

> 请记住，你可以吃不限
> 份数的蔬菜和水果。

小建议——如何保持自律

很多时候我们吃东西的原因都与饥饿无关。吃东西也许是因为心烦意乱、沮丧、紧张或无聊，或者只是因为吃已经成为一种条件反射——喝咖啡、乘车或看电影时的一种自发行为。

在伸手去拿零食之前，你可以尝试问问自己："我真的饿了吗?"

饥饿的迹象和症状包括：

+ 饥饿感，肚子叫；
+ 胃里出现空的感觉；
+ 胃部感觉不适。

第三周

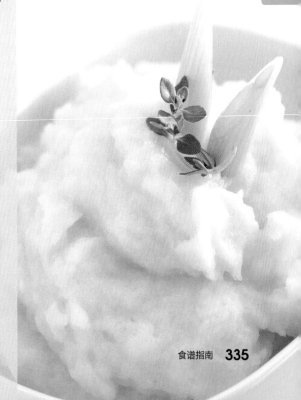

第 21 天食谱

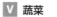

V 蔬菜	**PD** 蛋白质 / 乳制品
F 水果	**Ft** 脂肪
C 碳水化合物	**S** 甜食

早餐

+ 1 杯全麦早餐燕麦片 **C** **C**
+ 1 杯脱脂牛奶 **PD**
+ 1 杯黑莓 **F**
+ 零卡饮料

午餐

+ 鸡肉沙拉三明治 **C** **PD** **Ft** **Ft**
  制作方法见第 305 页 √
+ 1/2 杯水果胡萝卜 **V**
+ 4 小根芹菜茎 **V**
+ 1 杯蜜瓜 **F**
+ 零卡饮料

晚餐

+ 无骨猪排 **PD**
  （用 1/2 茶匙黑胡椒粉、1/2 茶匙孜然
  粉、1/2 茶匙香菜、1/2 茶匙辣椒粉、
  1/4 茶匙大蒜粉、1/4 茶匙盐拌匀）
+ 3/4 杯烤意大利瓜 **V**
+ 1 茶匙人造黄油 **Ft**
+ 1 个小的、撒了肉桂粉的烤苹果 **F**
+ 零卡饮料

加餐

+ 1/4 杯沙拉 **V**
+ 4 片全麦皮塔饼 **C**

Tips 营养小贴士

烤苹果的步骤：

1. 选择一个甜而硬的苹果，削皮、去核，切成楔形。

2. 把楔形苹果块放置在烤盘中，挤上柠檬汁。

3. 烤盘距热源 8 英寸左右，加热 6 ~ 8 分钟，直到苹果变软。

4. 将苹果从烤箱中取出，撒上肉桂粉。

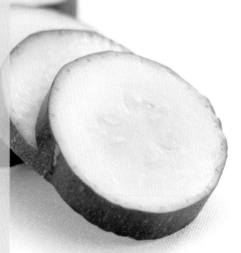

第 22 天食谱

早餐
+ 番茄罗勒意式烘蛋 PD
  制作方法见第 301 页 ✓
+ 1 片全麦吐司 C
+ 2 茶匙蛋黄酱 Ft
+ 3/4 杯混合浆果 F
+ 5.5 盎司低盐蔬菜汁 V

午餐
+ 1/4 份西南鸡肉配意大利面 V V C
  PD Ft
  制作方法见本页 ✓
+ 1 个苹果 F
+ 零卡饮料

晚餐
+ 鲜虾玉米脆饼 V F C PD F
  制作方法见第 304 页 ✓
+ 1/4 杯牛油果沙拉 F
  （1 个牛油果切块，2 个罗马番茄切碎，
  1/8 个紫洋葱切碎，1 汤匙香菜切碎，
  1 瓣蒜切碎。将以上食材放入一个中
  等大小的碗中，搅拌均匀，再将酸橙
  汁倒入碗中，用胡椒粉和盐调味）
+ 2 个小柑橘 F
+ 零卡饮料

加餐
+ 3 杯空气爆米花 C

请记住，你可以吃不限
份数的蔬菜和水果。

 菜 谱 西南鸡肉配意大利面
+6 人份

原料

原料	
意大利面	1 杯
鸡胸肉	2 块（4 盎司），去皮
莎莎酱	1/4 杯
番茄酱	1 $\frac{1}{2}$ 杯（无盐）
大蒜粉	1/8 茶匙
孜然粉	1 茶匙
辣椒粉	1/2 茶匙
黑豆	1/2 杯，罐装，洗净沥干
玉米粒	1/2 杯，罐装或新鲜
科尔比杰克奶酪	1/4 杯，切碎
牛油果	1/6 个

制作步骤

1. 意大利面煮软。

2. 鸡胸肉炒至褐色，然后煮 10 分钟左右至熟透。稍放凉后，将鸡胸肉切成小方块。

3. 把煮好的意大利面、鸡胸肉和所有配料放在一起搅拌均匀，最后加入牛油果。

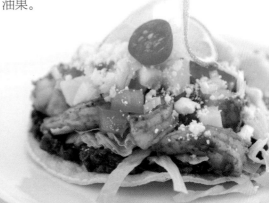

第 23 天食谱

早餐

+ 冰镇燕麦粥 F C PD Ft

（碗中加入 1/4 杯燕麦片、1/3 杯脱脂牛奶、1/4 杯脱脂原味希腊酸奶、1 1/2 茶匙奇亚籽、1/4 杯无糖苹果酱、1/4 杯苹果丁、1/4 茶匙肉桂粉、1 茶匙蜂蜜，混合均匀，放入冰箱冷藏一晚，早上食用）

+ 零卡饮料

午餐

+ 番茄罗勒皮塔饼 V C PD

（1/2 个全麦皮塔饼，夹入 1 盎司马苏里拉奶酪、1 片长叶生菜、3 片新鲜罗勒叶、1 片番茄、1 片紫洋葱，再用盐和胡椒粉调味）

+ 1 杯甜豌豆 V
+ 1 个桃子 F
+ 零卡饮料

晚餐

+ 烤鸡肉拌沙拉 V C PD Ft
  制作方法见第 302 页 √
+ 1 个全麦面包 C
+ 2 茶匙人造黄油 Ft
+ 1 根香蕉 F
+ 零卡饮料

加餐

+ 任选 1 份蔬菜 V

Tips 营养小贴士

奇亚籽是一种可食用的种子，来自沙漠植物西班牙鼠尾草。这种植物生长在中美洲和南美洲，可以追溯到玛雅文化和阿兹特克文化时代。

这些种子在食谱中很常见，因为它们含有 ω-3 脂肪酸、碳水化合物、膳食纤维、蛋白质和抗氧化剂。1 汤匙奇亚籽含有 60 千卡能量（其中 40 千卡能量来自有益心脏的脂肪）和 5 克膳食纤维，这是女性每日所需膳食纤维量的 20%，男性每日所需膳食纤维量的 14%。奇亚籽有一种温和的坚果味，会给谷物、酸奶和冰沙增加一种脆脆的口感，可以与液体混合形成凝胶，类似于木薯粉布丁。奇亚籽被普遍用于制作果酱、谷物、烘焙食品、布丁和饮料等。

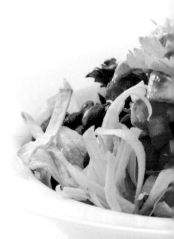

第四周

第 24 天食谱

早餐
+ 1/2 杯全麦英式麦芬配水煮蛋白，1 片番茄，1/4 杯菠菜叶 V C C PD
+ 1 杯蜜瓜块 F
+ 零卡饮料

午餐
+ 1/2 个火鸡肉三明治 V C PD Ft
  （1 片全麦面包，4 盎司火鸡肉，1 片长叶生菜，1 片番茄，2 茶匙蛋黄酱）
+ 1 个小的苹果 F
+ 零卡饮料

晚餐
+ 西南玉米饼沙拉 V V C PD P Ft Ft
  制作方法见本页 √
+ 1/4 杯莎莎酱 V
+ 零卡饮料

加餐
+ 1 个小的梨 F

请记住，你可以吃不限份数的蔬菜和水果。

菜谱 西南玉米饼沙拉
+ 1 人份

原料

原料	用量
藜麦	1/4 杯
纯净水	1/2 杯
甜椒	1 杯，切碎
墨西哥钟形青椒	1 个，切碎
火鸡胸肉	3 盎司
黑豆	1/4 杯
墨西哥煎玉米卷调味料	1 汤匙，低盐
酸橙汁	2 茶匙
长叶生菜	1 杯，切碎
切达奶酪	2 汤匙，切碎
牛油果	1/6 个
酸奶油	2 汤匙

制作步骤

1. 根据包装说明，用半杯水煮藜麦。

2. 小锅中喷一些烹饪喷雾剂，放入甜椒和青椒，炒香备用。

3. 火鸡胸肉煎至熟透。加入黑豆、调味料、酸橙汁和煮好的藜麦。

4. 生菜放入碗里，再倒入鸡胸肉混合物，然后倒入炒好的甜椒和青椒、切达奶酪、牛油果和酸奶油。

第 25 天食谱

V	蔬菜	PD	蛋白质 / 乳制品
F	水果	Ft	脂肪
C	碳水化合物	S	甜食

早餐
+ 3/4 杯燕麦片 C
+ 1 杯脱脂牛奶 PD
+ 1 根香蕉 F
+ 零卡饮料

午餐
+ 金枪鱼沙拉皮塔饼 V C PD Ft
  （将 2 罐 6 盎司的金枪鱼罐头、1/2
  杯芹菜碎、2 茶匙柠檬汁、1/4 杯低
  脂蛋黄酱混合。以上混合物取 1/4 放
  在 1/2 张皮塔饼上，再放上生菜叶、
  番茄片和洋葱片）
+ 1 杯葡萄 F
+ 零卡饮料

晚餐
+ 帕玛森干酪鸡 C PD
  制作方法见本页 √
+ 1/2 杯全麦意面配
  1/3 杯番茄酱 V C
+ 1/2 个烤意大利瓜配
  1 茶匙橄榄油 V Ft
+ 1 1/2 杯西瓜块 F
+ 零卡饮料

加餐
+ 任选 1 份蔬菜 V
+ 3 汤匙脱脂田园沙拉酱 Ft

请记住，你可以吃不限
份数的蔬菜和水果。

菜 谱 帕玛森干酪鸡
+ 4 人份

原料

鸡胸肉	4 块（3 盎司）
蛋清液	2 个鸡蛋
日式面包屑	1 杯
帕玛森干酪	1/2 杯
干罗勒	2 茶匙
干牛至叶	2 茶匙
大蒜粉	1 茶匙
洋葱粉	1 茶匙
脱脂马苏里拉芝士	1/4 杯
杂菜	2 杯

制作步骤

1. 烤箱预热至 190 ℃。

2. 把鸡胸肉切成 0.25 英寸的小片，备用。

3. 将蛋清液放入小碗中。

4. 将面包屑、帕玛森干酪、罗勒、牛
至叶、大蒜粉和洋葱粉放入料理机搅打
均匀。将混合物倒入另一个碗中。

5. 在烤盘上喷烹饪喷雾剂。鸡胸肉片
裹蛋清，再裹步骤 4 的混合物，放烤盘
上，烤 15～20 分钟，直到鸡胸肉表面
呈金黄色。

6. 在鸡胸肉上面撒马苏里拉芝士和杂
菜。放回烤箱，烤至芝士融化。

第四周

第 26 天食谱

早餐

+ 南瓜麦芬蛋糕 C PD S
  制作方法见本页 √
+ 1/2 杯菠萝丁 F
+ 零卡饮料

午餐

+ 前一天晚餐剩下的帕玛森干酪鸡 C PD
+ 4 根中等大小的芹菜茎 V
+ 3/4 杯橘子 F
+ 零卡饮料

晚餐

+ 澳洲坚果煎鱼片 C PD Ft Ft Ft
  制作方法见第 312 页 √
+ 2/3 杯青刀豆 V
+ 1 个小的烤土豆配 1 杯蒸西蓝花和
  1/4 杯莎莎酱 V V C
+ 零卡饮料

加餐

+ 1 杯蜜瓜丁 F
+ 4 块小麦饼干 C

 菜谱 南瓜麦芬蛋糕
+ 14 人份

原料

原料	用量
南瓜块	2 杯
原味脱脂希腊酸奶	2 杯
鸡蛋	2 个
植物油	1/4 杯
香草精	1 茶匙
面粉	$2\frac{1}{2}$ 杯
糖	$1\frac{1}{2}$ 杯
肉桂粉	$1\frac{1}{2}$ 茶匙
小苏打	1 茶匙
丁香粉	1 茶匙
盐	1/4 茶匙

制作步骤

1. 烤箱预热至 180 ℃。

2. 在蛋糕模具上喷一些烹饪喷雾剂。

3. 取一个大碗，将南瓜、酸奶、鸡蛋、植物油和香草精混合。

4. 另取一个碗，将面粉、糖、肉桂粉、小苏打、丁香粉和盐混合。

5. 将两个碗中的干湿食材混合，用搅拌器慢慢地搅拌均匀。

6. 将 1/4 杯混合物倒入蛋糕模具中，放入烤箱烤 25～30 分钟。

第 27 天食谱

V 蔬菜		**PD** 蛋白质 / 乳制品	
F 水果		**Ft** 脂肪	
C 碳水化合物		**S** 甜食	

早餐

+ 牛奶燕麦（半杯熟麦片、1 杯牛奶）
  配 2 汤匙葡萄干 **C** **PD** **F**
+ 1/4 杯芒果 **F**
+ 零卡饮料

午餐

+ 藜麦饼 **C** **P** **Ft**
  制作方法见第 309 页 √
+ 沙拉 **V** **V** **F** **Ft**
  （2 杯沙拉菜，8 个小番茄，1/4 杯甜
  椒切片，1/2 杯草莓切片，4 汤匙脱
  脂意式酱汁）
+ 零卡饮料

晚餐

+ 皮塔比萨 **V** **C** **C** **PD** **Ft**
  制作方法见本页 √
+ 3/4 杯混合水果 **F**
+ 零卡饮料

加餐

+ 1 杯切片的甜椒 **V**
+ 2 汤匙鹰嘴豆泥 **P**

> 请记住，你可以吃不限
> 份数的蔬菜和水果。

菜谱 皮塔比萨
+2 人份

原料

全麦皮塔饼	1 个，对半切
海员沙司	半杯
紫洋葱	1/4 杯，切碎
蘑菇	1/4 杯，切片
菠萝	1/4 杯，切块
甜椒	1/4 杯，切块
马苏里拉奶酪	4 汤匙，部分脱脂
菲达奶酪	1/4 杯，低脂
火鸡培根	2 片

制作步骤

1. 烤箱预热至 190 ℃。
2. 烤盘上喷一些烹饪喷雾剂，然后放上皮塔饼。
3. 将半杯海员沙司抹在皮塔饼上，其他食材放在皮塔饼上。
4. 烤盘放入烤箱，烤 15～20 分钟，直到奶酪变成金黄色。

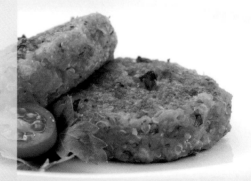

早餐

+ 1 份炒蛋配 1/4 杯莎莎酱 **V** **PD**
+ 2 片全麦吐司 **C** **C**
+ 2 茶匙人造黄油 **Ft**
+ 1 个橙子 **F**
+ 零卡饮料

午餐

+ 烤牛肉卷 **V** **C** **PD** **Ft**
（2 盎司烤牛肉放在 6 英寸薄饼上，上面再放 1 杯甜椒片、黄瓜片和洋葱片，最后浇上 2 汤匙意式酱汁）
+ 15 个樱桃 **F**
+ 零卡饮料

晚餐

+ 3 盎司烤三文鱼片 **PD** **Ft**
+ 1 杯炒蔬菜饭 **V** **V** **C**
（混合 1 杯糙米与 2 1/4 杯水，煮熟。分别将 2 杯洋葱、2 杯胡萝卜和 2 杯芦笋切碎。再剁碎 1 1/2 杯芹菜和 2 汤匙百里香。在不粘锅中加入 1 1/2 汤匙橄榄油，油热后放入蔬菜碎炒到变软，然后加入米饭、百里香和 1 茶匙盐，拌匀）
+ 零卡饮料

加餐

+ 绿色冰沙 **F**
制作方法见第 300 页 √

Tips 营养小贴士

你可以在不添加脂肪、盐或糖的情况下提升食物的风味。香草和香料可以使食物增色、增香，同时保证风味。

1. 罗勒。 一种有甜甜的丁香味道的草本植物，最适合与意大利食物搭配，尤其是意式小番茄。

2. 月桂叶。 一种辛辣的、带有些许肉桂味道的草本植物，最好用在炖菜和汤中。

3. 葛缕子。 带有坚果和甘草味道的种子，最适合与甜菜、卷心菜、胡萝卜和芜菁一起食用。

4. 辣椒粉。 由红辣椒、孜然、牛至叶和其他草本植物及香料混合研磨而成。

5. 香葱。 洋葱科的一种，有淡淡的洋葱味，最适合搭配烤土豆、煎蛋卷、海鲜和肉类。

第四周

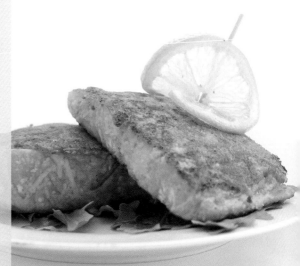

Mayo Clinic 科普译丛

糖尿病饮食生活日志

The Mayo Clinic Diabetes Diet Journal

北京科学技术出版社

目录

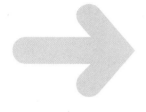

在日志中，你会发现这个符号，它意味着你可以在《糖尿病饮食生活》一书中获得更深入的信息。

欢迎来到《糖尿病饮食生活日志》
——一个实用且方便的工具，作为《糖尿病饮食生活》的辅助。

你是不是认为做饮食和运动的记录是一件很麻烦的事，而且很难坚持？

《糖尿病饮食生活日志》能帮助你做出改变。日志中的步骤指导能帮你完成第一个10周的Mayo Clinic糖尿病饮食。你可以使用简单的表格来记录每天的食物、运动，以及每天的血糖水平。此外，完成这本日志还需要你发挥以下的能力。

从以前的经验中学习

每周通过回顾来评估你前几周的表现，并思考该如何改进。

为下周做计划

一系列专用的计划工具可以给予你极大的帮助，并允许你根据从回顾中学到的经验调整计划。

这些特点结合起来，使减重和控制血糖的过程更个体化、更令人愉悦，最终更容易成功。在10周的日志记录中获得的知识可以让你拥有一生的健康。

下面是关于《糖尿病饮食生活日志》内容的简述。

❶ 开始

理清你减重的动机，开始执行Mayo Clinic糖尿病饮食计划并记录日志。如果你找到动力且准备好了，选择一天开始，确定你想达到的目标体重。你需要记录基本的信息，作为这段旅程的起点。

❷ 体重记录

在这里输入你每周的体重，并追踪你从第一天到现在减掉了多少体重。使用日志时要不断更新体重记录。

❸ 减重！

这一部分安排了最初两周快速开始时的部分饮食。

习惯追踪表

勾选追踪表中的复选框，跟进你养成5个好习惯、改掉5个旧习惯和追加5个新习惯的完成情况。每天更新追踪表。

每日记录

在减重的第1天到第14天，记录你吃的所有食物和做的所有运动，还要记录你的每日血糖数据。每天记录有助于你保持积极性，提高参与度。

回顾

评估你在减重中的表现并为过渡到下一个阶段做好准备。

❹ 持续！

本部分将指导你完成Mayo Clinic糖尿病饮食的"持续！"阶段。在接下来的8周内，每周使用以下的工具。

计划表

在每周的开始，安排好你的日程并提前为即将到来的活动做计划。

一周概况。通过安排饮食、运动时间和其他活动的日程，创建下周的行程表。

饮食计划。分析饮食结构以检查它们是否符合你的金字塔食物份数摄取目标。

此工具虽不是必需的，却很有帮助。

菜单和食谱。每周根据一份菜单样本来指导或激励自己制定新菜单。

购物清单。提前为你下周的菜单编辑一份购物清单。

每日记录

把你吃的食物和做的一切活动，以及血糖数据都记录下来，就像你在"减重！"阶段做的那样。但是现在，你还可以额外记录金字塔食物份数。

回顾

每周末评估你的进展，总结一下上周做得好的地方和做得不好的地方，并考虑如何调整和改进计划。

减重动机

减重的原因可能有很多。你在身体和情感上都准备好了吗？花点时间考虑一下你的减重动机，以及它们为什么重要。见《糖尿病饮食生活》第19页。

动机：

为什么重要：

动机：

为什么重要：

动机：

为什么重要：

动机：

为什么重要：

起点

你有动力吗？你的减重目标现实吗？现在是你人生中开始一个新挑战的好时机吗？如果你的答案是肯定的，那么现在也许就是你开始减重的好时机。📖 见《糖尿病饮食生活》第20页。

开始日期

选择一个你能集中精力并且你的日程安排不太紧凑的时间。每个人的生活都有一定的压力，某些时候开始减重会比其他时候更好。

起始体重

在开始的第1天一定要称体重，并在左边的方框里记下这个数字。同时在日志第10页的"体重记录"中写上你的起始体重。

目标体重

你想减重多少？在左边的方框中输入你的目标体重。你认为这个目标现实吗？对许多人来说，合理的目标是减掉大约10%的体重。一般来说，这一数值是可以实现的。

身体质量指数

身体质量指数（BMI）同时考虑了体重和身高。参考BMI表，在左边的方框中记录你的BMI。
📖 见《糖尿病饮食生活》第153页。

腰围

用一根柔软的卷尺在髋骨的最高点正上方围绕身体一圈进行测量。将结果记录在左边的方框内。
📖 见《糖尿病饮食生活》第154页。

空腹血糖平均值

记下3天的早晨空腹血糖，取平均值，把结果记录在左边的方框里。

糖化血红蛋白

这个检查显示的是你过去两三个月的平均血糖水平。从你的医生那里拿到最新的数据，记录在左边的方框里。

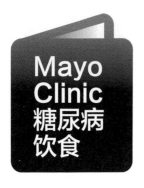

Mayo Clinic 糖尿病饮食

你对减重计划的基本原则有疑问吗？
你可以在《糖尿病饮食生活》中找到答案。

右边列出一些人们在健康饮食、运动和减重中常见的问题。每个问题后面列出的页码，就是《糖尿病饮食生活》中答案的所在之处。

基础问题

什么是 Mayo Clinic 健康体重金字塔?	第 170~185 页
什么是健康体重?	第 152 页
什么是每日能量目标?	第 91 页
什么是每日食物份数目标?	第 93 页
一份是多少?	第 96 页

健康饮食

如何制定每周食谱?	第 100~117 页
什么是健康的购物策略?	第 188 页
各种食物的份数是多少?	第 270~297 页
如何排除减重障碍?	第 248 ~ 269 页

运动

如何开始运动?	第 118~127、226~232 页
运动时会消耗多少能量?	第 233 页
如何增加运动量?	第 228 页
如何制订一个合理的运动计划?	第 228~232 页

行为

如何设定目标?	第 89 页
如何改变行为?	第 216~225 页
如何保持减重的动力?	第 241 页
出现失误时怎么办?	第 234~247 页

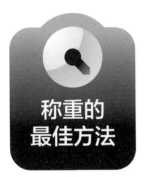

称重的最佳方法

根据《糖尿病饮食生活》，你每周至少要称一次体重。把结果写在你的体重记录里。

你应该多久称一次体重？要看具体情况。称重太过频繁会让你为每天轻微的体重变化而烦忧。称重频率太低可能表明你没有集中精力，没有充分参与到你的减重计划中。

最好的做法是每周称一次体重。如果你觉得需要更频繁一些—— 一周称重几次，甚至每天称重一次，那也没关系，只是你要记住，发生在数周或数月内的长期体重变化趋势通常比每天的变化更重要。

每周坚持同样的称重方法。把称重固定安排在某天中的某个时间，并努力坚持这个习惯。除了让你的体重记录提供更统一的结果外，这样做也有助于让你持续参与到你的减重计划中。

你需要在Mayo Clinic糖尿病饮食的开始日称体重。重要的是你要在日志中的两个位置记录你的起始体重：

√ 体重记录（第10页）
√ 每日记录的第1天（第18页）

你会在每周的第7天被提醒称体重并记录。你还将继续更新并在体重记录中展示你的进展。

通过称重来回顾你的减重进展。当你达到目标体重时一定要奖励自己。如果你达不到目标，也不要对自己太苛刻，找出可能的不利因素，并考虑如何避免。

体重记录

起始体重

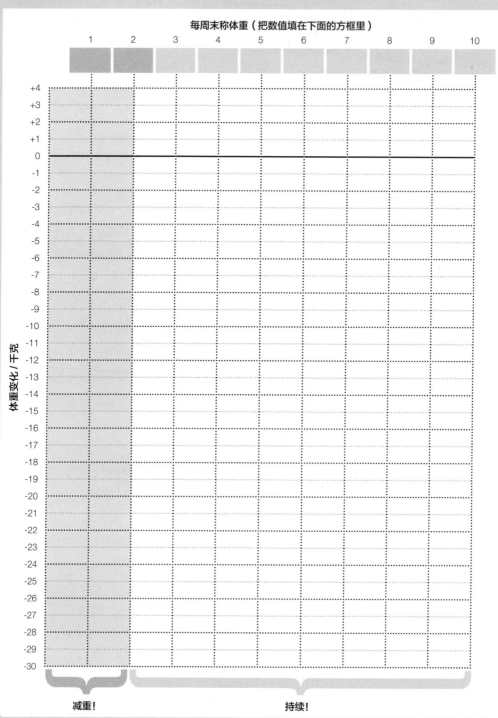

每周末称体重（把数值填在下面的方框里）

体重变化 / 千克

减重!

持续!

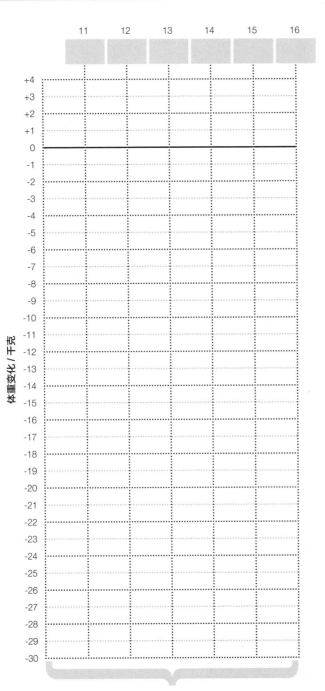

用法说明：

1. 把你的起始体重写在表格左上方的方框里。
2. 每周末称重后，将你当前的体重写在相应那周下的方框里。
3. 用你的起始体重减去你现在的体重，计算你的体重变化。
4. 把你每周的体重变化在表中做出标记。
5. 将这些标记连接起来，即可看出你的减重趋势。

减重！

这部分内容旨在帮助你在两周内安全减重，以助力你的减重计划。在这段时间里，你还需要监测自己的血糖。

如何记录

❶ 每天都设定一个现实可行的目标。

❷ 记录你花在运动上的时间。运动至少应是中等强度，且持续5分钟或更长时间。

❸ 记录你在一天中吃的所有食物，包括种类和数量（在大多数情况下，你可以估算）。

❹ 每天记录2次血糖：晨起空腹血糖和晚餐前血糖。血糖的测量间隔是很个体化的，你需要按照医生的建议去做。

❺ 每天记录习惯追踪表，以确认养成5个好习惯、改掉5个旧习惯和追加5个新习惯的完成情况。

❻ 在第7天和第14天，合计一下习惯追踪表的行和列。这可能有助于你发现问题并改进计划。

❼ 第14天，用回顾来评估你"减重！"阶段的进展，为转变到"持续！"阶段做好准备。

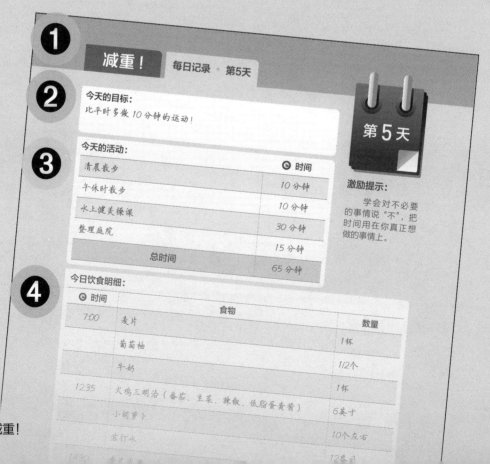

减重！

习惯追踪表　记录你成功养成的、改掉的和追加的习惯

第1周习惯追踪表

做到了就打 ✔	第1天	第2天	第3天	第4天	第5天	第6天	第7天	总计
养成5个好习惯				✔		✔	✔	5
1. 吃健康的早餐	✔	✔		✔		✔	✔	5
2. 吃蔬菜和水果	✔	✔	✔			✔	✔	5
3. 吃全谷物食物	✔		✔	✔	✔		✔	6
4. 吃健康的脂肪	✔				✔	✔	✔	5
5. 运动	✔			✔				
改掉5个旧习惯						✔	✔	3
1. 吃东西时不看电视				✔		✔		6
2. 戒糖								

⑤ **⑥**

减重！

回顾　重新审视如何减重

⑦

我的起始体重	185
我今天的体重	177
我的体重变化	8

我感觉：
- ✔ 太棒了
- ○ 很好
- ○ 一般般
- ○ 有点灰心
- ○ 想放弃

减重带来的结果：
- ○ 远远超出我的预期
- ✔ 比我想象的要好
- ○ 达到了我的预期
- ○ 没有我想象的那么好
- ○ 远远低于我的预期

习惯追踪记录评估：

第几天

	1	2	3	4	5	6	7	8	9	10	11	12	13
15													
14													
13													

第1周习惯追踪表								
做到了就打 ✔	第1天	第2天	第3天	第4天	第5天	第6天	第7天	总计
养成5个好习惯								
1. 吃健康的早餐								
2. 吃蔬菜和水果								
3. 吃全谷物食物								
4. 吃健康的脂肪								
5. 运动								
改掉5个旧习惯								
1. 吃东西时不看电视								
2. 戒糖								
3. 不吃零食								
4. 吃适量的肉和乳制品								
5. 不到餐馆就餐								
追加5个新习惯								
1. 对食物进行记录								
2. 对日常活动进行记录								
3. 多运动								
4. 吃"真正的食物"								
5. 设定每日目标								
总计								

用法说明：

1. 每一天结束时，检查一下你完成了哪些项目。
2. 周末对列和行进行合计，以查看你的进展。

第2周习惯追踪表							
第8天	第9天	第10天	第11天	第12天	第13天	第14天	总计
养成5个好习惯							
改掉5个旧习惯							
追加5个新习惯							

提醒:

合计习惯追踪表的列和行,看看哪些习惯你坚持得好,哪些对你而言是有困难的。

见《糖尿病饮食生活》第66~68页。

第1周习惯追踪			
做到了就打 ✓	第1天	第2天	第3天
养成5个好习惯			
1. 吃健康的早餐	✓	✓	
2. 吃蔬菜和水果	✓	✓	
3. 吃全谷物食物	✓	✓	✓
4. 吃健康的脂肪	✓		
5. 运动	✓		
改掉5个旧习惯			
1. 吃东西时不看电视			
2. 戒糖	✓	✓	
3. 不吃零食	✓	✓	
4. 吃适量的肉和乳制品	✓	✓	
5. 不到餐馆就餐	✓	✓	
追加5个新习惯			
1. 对食物进行记录			
2. 对日常活动进行记录			

▲
上面的例子告诉你如何填写习惯追踪表。

第1天

今天的目标：

今天的活动： 🕐 时间

总时间	

我的起始体重：

今日饮食明细：

🕐 时间	食物	数量

血糖：

晨起空腹	晚餐前

今天的目标：

今天的活动：　　　　　　　　　　　　　🕐 时间

总时间	

第2天

激励提示：

　　写下减重的所有好处。把你认为最重要的3个好处列出来，时常拿出来提醒自己。

今日饮食明细：

🕐 时间	食物	数量

血糖：

晨起空腹	晚餐前

今天的目标：

今天的活动： 🕐 时间

总时间	

今日饮食明细：

🕐 时间	食物	数量

血糖：

晨起空腹	晚餐前

第 **3** 天

激励提示：

　　将你正在学习的健康新行为变成习惯需要花费一定的时间。每一步、每一天都很重要。

第4天

今天的目标：

今天的活动：

	🕐 时间
总时间	

今日饮食明细：

🕐 时间	食物	数量

血糖：

晨起空腹	晚餐前

第5天

今天的目标：

今天的活动： 🕐 时间

总时间	

激励提示：

学会对不必要的事情说"不"，把时间用在你真正想做的事情上。

今日饮食明细：

🕐 时间	食物	数量

血糖：

晨起空腹	晚餐前

减重！

第6天

今天的目标：

今天的活动： 🕐 时间

总时间	

激励提示：

外出吃饭前先去餐厅网站浏览一下菜单，看看有没有健康的选择。

今日饮食明细：

🕐 时间	食物	数量

血糖：

晨起空腹	晚餐前

第7天

今天的目标：

今天的活动： 🕐 时间

总时间	

我今天的体重：

今日饮食明细：

🕐 时间	食物	数量

血糖：

晨起空腹	晚餐前

今天的目标:

今天的活动: 🕐 时间

总时间	

第8天

今日饮食明细:

🕐 时间	食物	数量

血糖:

晨起空腹	晚餐前

第 9 天

今天的目标：

今天的活动：　　　　　　　　　🕐 时间

总时间	

激励提示：

　　不要想得太远。仔细想想今天要怎样做才能让减重计划顺利进行。

今日饮食明细：

🕐 时间	食物	数量

血糖：

晨起空腹	晚餐前

今天的目标：

今天的活动：　　　　　　　　　　　🕐 时间

总时间	

第 10 天

激励提示：

　　每当你达到目标时，用一些对你来说很重要的东西奖励自己。

今日饮食明细：

🕐 时间	食物	数量

血糖：

晨起空腹	晚餐前

第11天

今天的目标：

今天的活动： 🕐 时间

总时间	

激励提示：

选择不受天气影响的运动，比如在购物中心散步或在室内游泳。

今日饮食明细：

🕐 时间	食物	数量

血糖：

晨起空腹	晚餐前

第12天

今天的目标：

今天的活动：　🕐 时间

总时间	

激励提示：

　　减重目标可能会随着时间的推移而改变。定期检查减重目标，确保它们仍是切实可行的。

今日饮食明细：

🕐 时间	食物	数量

血糖：

晨起空腹	晚餐前

今天的目标：

今天的活动：　　　　　　　　　　　　　　　🕐 时间

总时间	

激励提示：

　　消极的自我暗示会让人焦虑。尽量用积极的态度对待自己。

今日饮食明细：

🕐 时间	食物	数量

血糖：

晨起空腹	晚餐前

第14天

今天的目标:

今天的活动:
	🕐 时间
总时间	

我今天的体重:

今日饮食明细:

🕐 时间	食物	数量

血糖:

晨起空腹	晚餐前

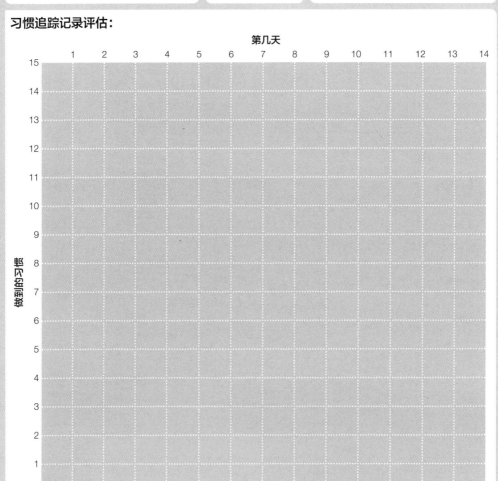

我的起始体重	
我今天的体重	
我的体重变化	

我感觉：
- 太棒了
- 很好
- 一般般
- 有点灰心
- 想放弃

减重带来的结果：
- 远远超出我的预期
- 比我想象的要好
- 达到了我的预期
- 没有我想象的那么好
- 远远低于我的预期

习惯追踪记录评估：

用法说明：

"减重！"阶段的每一天都在图表上标记一个点，以展示在习惯追踪表中的打钩数，然后把这些点连起来以显示14天的数据。

请看下页的示例图表➜

注意：

在某些日子里，你打钩的数量可能会比其他日子少，这是意料之中的。理想状况是多数日子都能达到10个钩，超过10个更佳！

哪些习惯是你的强项？你能列出你做得好的原因吗？

你觉得哪些习惯最具挑战性？为什么它们更难？

你能看到血糖水平的变化趋势吗？
（例如，数值是越来越低还是越来越一致？）

你能想到一些策略来帮助你避免那些具有挑战性或破坏性的情况吗？

回顾

**你有多大的把握能
过渡到"持续!"
阶段?**

- 非常有把握
- 还算有把握
- 有点把握
- 不太有把握
- 一点把握也没有

见《糖尿病饮食
生活》第66~67页。

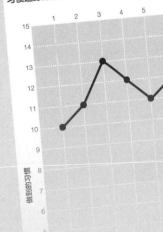

习惯追踪记录评估：

▲
上面的示例显示了
如何填写习惯追踪
记录评估。

持续！

这部分内容旨在帮助你继续减重——大约每周减重1~2磅，直至你达到目标体重。

如何计划

制订周计划，提前安排好一周的饮食和运动。

❶ 利用"一周概况"为你的饮食、运动、活动及下周的计划创建一个时间表。

❷ "饮食计划表"可以帮助你检查一顿饭是否符合每日推荐量的目标。这是一个可选功能，你可以在一周内选择一顿或两顿饭来进行计划。

❸ 在计划每日菜单时将需要的物品添加到"购物清单"中，这样你就可以节省购物的时间和花费。

继续按照医生的建议监测血糖。记住，由于你的体重在这段时间内可能不会变化得那么快，所以血糖水平的变化也不会那么明显。

①　**持续！**　第2周计划表 · 一周概况

第几天	早餐	午餐	晚餐	加餐
例子	谷类 香蕉	意大利面 水果沙拉	金枪鱼包 小胡萝卜	饼干 奶酪
1	蓝莓薄饼 牛奶	通心粉沙拉 苹果	迷迭香烤鸡 烤土豆 菜花	圣女果
2	吐司和果酱 葡萄柚	加州汉堡 梨	希腊沙拉 饼干	小胡萝卜蘸酱
3	水果酸奶 冻糕 松饼	火鸡三明治 拌蔬菜	意大利面 苹果	芹菜花生 黄油
4	松饼 梨片	鸡肉卷 番茄片	牛肉串 土豆 菠萝圈	混合浆果
5	英式松饼 葡萄柚	西南沙拉 皮塔面包	番茄意大利面 西蓝花	花生

② 持续！ 第2周计划表 · 饮食计划表

今天的主餐或所有餐点	数量
晚餐	
烤鸡胸肉	2.5 盎司
小土豆	3 个
清蒸西蓝花	2 杯
人造黄油	1 茶匙
梨	1 个小的

第2周计划表
饮食计划表

此页帮助你检查一餐是否符合健康体重金字塔推荐的份数目标。

1. 写下你这餐饭（或一整天）打算吃什么。
2. 根据你的计划来计算份数。
3. 一定要把菜单上的食物列在购物清单上。

---

③ 持续！ 第2周计划表 · 购物清单

新鲜农产品	全谷物食物	肉类和乳制品
10 个大番茄	8 盎司袋装意大利面	三文鱼片
2 个红辣椒	1 个黑麦面包	鸡胸肉
夏南瓜	1 包英式松饼	牛奶
西葫芦	1 袋皮塔面包	酸奶
1 袋小胡萝卜		
樱桃		
3 个葡萄柚		

第2周计划表
购物清单

小妙招：

去食品店前先把一周的购物清单准备好，这样你在做饭时就不会因为缺少食材而烦恼。

如何记录

❶ 每天设定一个现实可行的目标。

❷ 记录你吃的每样东西，包括金字塔食物份数。

❸ 记录你的运动时间。运动至少应是中等强度，且持续5分钟或更长时间。

❹ 第7天，花些时间在每周回顾上，评估一下你的进展。

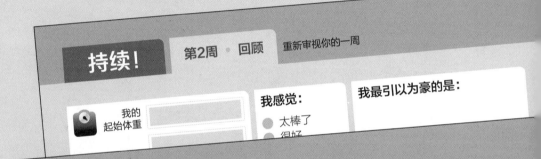

持续！ 第2周 · 回顾 重新审视你的一周

我的
起始体重

我感觉：
○ 太棒了
○ 很好

我最引以为豪的是：

持续！ 第2周每日记录 · 第6天

今天的日期： 星期六，7 月 19 日

❶ **今天的目标：**
今天在家吃饭，不外出吃饭！

今天的说明：
早餐前去走走（亚历克斯 16:30 有场比赛）

❷ **今日饮食明细：**

时间	食物	数量	V	F	C	PD	Ft	S
					2			
7：30	百吉饼	1 个						1
"	覆盆子酱	1½ 汤匙						
"	香蕉	1 根		1				
"	淡牛奶	1 杯					1	
"	水芹汤	1 杯	1					

每个食物组的份数

血糖的变化:

今天的活动:	⏱ 时间
清晨散步	30 分钟
修剪草坪	45 分钟
步行去看球赛	15 分钟
总时间	90 分钟

③

激励提示:

对运动保持积极的态度是成功的关键。如果你抱着"运动很无聊"或"运动很花时间"的心态,那你会很快丧失动力。

关键词:

V 蔬菜
F 水果
C 碳水化合物
PD 蛋白质 / 乳制品
Ft 脂肪
S 甜食

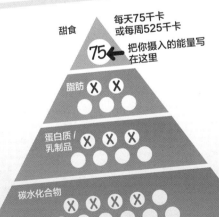

甜食　每天75千卡
或每周525千卡

75 ← 把你摄入的能量写在这里

脂肪 ✗ ✗

蛋白质 /
乳制品 ✗ ✗ ✗

碳水化合物 ✗ ✗ ✗ ✗ ✗

第几天	早餐	午餐	晚餐	加餐
例子	谷类 香蕉	意大利面 水果沙拉	金枪鱼包 小胡萝卜	饼干 奶酪
1				
2				
3				
4				
5				
6				
7				

运动和活动	特殊行程
上午11点游泳课 步行上班	18点儿童球赛 备注：晚餐在外面吃

使用计划表：

制订你下周的饮食、活动和运动计划。注意可能影响你体重的特殊行程和安排，如旅行、外出就餐、社交活动和休假。

饮食计划表

今天的主餐或所有餐点	数量

此页帮助你检查一餐是否符合健康体重金字塔推荐的份数目标。

1. 写下你这餐饭（或一整天）打算吃什么。
2. 根据你的计划来计算份数。
3. 一定要把菜单上的食物列在购物清单上。

这一餐的金字塔食物份数

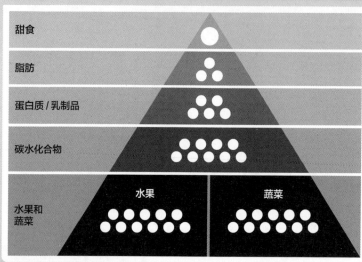

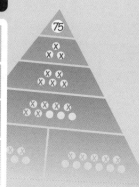

◀ 查看左边的金字塔食物份数。

今天的主餐或所有餐点	数量

此页帮助你检查一餐是否符合健康体重金字塔推荐的份数目标。

1. 写下你这餐饭（或一整天）打算吃什么。
2. 根据你的计划来计算份数。
3. 一定要把菜单上的食物列在购物清单上。

这一餐的金字塔食物份数

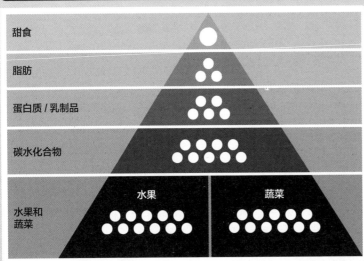

甜食	
脂肪	
蛋白质 / 乳制品	
碳水化合物	
水果和蔬菜	水果　　蔬菜

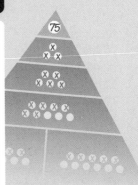

◀ 查看左边的金字塔食物份数。

当日食谱

早餐

1个中等大小的全熟鸡蛋

1片全麦吐司

1茶匙不含反式脂肪酸的人造黄油

1个中等大小的橙子

零卡饮料

V	F	C	PD	Ft	S
0	1	1	1	1	0

午餐

开放式烤牛肉三明治

*8个圣女果

1个小的苹果

零卡饮料

V	F	C	PD	Ft	S
1	1	1	1	0	0

晚餐

1份意大利面配番茄酱和烤蔬菜

3/4杯蓝莓和1/4杯不含奶人造黄油

零卡饮料

V	F	C	PF	Ft	S
3	1	2	0	2	0

加餐

1杯脱脂、低卡酸奶

V	F	C	PD	Ft	S
0	0	0	1	0	0

* 规定的份数是最低量，可以根据你的需要调整。

小妙招：

　　此页的内容告诉你如何规划自己的每日食谱。你也可以照着做。

晚餐做法

意大利面配番茄酱和烤蔬菜（8人份）

2汤匙橄榄油

10个大的新鲜番茄，去皮并切块

1茶匙盐

1/2茶匙蒜蓉

2汤匙洋葱碎

1茶匙罗勒

1茶匙糖

1/2茶匙牛至叶

黑胡椒（适量）

2个红辣椒，切成块

1个黄色夏南瓜，切长条状

1个西葫芦，切长条状

1个甜洋葱，切成0.25英寸大小的圆圈

1包12盎司全麦意大利面

■ 橄榄油倒入平底煎锅中加热，放入番茄块、盐、蒜蓉、洋葱碎、罗勒、糖、牛至叶和黑胡椒，开盖慢慢煮30分钟，直到酱汁变稠。

■ 辣椒、夏南瓜、西葫芦和甜洋葱刷油后，放在烤架下面烹饪，不时翻面，直到变黄、变嫩，然后移到碗中。

■ 将意大利面煮至熟而不烂，捞出一部分放到盘子里，浇上酱汁，上面放上烤蔬菜，立即上桌。

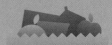

第1周计划表

购物清单

新鲜农产品	全谷物食物	肉类和乳制品

冷冻食品	罐头食品	其他杂类食品

小妙招：

去食品店前先把一周的购物清单准备好，这样你在做饭时就不会因为缺少食材而烦恼。

新鲜农产品	全谷物食物
10个大番茄	8盎司袋装意大利面
2个红辣椒	1个黑麦面包
夏南瓜	1包英式松饼
西葫芦	1袋皮塔饼
1袋小胡萝卜	
樱桃	
3个葡萄柚	

▲

在计划完本周的菜单后，将菜单中的所有食物一并添加到购物清单中。

今天的日期：

今天的目标：

今天的说明：

今日饮食明细：　　　　　　　　　　　　　　　　　　　　每个食物组的份数

🕐 时间	食物	数量	V	F	C	PD	Ft	S

血糖：

晨起空腹	晚餐前

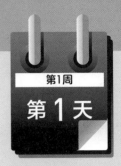
今天的活动：	◷ 时间
总时间	

激励提示：

    蔬菜和水果的确切份数不用太计较。在合理的范围内可以尽情享用。

关键词：

V	蔬菜
F	水果
C	碳水化合物
PD	蛋白质 / 乳制品
Ft	脂肪
S	甜食

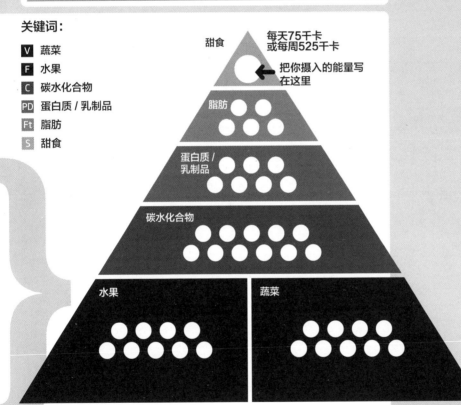

甜食

每天75千卡
或每周525千卡

把你摄入的能量写在这里

脂肪

蛋白质 / 乳制品

碳水化合物

水果

蔬菜

今天吃了多少金字塔食物份数：

    当你在表格里记录食物及数量等内容时，顺便在上面食物组份数的圆圈内做标记。对于甜食，尽你所能估算一下一整天摄取的能量。

今天的日期：

今天的目标：

今天的说明：

今日饮食明细：   每个食物组的份数

⏱ 时间	食物	数量	V	F	C	PD	Ft	S

血糖：

晨起空腹	晚餐前

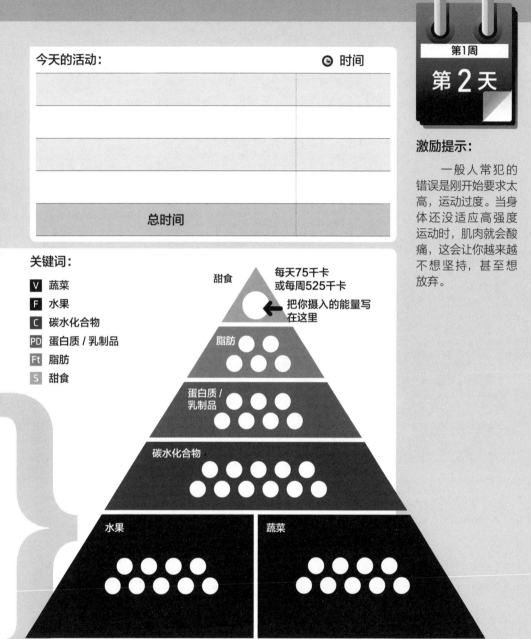

今天的活动：　　　　　🕐 时间

总时间	

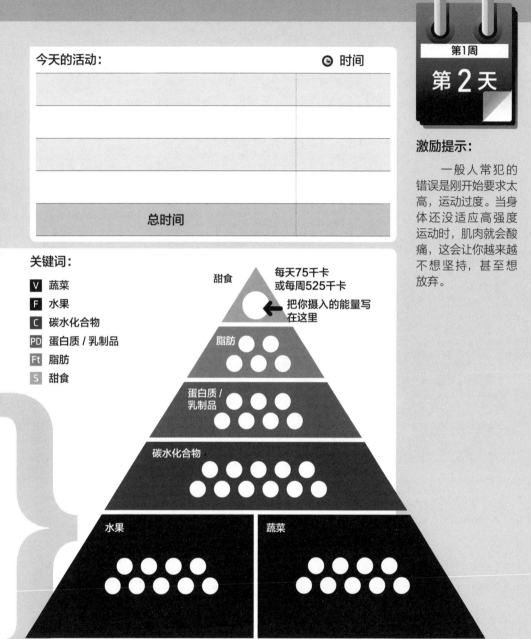

关键词：

V 蔬菜

F 水果

C 碳水化合物

PD 蛋白质 / 乳制品

Ft 脂肪

S 甜食

甜食

每天75千卡
或每周525千卡

把你摄入的能量写
在这里

脂肪

蛋白质 /
乳制品

碳水化合物

水果

蔬菜

今天吃了多少金字塔食物份数：

当你在表格里记录食物及数量等内容时，顺便在上面食物组份数的圆圈内做标记。对于甜食，尽你所能估算一下一整天摄取的能量。

第1周

第**2**天

激励提示：

一般人常犯的错误是刚开始要求太高，运动过度。当身体还没适应高强度运动时，肌肉就会酸痛，这会让你越来越不想坚持，甚至想放弃。

今天的日期：

今天的目标：

今天的说明：

今日饮食明细： 每个食物组的份数

⊙ 时间	食物	数量	V	F	C	PD	Ft	S

血糖：

晨起空腹	晚餐前

今天的活动：	🕐 时间
总时间	

激励提示：

　　朋友或配偶有时会对你为减重付出的努力感到不安。你得让他们知道，他们的支持和鼓励对你有多重要。

关键词：

V 蔬菜

F 水果

C 碳水化合物

PD 蛋白质 / 乳制品

Ft 脂肪

S 甜食

甜食

每天75千卡或每周525千卡

把你摄入的能量写在这里

脂肪

蛋白质 / 乳制品

碳水化合物

水果　　　蔬菜

今天吃了多少金字塔食物份数：

　　当你在表格里记录食物及数量等内容时，顺便在上面食物组份数的圆圈内做标记。对于甜食，尽你所能估算一下一整天摄取的能量。

今天的日期：

今天的目标：

今天的说明：

今日饮食明细：　　　　　　　　　　　　　　　　　　　　　每个食物组的份数

⏱ 时间	食物	数量	V	F	C	PD	Ft	S

血糖：

晨起空腹	晚餐前

今天的活动：	⏱ 时间
总时间	

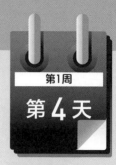

激励提示：

当你知道你要在外面吃东西（将摄入额外的能量）时，试着增加你当天的运动量。

关键词：

V 蔬菜
F 水果
C 碳水化合物
PD 蛋白质 / 乳制品
Ft 脂肪
S 甜食

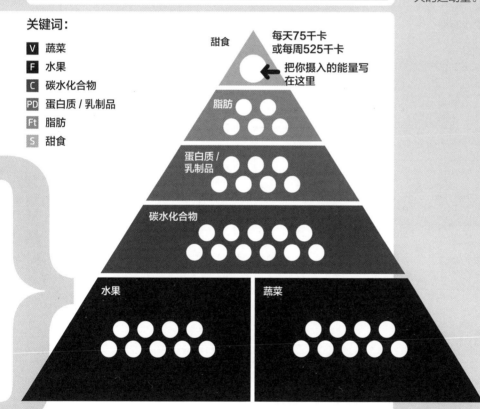

甜食

每天75千卡
或每周525千卡

把你摄入的能量写在这里

脂肪

蛋白质 /
乳制品

碳水化合物

水果

蔬菜

今天吃了多少金字塔食物份数：

当你在表格里记录食物及数量等内容时，顺便在上面食物组份数的圆圈内做标记。对于甜食，尽你所能估算一下一整天摄取的能量。

今天的日期:

今天的目标:

今天的说明:

今日饮食明细: 每个食物组的份数

⏱ 时间	食物	数量	V	F	C	PD	Ft	S

血糖:

晨起空腹	晚餐前

今天的活动:	⏲ 时间
总时间	

激励提示:

选择适合自己的活动。如果你喜欢独处，可以考虑步行或慢跑。如果团体活动对你有吸引力，那你可以考虑参加有氧运动班或高尔夫俱乐部。

关键词:

- **V** 蔬菜
- **F** 水果
- **C** 碳水化合物
- **PD** 蛋白质 / 乳制品
- **Ft** 脂肪
- **S** 甜食

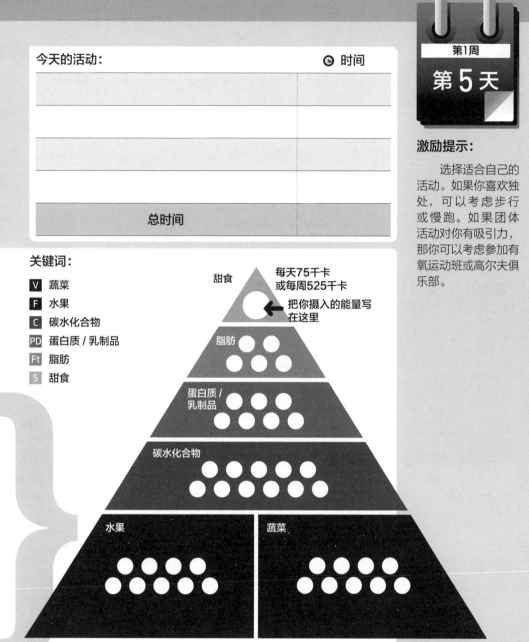

甜食

每天75千卡
或每周525千卡

把你摄入的能量写在这里

脂肪

蛋白质 /
乳制品

碳水化合物

水果

蔬菜

今天吃了多少金字塔食物份数:

当你在表格里记录食物及数量等内容时，顺便在上面食物组份数的圆圈内做标记。对于甜食，尽你所能估算一下一整天摄取的能量。

今天的日期：

今天的目标：

今天的说明：

今日饮食明细：   每个食物组的份数

⏱ 时间	食物	数量	V	F	C	PD	Ft	S

血糖：

晨起空腹	晚餐前

今天的活动：　　　　　　　　　　　🕐 时间

总时间	

激励提示：

　　学会辨别真正的饥饿，忽略对于吃的心理渴望。如果你几个小时前刚吃过东西，而且你的胃没有咕噜咕噜地响，那就等到吃东西的冲动过去之后再去碰零食。确保吃零食符合你的饮食计划。

关键词：

V 蔬菜
F 水果
C 碳水化合物
PD 蛋白质 / 乳制品
Ft 脂肪
S 甜食

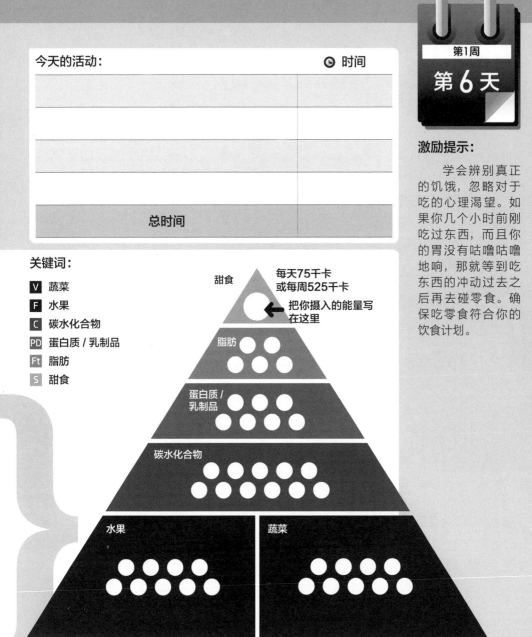

甜食　　　每天75千卡
　　　　　或每周525千卡

把你摄入的能量写在这里

脂肪

蛋白质 /
乳制品

碳水化合物

水果　　　　　　　　　　　蔬菜

今天吃了多少金字塔食物份数：

　　当你在表格里记录食物及数量等内容时，顺便在上面食物组份数的圆圈内做标记。对于甜食，尽你所能估算一下一整天摄取的能量。

今天的日期：

今天的目标：

今天的说明：

今天是称体重的日子，把体重记录在每周回顾和体重记录上。

今日饮食明细： 每个食物组的份数

⏰ 时间	食物	数量	V	F	C	PD	Ft	S

血糖：

晨起空腹	晚餐前

今天的活动：	⏱ 时间
总时间	

提醒：

在每周回顾和体重记录中记录你今天的体重。

关键词：

V 蔬菜

F 水果

C 碳水化合物

PD 蛋白质 / 乳制品

Ft 脂肪

S 甜食

甜食　每天75千卡或每周525千卡

← 把你摄入的能量写在这里

脂肪

蛋白质 / 乳制品

碳水化合物

水果

蔬菜

今天吃了多少金字塔食物份数：

当你在表格里记录食物及数量等内容时，顺便在上面食物组份数的圆圈内做标记。对于甜食，尽你所能估算一下一整天摄取的能量。

我的起始体重	
我今天的体重	
我的体重变化	

我感觉：
- 太棒了
- 很好
- 一般般
- 有点灰心
- 想放弃

我最引以为豪的是：

哪些项目做得好：

哪些项目做得不太好：

这周的份数目标完成了吗?

食物组	每日份数	第1天	第2天	第3天	第4天	第5天	第6天	第7天
蔬菜		●	●	●	●	●	●	●
水果		●	●	●	●	●	●	●
碳水化合物		●	●	●	●	●	●	●
蛋白质 / 乳制品		●	●	●	●	●	●	●
脂肪		●	●	●	●	●	●	●
甜食		●	●	●	●	●	●	●

用法说明：

1. 在上表中填入各类食物的每日份数目标。
2. 将你过去一周每天记录的总份数与你的目标进行比较。
3. 如果你的总份数达到了你的目标，请勾选上表中的圆圈。

血糖的变化：

我想尝试的新食物或活动：

我今天走了多少步（可以使用计步器）?

第1天	第2天	第3天	第4天	第5天	第6天	第7天

我每天活动多少分钟？

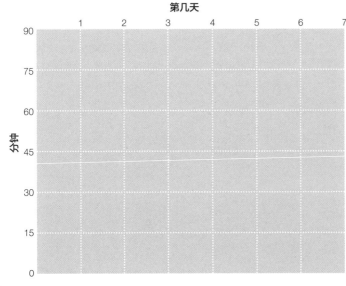

第几天

分钟

用法说明：

1. 用圆点标记每天的活动总分钟数。
2. 用一条线把图表上的每个圆点连起来。

请看右边的示例图表。 →

提醒：

在这个回顾中计算你的体重变化并记录在体重记录中。

这周的份数目标完成了吗？

食物组	每日份数	第1天	第
蔬菜	4+	✔	
水果	3+	●	
碳水化合物	4	✔	
蛋白质 / 乳制品	3	✔	
脂肪	3	●	✔

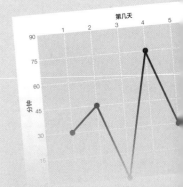

▲
上面的例子展示了如何填写每周回顾的份数目标表和活动表。

第几天	早餐	午餐	晚餐	加餐
例子	谷类 香蕉	意大利面 水果沙拉	金枪鱼包 小胡萝卜	饼干 奶酪
1				
2				
3				
4				
5				
6				
7				

运动和活动	特殊行程
上午11点游泳课 步行上班	18点儿童球赛 备注：晚餐在外面吃

一周概况

使用计划表：

制订你下周的饮食、活动和运动计划。注意可能影响你体重的特殊行程和安排，如旅行、外出就餐、社交活动和休假。

第2周计划表
饮食计划表

今天的主餐或所有餐点	数量

此页帮助你检查一餐是否符合健康体重金字塔推荐的份数目标。

1. 写下你这餐饭（或一整天）打算吃什么。
2. 根据你的计划来计算份数。
3. 一定要把菜单上的食物列在购物清单上。

这一餐的金字塔食物份数

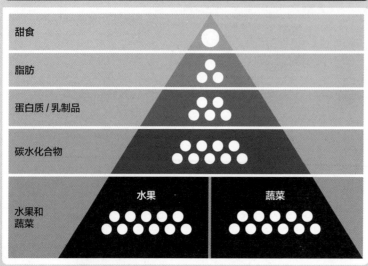

甜食		
脂肪		
蛋白质 / 乳制品		
碳水化合物		
水果和蔬菜	水果	蔬菜

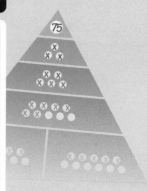

◀ 查看左边的金字塔食物份数。

今天的主餐或所有餐点	数量

此页帮助你检查一餐是否符合健康体重金字塔推荐的份数目标。

1. 写下你这餐饭（或一整天）打算吃什么。
2. 根据你的计划来计算份数。
3. 一定要把菜单上的食物列在购物清单上。

这一餐的金字塔食物份数

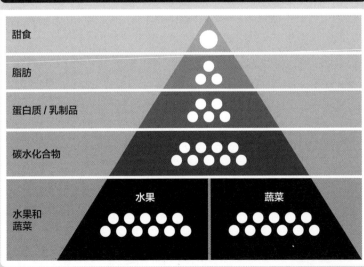

甜食

脂肪

蛋白质 / 乳制品

碳水化合物

水果和蔬菜

水果

蔬菜

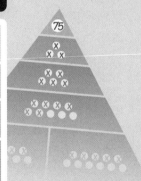

◀ 查看左边的金字塔食物份数。

当日食谱

早餐

1个煎饼（直径4英寸）
3/4杯蓝莓或其他浆果
1茶匙不含反式脂肪酸的人造黄油
1½汤匙糖浆
1杯脱脂牛奶
零卡饮料

V	F	C	PD	Ft	S
0	1	1	1	1	0

午餐

1份意大利面蔬菜沙拉
1个小的苹果
零卡饮料

V	F	C	PD	Ft	S
1	1	2	0	1	0

晚餐

1份迷迭香鸡
1/3杯糙米与1/2杯切碎的青葱混合
*1½杯绿豆
1个中等大小的橙子
零卡饮料

V	F	C	PD	Ft	S
3	1	1	2	1	0

加餐

*1份最喜欢的水果

V	F	C	PD	Ft	S
0	1	0	0	0	0

* 规定的份数是最低量，可以根据你的需要调整。

小妙招：

此页的内容告诉你如何规划自己的每日食谱。你也可以照着做。

午餐做法

意大利面蔬菜沙拉（8人份）

3杯意大利面（中等份）
8根芦笋，切成0.5英寸长
1杯切碎的圣女果
1杯青椒片
1/2杯切碎的大葱

调料：

1/4杯橄榄油
2汤匙柠檬汁
2汤匙米醋或白酒醋
2茶匙莳萝叶
黑胡椒粉（适量）

- 将意大利面煮熟并捞起，用冷水冲洗后放进碗里。

- 将芦笋放入平底锅中，加水淹没芦笋，煮3~5分钟至肉质脆嫩时捞出，用冷水冲洗。在意大利面中加入芦笋、圣女果、青椒片和大葱。

- 在一个小碗中，将调料混合搅匀。将调料倒在意大利面和蔬菜上，使其覆盖在意大利面表面。盖上盖子，冷藏后食用。

晚餐做法

迷迭香鸡

- 橄榄油、柠檬汁和迷迭香各1茶匙，刷在5盎司无骨、去皮鸡胸肉上，然后炙烤或烘烤鸡胸肉。

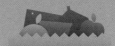

购物清单

新鲜农产品	全谷物食物	肉类和乳制品

冷冻食品	罐头食品	其他杂类食品

小妙招：

去食品店前先把一周的购物清单准备好，这样你在做饭时就不会因为缺少食材而烦恼。

新鲜农产品	全谷物食物
芦笋	中等份全麦意大利面
圣女果	糙米
1个青椒	1个黑麦面包
1把大葱	1袋皮塔饼
绿豆	
蓝莓	
3个橙子	
4个苹果	

▲ 在计划完本周的菜单后，将菜单中的所有食物一并添加到购物清单中。

今天的日期：

今天的目标：

今天的说明：

今日饮食明细：　　　　　　　　　　　　　　　　　　　　每个食物组的份数

⏱ 时间	食物	数量	V	F	C	PD	Ft	S

血糖：

晨起空腹	晚餐前

今天的活动：　　　　　　　　　　🕐 时间

总时间	

激励提示：

　　找朋友一起散步，使你的散步计划持之以恒。跟朋友一起运动会让你更有动力，也会让你感到更安心。

关键词：

V 蔬菜

F 水果

C 碳水化合物

PD 蛋白质 / 乳制品

Ft 脂肪

S 甜食

甜食

每天75千卡
或每周525千卡

把你摄入的能量写在这里

脂肪

蛋白质 /
乳制品

碳水化合物

水果

蔬菜

今天吃了多少金字塔食物份数：

　　当你在表格里记录食物及数量等内容时，顺便在上面食物组份数的圆圈内做标记。对于甜食，尽你所能估算一下一整天摄取的能量。

今天的日期：

今天的目标：

今天的说明：

今日饮食明细：   每个食物组的份数

⏱ 时间	食物	数量	V	F	C	PD	Ft	S

血糖：

晨起空腹	晚餐前

今天的活动：　　　　　　　　　　　　　　🕐 时间

总时间	

激励提示：

　　当你感到孤独的时候，你会用食物来安慰自己吗？当你和朋友在一起时，你会吃得很多吗？列一张不健康行为的清单，思考如何改变。

关键词：

V 蔬菜

F 水果

C 碳水化合物

PD 蛋白质 / 乳制品

Ft 脂肪

S 甜食

甜食

每天75千卡或每周525千卡

把你摄入的能量写在这里

脂肪

蛋白质 /
乳制品

碳水化合物

水果

蔬菜

今天吃了多少金字塔食物份数：

　　当你在表格里记录食物及数量等内容时，顺便在上面食物组份数的圆圈内做标记。对于甜食，尽你所能估算一下一整天摄取的能量。

今天的日期：

今天的目标：

今天的说明：

今日饮食明细：

每个食物组的份数

⏱ 时间	食物	数量	V	F	C	PD	Ft	S

血糖：

晨起空腹	晚餐前

今天的活动：	⊙ 时间
总时间	

激励提示：

　　把会引起食欲的食物放在看不到的地方，最好还是不要买回家。如果你觉得家里一定得有一包巧克力脆，那就把它藏在橱柜的最里面。

关键词：

V 蔬菜

F 水果

C 碳水化合物

PD 蛋白质 / 乳制品

Ft 脂肪

S 甜食

甜食

每天75千卡
或每周525千卡

把你摄入的能量写在这里

脂肪

蛋白质 /
乳制品

碳水化合物

水果　　　　蔬菜

今天吃了多少金字塔食物份数：

　　当你在表格里记录食物及数量等内容时，顺便在上面食物组份数的圆圈内做标记。对于甜食，尽你所能估算一下一整天摄取的能量。

今天的日期：

今天的目标：

今天的说明：

今日饮食明细：　　　　　　　　　　　　　　　　　　　　　每个食物组的份数

⏱ 时间	食物	数量	V	F	C	PD	Ft	S

血糖：

晨起空腹	晚餐前

今天的活动： 　🕐 时间

总时间	

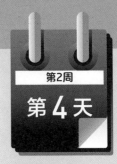

激励提示：

　　尝试一种你一直想做的新活动。选择活动时要找你感兴趣的，不要只考虑是否对减重有用。

关键词：

V 蔬菜

F 水果

C 碳水化合物

PD 蛋白质／乳制品

Ft 脂肪

S 甜食

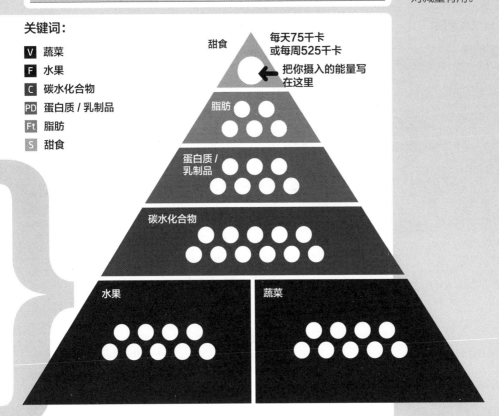

甜食

每天75千卡或每周525千卡

把你摄入的能量写在这里

脂肪

蛋白质／乳制品

碳水化合物

水果

蔬菜

今天吃了多少金字塔食物份数：

　　当你在表格里记录食物及数量等内容时，顺便在上面食物组份数的圆圈内做标记。对于甜食，尽你所能估算一下一整天摄取的能量。

今天的日期:

今天的目标:

今天的说明:

今日饮食明细: 每个食物组的份数

⏰ 时间	食物	数量	V	F	C	PD	Ft	S

血糖:

晨起空腹	晚餐前

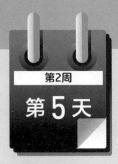

今天的活动：	🕐 时间
总时间	

激励提示：

想办法让你喜欢的食谱更有营养。比如减糖，可使用无脂食材，并用豆类代替肉类。

关键词：

V 蔬菜
F 水果
C 碳水化合物
PD 蛋白质 / 乳制品
Ft 脂肪
S 甜食

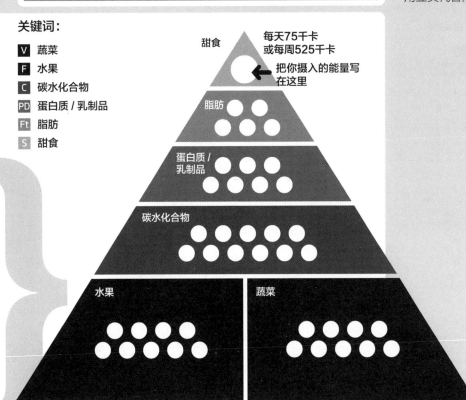

甜食

每天75千卡或每周525千卡

把你摄入的能量写在这里

脂肪

蛋白质 / 乳制品

碳水化合物

水果

蔬菜

今天吃了多少金字塔食物份数：

当你在表格里记录食物及数量等内容时，顺便在上面食物组份数的圆圈内做标记。对于甜食，尽你所能估算一下一整天摄取的能量。

今天的日期：

今天的目标：

今天的说明：

今日饮食明细： 每个食物组的份数

⏱ 时间	食物	数量	V	F	C	PD	Ft	S

血糖：

晨起空腹	晚餐前

今天的活动：	⊙ 时间
总时间	

激励提示：

对运动保持积极的态度是成功的关键。如果你抱着"运动很无聊"或"运动很花时间"的心态，那你会很快丧失动力。

关键词：

V	蔬菜
F	水果
C	碳水化合物
PD	蛋白质 / 乳制品
Ft	脂肪
S	甜食

甜食

每天75千卡
或每周525千卡

把你摄入的能量写在这里

脂肪

蛋白质 /
乳制品

碳水化合物

水果

蔬菜

今天吃了多少金字塔食物份数：

当你在表格里记录食物及数量等内容时，顺便在上面食物组份数的圆圈内做标记。对于甜食，尽你所能估算一下一整天摄取的能量。

今天的日期：

今天的目标：

今天的说明：

今天是称体重的日子，把体重记录在每周回顾和体重记录上。

今日饮食明细：

每个食物组的份数

🕐 时间	食物	数量	V	F	C	PD	Ft	S

血糖：

晨起空腹	晚餐前

今天的活动：

	◎ 时间
总时间	

提醒：

在每周回顾和体重记录中记录你今天的体重。

关键词：

V 蔬菜
F 水果
C 碳水化合物
PD 蛋白质 / 乳制品
Ft 脂肪
S 甜食

甜食

每天75千卡
或每周525千卡

把你摄入的能量写在这里

脂肪

蛋白质 /
乳制品

碳水化合物

水果

蔬菜

今天吃了多少金字塔食物份数：

当你在表格里记录食物及数量等内容时，顺便在上面食物组份数的圆圈内做标记。对于甜食，尽你所能估算一下一整天摄取的能量。

我的
起始体重

我今天的体重

我的体重变化

我感觉：
- 太棒了
- 很好
- 一般般
- 有点灰心
- 想放弃

我最引以为豪的是：

哪些项目做得好：

哪些项目做得不太好：

这周的份数目标完成了吗？

食物组	每日份数	第1天	第2天	第3天	第4天	第5天	第6天	第7天
蔬菜		○	○	○	○	○	○	○
水果		○	○	○	○	○	○	○
碳水化合物		○	○	○	○	○	○	○
蛋白质 / 乳制品		○	○	○	○	○	○	○
脂肪		○	○	○	○	○	○	○
甜食		○	○	○	○	○	○	○

用法说明：

1. 在上表中填入各类食物的每日份数目标。
2. 将你过去一周每天记录的总份数与你的目标进行比较。
3. 如果你的总份数达到了你的目标，请勾选上表中的圆圈。

血糖的变化:

我想尝试的新食物或活动:

提醒:
在这个回顾中计算你的体重变化并记录在体重记录中。

我今天走了多少步（可以使用计步器）?

第1天	第2天	第3天	第4天	第5天	第6天	第7天

我每天活动多少分钟?

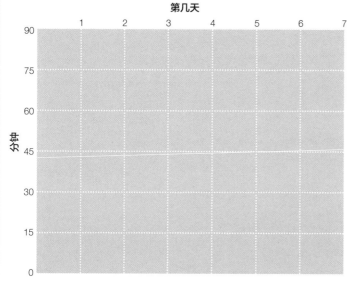

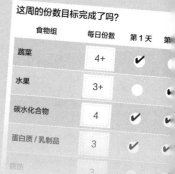

这周的份数目标完成了吗?

食物组	每日份数	第1天	第
蔬菜	4+	✔	
水果	3+	○	✔
碳水化合物	4	✔	✔
蛋白质 / 乳制品	3	✔	✔
脂肪	3	○	

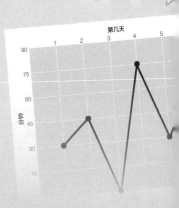

▲
上面的例子展示了如何填写每周回顾的份数目标表和活动表。

用法说明:

1. 用圆点标记每天的活动总分钟数。
2. 用一条线把图表上的每个圆点连起来。

请看右边的示例图表。→

第几天	早餐	午餐	晚餐	加餐
例子	谷类 香蕉	意大利面 水果沙拉	金枪鱼包 小胡萝卜	饼干 奶酪
1				
2				
3				
4				
5				
6				
7				

运动和活动	特殊行程
上午11点游泳课 步行上班	18点儿童球赛 备注：晚餐在外面吃

使用计划表：

　　制订你下周的饮食、活动和运动计划。注意可能影响你体重的特殊行程和安排，如旅行、外出就餐、社交活动和休假。

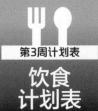

此页帮助你检查一餐是否符合健康体重金字塔推荐的份数目标。

1. 写下你这餐饭（或一整天）打算吃什么。
2. 根据你的计划来计算份数。
3. 一定要把菜单上的食物列在购物清单上。

今天的主餐或所有餐点	数量

这一餐的金字塔食物份数

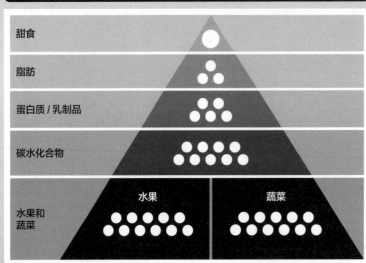

甜食	
脂肪	
蛋白质 / 乳制品	
碳水化合物	
水果和蔬菜	水果 / 蔬菜

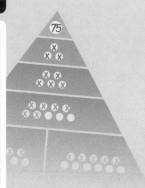

◀ 查看左边的金字塔食物份数。

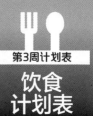

饮食
计划表

此页帮助你检查一餐是否符合健康体重金字塔推荐的份数目标。

1. 写下你这餐饭（或一整天）打算吃什么。
2. 根据你的计划来计算份数。
3. 一定要把菜单上的食物列在购物清单上。

今天的主餐或所有餐点	数量

这一餐的金字塔食物份数

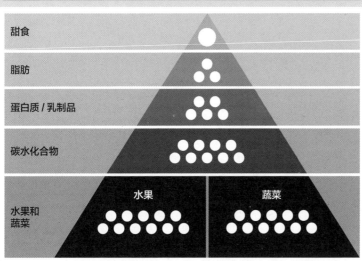

甜食	
脂肪	
蛋白质 / 乳制品	
碳水化合物	
水果和蔬菜	水果　蔬菜

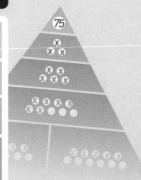

▶ 查看左边的金字塔食物份数。

当日食谱

早餐
1个全麦百吉饼
3汤匙无脂奶油干酪
1个中等大小的橙子
零卡饮料

V	F	C	PD	Ft	S	
0	1	2	0	1	0	

晚餐
1份牛肉串
3个小的红皮土豆
1个大的猕猴桃
零卡饮料

V	F	C	PD	Ft	S	
2	1	1	2	0	0	

午餐
烟熏火鸡卷
黄瓜番茄沙拉
1个小的苹果
零卡饮料

V	F	C	PD	Ft	S	
2	1	1	1	1	0	

加餐
*1份最喜欢的蔬菜
2汤匙低脂蔬菜酱

V	F	C	PD	Ft	S	
1	0	0	0	1	0	

* 规定的份数是最低量，可以根据你的需要调整。

午餐做法

烟熏火鸡卷

- 将3盎司烟熏火鸡薄片、生菜丝、番茄片和洋葱片放在6 英寸的玉米饼上，在最上面放2汤匙低脂西式调味料，卷起玉米饼。

黄瓜番茄沙拉

- 将1杯切成薄片的黄瓜和8个对半切开的圣女果混合，加入香油、米酒或香草醋调味。

晚餐做法

牛肉串

- 将3盎司腌制的牛排和2杯新鲜蘑菇丁、番茄、青椒和洋葱穿在烤肉串上，炙烤或烘烤肉串。

小妙招：

此页的内容告诉你如何规划自己的每日食谱。你也可以照着做。

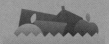

新鲜农产品	全谷物食物	肉类和乳制品

冷冻食品	罐头食品	其他杂类食品

小妙招：

　　去食品店前先把一周的购物清单准备好，这样你在做饭时就不会因为缺少食材而烦恼。

新鲜农产品	全谷物食物
3个中等大小的橙子	百吉饼
4个苹果	全麦玉米饼
猕猴桃	1个全麦面包
红皮土豆	8盎司意大利
生菜	
1个大的番茄	
8个圣女果	
红米葛	

▲

在计划完本周的菜单后，将菜单中的所有食物一并添加到购物清单中。

今天的日期:

今天的目标:

今天的说明:

今日饮食明细: 每个食物组的份数

⏱ 时间	食物	数量	V	F	C	PD	Ft	S

血糖:

晨起空腹	晚餐前

今天的活动：	⏰ 时间
总时间	

激励提示：

为了更好地控制血糖，不要去"修饰"份数。如果哪一天没有达到目标，不要添加份数或跳过份数记录。每天都要尽全力完成目标份数。

关键词：

V 蔬菜

F 水果

C 碳水化合物

PD 蛋白质 / 乳制品

Ft 脂肪

S 甜食

甜食

每天75千卡
或每周525千卡

把你摄入的能量写在这里

脂肪

蛋白质 /
乳制品

碳水化合物

水果

蔬菜

今天吃了多少金字塔食物份数：

当你在表格里记录食物及数量等内容时，顺便在上面食物组份数的圆圈内做标记。对于甜食，尽你所能估算一下一整天摄取的能量。

今天的日期：

今天的目标：

今天的说明：

今日饮食明细：　　　　　　　　　　　　　　　　　　　　　　　每个食物组的份数

⏲ 时间	食物	数量	V	F	C	PD	Ft	S

血糖：

晨起空腹	晚餐前

今天的活动：　　　　　　　　　　　🕐 时间

总时间	

关键词：

V 蔬菜
F 水果
C 碳水化合物
PD 蛋白质 / 乳制品
Ft 脂肪
S 甜食

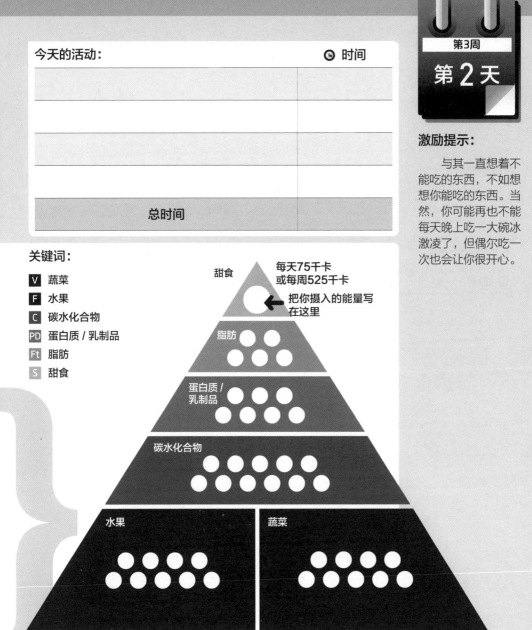

今天吃了多少金字塔食物份数：

当你在表格里记录食物及数量等内容时，顺便在上面食物组份数的圆圈内做标记。对于甜食，尽你所能估算一下一整天摄取的能量。

今天的日期：

今天的目标：

今天的说明：

今日饮食明细：　　　　　　　　　　　　　　　　　　　每个食物组的份数

⏰ 时间	食物	数量	V	F	C	PD	Ft	S

血糖：

晨起空腹	晚餐前

今天的活动：	⏰ 时间
总时间	

激励提示：

即使你的日程排满了，你仍然可以在一天中抽出时间进行短时的运动。例如，用3次10分钟的短时运动代替一次30分钟的运动。

关键词：

V 蔬菜

F 水果

C 碳水化合物

PD 蛋白质 / 乳制品

Ft 脂肪

S 甜食

甜食

每天75千卡或每周525千卡

把你摄入的能量写在这里

脂肪

蛋白质 / 乳制品

碳水化合物

水果

蔬菜

今天吃了多少金字塔食物份数：

当你在表格里记录食物及数量等内容时，顺便在上面食物组份数的圆圈内做标记。对于甜食，尽你所能估算一下一整天摄取的能量。

今天的日期:

今天的目标:

今天的说明:

今日饮食明细: 每个食物组的份数

⏰ 时间	食物	数量	V	F	C	PD	Ft	S

血糖:

晨起空腹	晚餐前

今天的活动: ◎ 时间

总时间	

激励提示:

　　放松一下。偶尔休息一天是可以的——如果你真的觉得需要的话。记住,你并不是在运动训练营。

关键词:

V 蔬菜
F 水果
C 碳水化合物
PD 蛋白质 / 乳制品
Ft 脂肪
S 甜食

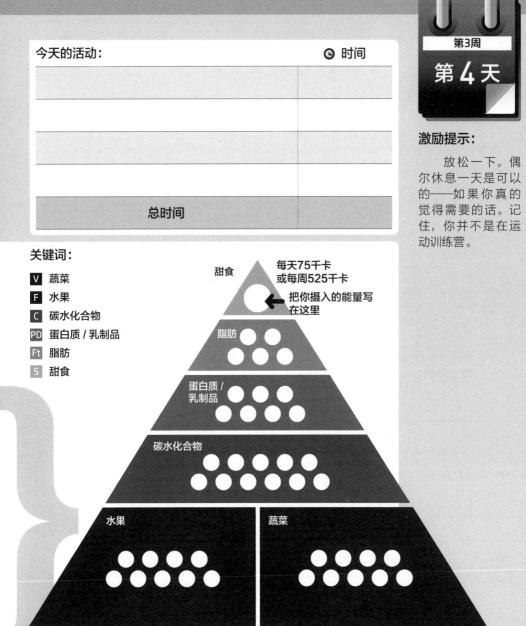

甜食　每天75千卡或每周525千卡

把你摄入的能量写在这里

脂肪

蛋白质 / 乳制品

碳水化合物

水果　　蔬菜

今天吃了多少金字塔食物份数:

　　当你在表格里记录食物及数量等内容时,顺便在上面食物组份数的圆圈内做标记。对于甜食,尽你所能估算一下一整天摄取的能量。

今天的日期：

今天的目标：

今天的说明：

今日饮食明细：　　　　　　　　　　　　　　　　　　　　每个食物组的份数

⏱ 时间	食物	数量	V	F	C	PD	Ft	S

血糖：

晨起空腹	晚餐前

今天的活动：

	⏱ 时间
总时间	

激励提示：

要乐于接受自己，而不是苛求自己变成想象中的样子。想想你特别引以为豪的技能或天赋，然后填空，"我会_____，我很自豪"。

关键词：

V 蔬菜
F 水果
C 碳水化合物
PD 蛋白质 / 乳制品
Ft 脂肪
S 甜食

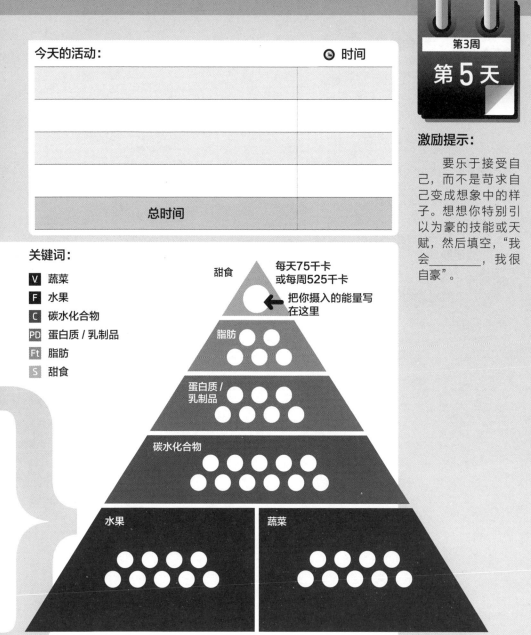

甜食

每天75千卡
或每周525千卡

把你摄入的能量写在这里

脂肪

蛋白质 /
乳制品

碳水化合物

水果

蔬菜

今天吃了多少金字塔食物份数：

当你在表格里记录食物及数量等内容时，顺便在上面食物组份数的圆圈内做标记。对于甜食，尽你所能估算一下一整天摄取的能量。

今天的日期：

今天的目标：

今天的说明：

今日饮食明细：   每个食物组的份数

◷ 时间	食物	数量	V	F	C	PD	Ft	S

血糖：

晨起空腹	晚餐前

今天的活动：　　　　　　　　　　　　⏱ 时间

总时间	

激励提示：

　　仔细研究菜单里的学问，寻找可能表明食品如何制作或包括哪些成分的项目，找出隐藏于其中的能量。

关键词：

V 蔬菜

F 水果

C 碳水化合物

PD 蛋白质 / 乳制品

Ft 脂肪

S 甜食

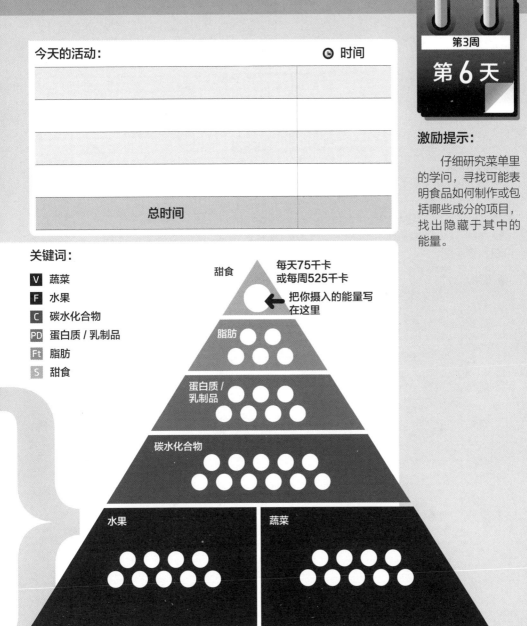

甜食

每天75千卡或每周525千卡

把你摄入的能量写在这里

脂肪

蛋白质 / 乳制品

碳水化合物

水果　　　蔬菜

今天吃了多少金字塔食物份数：

　　当你在表格里记录食物及数量等内容时，顺便在上面食物组份数的圆圈内做标记。对于甜食，尽你所能估算一下一整天摄取的能量。

今天的日期：

今天的目标：

今天的说明：

今天是称体重的日子，把体重记录在每周回顾和体重记录上。

今日饮食明细： 每个食物组的份数

⏱ 时间	食物	数量	V	F	C	PD	Ft	S

血糖：

晨起空腹	晚餐前

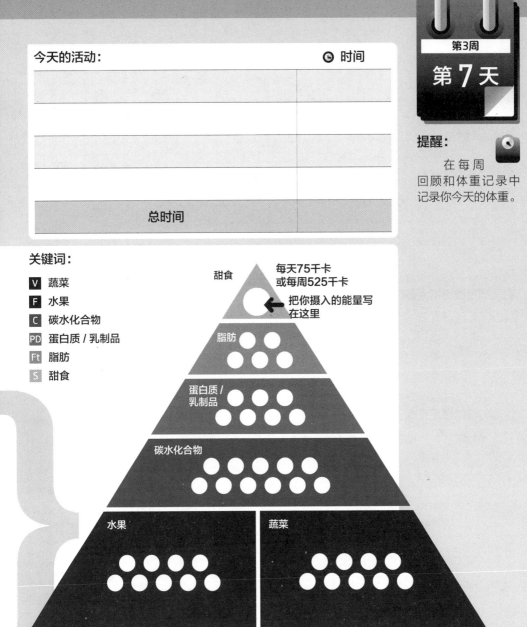

今天的活动：	⏰ 时间
总时间	

提醒：

在每周回顾和体重记录中记录你今天的体重。

关键词：

V 蔬菜

F 水果

C 碳水化合物

PD 蛋白质 / 乳制品

Ft 脂肪

S 甜食

甜食

每天75千卡或每周525千卡

把你摄入的能量写在这里

脂肪

蛋白质 / 乳制品

碳水化合物

水果

蔬菜

今天吃了多少金字塔食物份数：

当你在表格里记录食物及数量等内容时，顺便在上面食物组份数的圆圈内做标记。对于甜食，尽你所能估算一下一整天摄取的能量。

我的 起始体重	＿＿＿＿＿
我今天的体重	＿＿＿＿＿
我的体重变化	＿＿＿＿＿

我感觉：
- 太棒了
- 很好
- 一般般
- 有点灰心
- 想放弃

我最引以为豪的是：

哪些项目做得好：

哪些项目做得不太好：

这周的份数目标完成了吗？

食物组	每日份数	第1天	第2天	第3天	第4天	第5天	第6天	第7天
蔬菜		●	●	●	●	●	●	●
水果		●	●	●	●	●	●	●
碳水化合物		●	●	●	●	●	●	●
蛋白质 / 乳制品		●	●	●	●	●	●	●
脂肪		●	●	●	●	●	●	●
甜食		●	●	●	●	●	●	●

用法说明：

1. 在上表中填入各类食物的每日份数目标。
2. 将你过去一周每天记录的总份数与你的目标进行比较。
3. 如果你的总份数达到了你的目标，请勾选上表中的圆圈。

血糖的变化：

我想尝试的新食物或活动：

我今天走了多少步（可以使用计步器）？

第1天	第2天	第3天	第4天	第5天	第6天	第7天

我每天活动多少分钟？

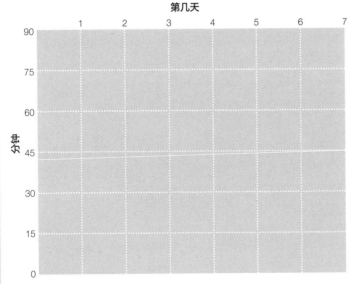

用法说明：

1. 用圆点标记每天的活动总分钟数。
2. 用一条线把图表上的每个圆点连起来。

请看右边的示例图表。→

提醒：

　　在这个回顾中计算你的体重变化并记录在体重记录中。

这周的份数目标完成了吗？

食物组	每日份数	第1天	第
蔬菜	4+	✔	
水果	3+	●	
碳水化合物	4	✔	
蛋白质 / 乳制品	3	✔	
脂肪	3	●	

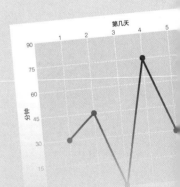

▲
上面的例子展示了如何填写每周回顾的份数目标表和活动表。

第几天	早餐	午餐	晚餐	加餐
例子	谷类 香蕉	意大利面 水果沙拉	金枪鱼包 小胡萝卜	饼干 奶酪
1				
2				
3				
4				
5				
6				
7				

运动和活动	特殊行程
上午11点游泳课 步行上班	18点儿童球赛 备注：晚餐在外面吃

一周概况

使用计划表：

制订你下周的饮食、活动和运动计划。注意可能影响你体重的特殊行程和安排，如旅行、外出就餐、社交活动和休假。

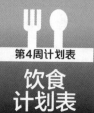

今天的主餐或所有餐点	数量

此页帮助你检查一餐是否符合健康体重金字塔推荐的份数目标。

1. 写下你这餐饭（或一整天）打算吃什么。
2. 根据你的计划来计算份数。
3. 一定要把菜单上的食物列在购物清单上。

这一餐的金字塔食物份数

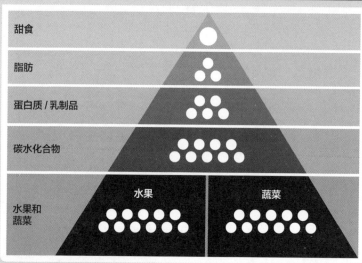

甜食	
脂肪	
蛋白质 / 乳制品	
碳水化合物	
水果和蔬菜	水果　蔬菜

◀ 查看左边的金字塔食物份数。

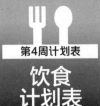

饮食计划表

今天的主餐或所有餐点	数量

此页帮助你检查一餐是否符合健康体重金字塔推荐的份数目标。

1. 写下你这餐饭（或一整天）打算吃什么。
2. 根据你的计划来计算份数。
3. 一定要把菜单上的食物列在购物清单上。

这一餐的金字塔食物份数

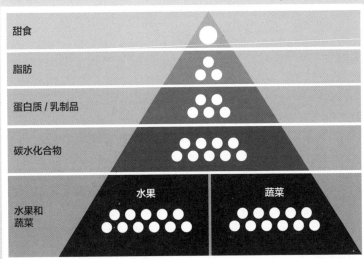

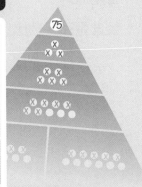

◀ 查看左边的金字塔食物份数。

当日食谱

早餐

1/2杯熟燕麦片
2汤匙葡萄干
1杯脱脂牛奶
零卡饮料

V	F	C	PD	Ft	S
0	1	1	1	0	0

午餐

西南沙拉
1/2个全麦皮塔面包
零卡饮料

V	F	C	PD	Ft	S
2	1	1	1	2	0

晚餐

1/4个经典番茄罗勒比萨
*1/2杯小胡萝卜
*1/4个小哈密瓜
零卡饮料

V	F	C	PD	Ft	S
2	1	2	2	0	0

加餐

7整颗杏仁

V	F	C	PD	Ft	S
0	0	0	0	1	0

* 规定的份数是最低量，可以根据你的需要调整。

小妙招：

此页的内容告诉你如何规划自己的每日食谱。你也可以照着做。

午餐做法

西南沙拉

- 2杯生菜丝和2.5盎司鸡肉丝，1杯切碎的青椒和洋葱，1/2杯压碎的菠萝，1/6个牛油果和2汤匙低卡西式调味料，混合拌匀。

晚餐做法

经典番茄罗勒比萨

- 在准备好的14英寸比萨饼皮上放1杯切好的番茄、新鲜罗勒和1杯低脂马苏里拉干酪丝，放进烤箱，205℃烘烤大约10分钟。

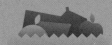

购物清单

新鲜农产品	全谷物食物	肉类和乳制品

冷冻食品	罐头食品	其他杂类食品

小妙招：

去食品店前先把一周的购物清单准备好，这样你在做饭时就不会因为缺少食材而烦恼。

新鲜农产品	全谷物食物
1袋小胡萝卜	老式燕麦片
生菜	1袋全麦皮塔面包
2个青椒	1包英式松饼
1个红洋葱	全谷物麦片
牛油果	
菠萝	
哈密瓜	

▲

在计划完本周的菜单后，将菜单中的所有食物一并添加到购物清单中。

今天的日期：

今天的目标：

今天的说明：

今日饮食明细：　　　　　　　　　　　　　　　　　　　每个食物组的份数

◷ 时间	食物	数量	V	F	C	PD	Ft	S

血糖：

晨起空腹	晚餐前

今天的活动:　　　　　　　　　　　🕐 时间

总时间	

激励提示:

　　运动的时候,不要只注重体力。在你进行身体活动的同时,想想愉快的事或同时做一些令你享受其中的事情。

关键词:

V 蔬菜
F 水果
C 碳水化合物
PD 蛋白质 / 乳制品
Ft 脂肪
S 甜食

甜食

每天75千卡
或每周525千卡

把你摄入的能量写在这里

脂肪

蛋白质 /
乳制品

碳水化合物

水果

蔬菜

今天吃了多少金字塔食物份数:

　　当你在表格里记录食物及数量等内容时,顺便在上面食物组份数的圆圈内做标记。对于甜食,尽你所能估算一下一整天摄取的能量。

今天的日期：

今天的目标：

今天的说明：

今日饮食明细： 每个食物组的份数

⏱ 时间	食物	数量	V	F	C	PD	Ft	S

血糖：

晨起空腹	晚餐前

今天的活动:	⏱ 时间
总时间	

激励提示:

想吃东西的冲动通常是由某种情绪引发的,而不是真的饥饿。当情绪来时,试着通过散步、打电话给朋友或办点儿小事来转移注意力。

关键词:

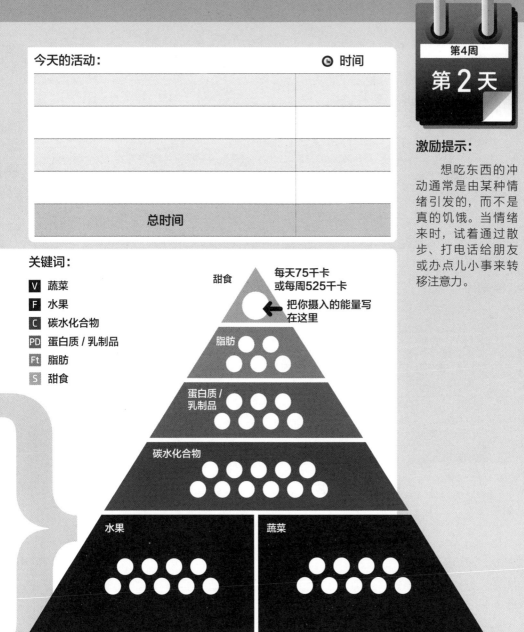

- **V** 蔬菜
- **F** 水果
- **C** 碳水化合物
- **PD** 蛋白质 / 乳制品
- **Ft** 脂肪
- **S** 甜食

甜食 每天75千卡 或每周525千卡

把你摄入的能量写在这里

脂肪

蛋白质 / 乳制品

碳水化合物

水果　　蔬菜

今天吃了多少金字塔食物份数:

当你在表格里记录食物及数量等内容时,顺便在上面食物组份数的圆圈内做标记。对于甜食,尽你所能估算一下一整天摄取的能量。

今天的日期:

今天的目标:

今天的说明:

今日饮食明细:　　　　　　　　　　　　　　　　　　　　每个食物组的份数

⏱ 时间	食物	数量	V	F	C	PD	Ft	S

血糖:

晨起空腹	晚餐前

今天的活动： ⏱ **时间**

总时间	

激励提示：

接受人人都有弱点这个事实。不要为了暂时的破戒或小失误而放弃整个减重计划，第二天再重新开始就好了。相信你自己。

关键词：

V 蔬菜
F 水果
C 碳水化合物
PD 蛋白质 / 乳制品
Ft 脂肪
S 甜食

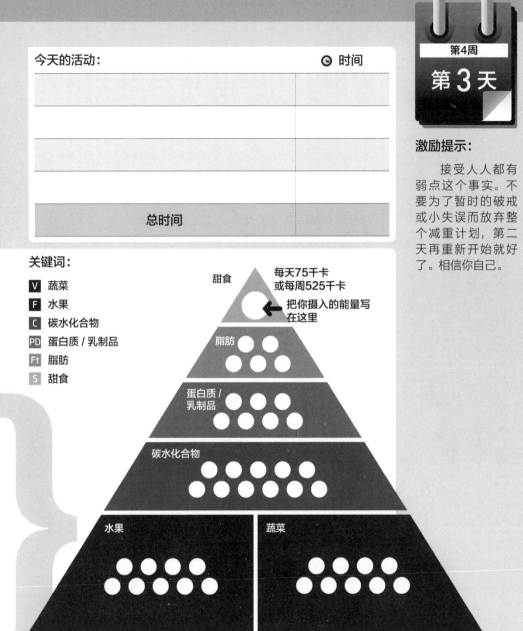

甜食　每天75千卡
或每周525千卡
把你摄入的能量写
在这里

脂肪

蛋白质 /
乳制品

碳水化合物

水果　蔬菜

今天吃了多少金字塔食物份数：

当你在表格里记录食物及数量等内容时，顺便在上面食物组份数的圆圈内做标记。对于甜食，尽你所能估算一下一整天摄取的能量。

今天的日期:

今天的目标:

今天的说明:

今日饮食明细: 每个食物组的份数

⏰ 时间	食物	数量	V	F	C	PD	Ft	S

血糖:

晨起空腹	晚餐前

第4天

今天的活动：　　　　　　　　　　🕐 时间

总时间	

激励提示：

　　不要强迫自己吃所有的蔬菜和水果，吃你喜欢的那部分即可。要增加蔬菜和水果的摄取量，你还可以换不一样的方式来吃，如烤着吃或做成水果麦片。

关键词：

- V 蔬菜
- F 水果
- C 碳水化合物
- PD 蛋白质 / 乳制品
- Ft 脂肪
- S 甜食

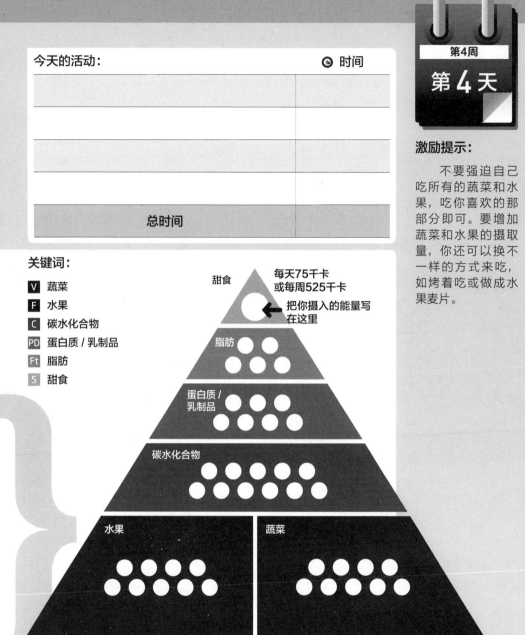

甜食　　　每天75千卡
或每周525千卡

把你摄入的能量写
在这里

脂肪

蛋白质 /
乳制品

碳水化合物

水果　　　　蔬菜

今天吃了多少金字塔食物份数：

　　当你在表格里记录食物及数量等内容时，顺便在上面食物组份数的圆圈内做标记。对于甜食，尽你所能估算一下一整天摄取的能量。

今天的日期:

今天的目标:

今天的说明:

今日饮食明细:　　　　　　　　　　　　　　　　　　　　　　每个食物组的份数

⏲ 时间	食物	数量	V	F	C	PD	Ft	S

血糖:

晨起空腹	晚餐前

今天的活动：	🕐 时间
总时间	

激励提示：

不要因为朋友的影响而改变你的计划。尽量和那些有共同目标并且愿意提供支持的人在一起。

关键词：

V 蔬菜

F 水果

C 碳水化合物

PD 蛋白质 / 乳制品

Ft 脂肪

S 甜食

甜食

每天75千卡
或每周525千卡

把你摄入的能量写在这里

脂肪

蛋白质 /
乳制品

碳水化合物

水果

蔬菜

今天吃了多少金字塔食物份数：

当你在表格里记录食物及数量等内容时，顺便在上面食物组份数的圆圈内做标记。对于甜食，尽你所能估算一下一整天摄取的能量。

今天的日期：

今天的目标：

今天的说明：

今日饮食明细：

每个食物组的份数

⏱ 时间	食物	数量	V	F	C	PD	Ft	S

血糖：

晨起空腹	晚餐前

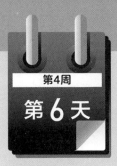

今天的活动：　　　　　　　　🕐 时间

总时间	

激励提示：

　　尽量一天吃三餐，包括一顿丰盛的早餐，这样你就不会那么饿，从而避免深夜吃零食。

关键词：

- **V** 蔬菜
- **F** 水果
- **C** 碳水化合物
- **PD** 蛋白质 / 乳制品
- **Ft** 脂肪
- **S** 甜食

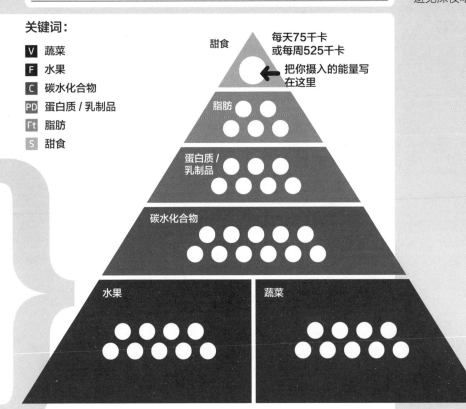

甜食　　　　　每天75千卡
　　　　　　　或每周525千卡

把你摄入的能量写在这里

脂肪

蛋白质 /
乳制品

碳水化合物

水果　　　　　　　蔬菜

今天吃了多少金字塔食物份数：

　　当你在表格里记录食物及数量等内容时，顺便在上面食物组份数的圆圈内做标记。对于甜食，尽你所能估算一下一整天摄取的能量。

今天的日期：

今天的目标：

今天的说明：

今天是称体重的日子，把体重记录在每周回顾和体重记录上。

今日饮食明细：　　　　　　　　　　　　　　　　　　　　每个食物组的份数

🕐 时间	食物	数量	V	F	C	PD	Ft	S

血糖：

晨起空腹	晚餐前

今天的活动：　　　　　　　　　　⊙ 时间

总时间	

提醒：

在 每 周
回顾和体重记录中
记录你今天的体重。

关键词：

V　蔬菜

F　水果

C　碳水化合物

PD　蛋白质 / 乳制品

Ft　脂肪

S　甜食

甜食　　　每天75千卡
　　　　　或每周525千卡

把你摄入的能量写
在这里

脂肪

蛋白质 /
乳制品

碳水化合物

水果　　　　　　　　蔬菜

今天吃了多少金字塔食物份数：

　　当你在表格里记录食物及数量等内容时，顺便在上面食
物组份数的圆圈内做标记。对于甜食，尽你所能估算一下一
整天摄取的能量。

我的 起始体重		我感觉： ● 太棒了 ● 很好 ● 一般般 ● 有点灰心 ● 想放弃	我最引以为豪的是：
我今天的体重			
我的体重变化			

哪些项目做得好：

哪些项目做得不太好：

这周的份数目标完成了吗？

食物组	每日份数	第1天	第2天	第3天	第4天	第5天	第6天	第7天
蔬菜		●	●	●	●	●	●	●
水果		●	●	●	●	●	●	●
碳水化合物		●	●	●	●	●	●	●
蛋白质 / 乳制品		●	●	●	●	●	●	●
脂肪		●	●	●	●	●	●	●
甜食		●	●	●	●	●	●	●

用法说明：

1. 在上表中填入各类食物的每日份数目标。
2. 将你过去一周每天记录的总份数与你的目标进行比较。
3. 如果你的总份数达到了你的目标，请勾选上表中的圆圈。

血糖的变化:

我想尝试的新食物或活动:

我今天走了多少步（可以使用计步器）?

第1天	第2天	第3天	第4天	第5天	第6天	第7天

我每天活动多少分钟?

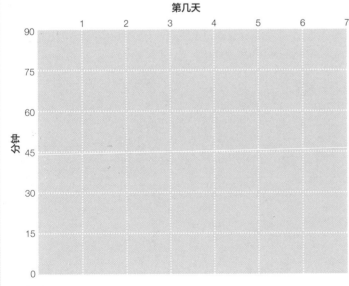

用法说明:

1. 用圆点标记每天的活动总分钟数。
2. 用一条线把图表上的每个圆点连起来。

请看右边的示例图表。 ➜

提醒:

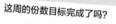

在这个回顾中计算你的体重变化并记录在体重记录中。

这周的份数目标完成了吗?

食物组	每日份数	第1天	第
蔬菜	4+	✔	
水果	3+	●	✔
碳水化合物	4	✔	✔
蛋白质 / 乳制品	3	✔	✔
脂肪	3	●	✔

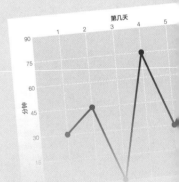

▲

上面的例子展示了如何填写每周回顾的份数目标表和活动表。

第几天	早餐	午餐	晚餐	加餐
例子	谷类 香蕉	意大利面 水果沙拉	金枪鱼包 小胡萝卜	饼干 奶酪
1				
2				
3				
4				
5				
6				
7				

运动和活动	特殊行程
上午11点游泳课 步行上班	18点儿童球赛 备注：晚餐在外面吃

一周概况

使用计划表：

　　制订你下周的饮食、活动和运动计划。注意可能影响你体重的特殊行程和安排，如旅行、外出就餐、社交活动和休假。

饮食计划表

此页帮助你检查一餐是否符合健康体重金字塔推荐的份数目标。

1. 写下你这餐饭（或一整天）打算吃什么。
2. 根据你的计划来计算份数。
3. 一定要把菜单上的食物列在购物清单上。

今天的主餐或所有餐点	数量

这一餐的金字塔食物份数

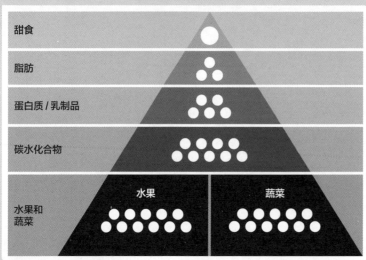

甜食

脂肪

蛋白质 / 乳制品

碳水化合物

水果

蔬菜

水果和蔬菜

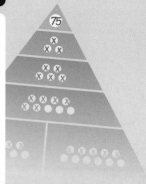

◀ 查看左边的金字塔食物份数。

第5周计划表
饮食计划表

今天的主餐或所有餐点	数量

此页帮助你检查一餐是否符合健康体重金字塔推荐的份数目标。

1. 写下你这餐饭（或一整天）打算吃什么。
2. 根据你的计划来计算份数。
3. 一定要把菜单上的食物列在购物清单上。

这一餐的金字塔食物份数

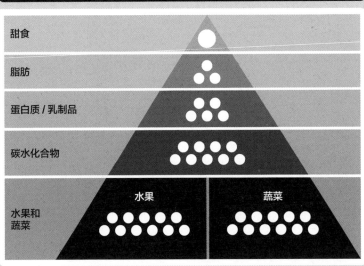

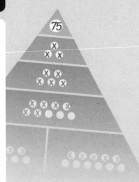

◀ 查看左边的金字塔食物份数。

当日食谱

早餐
煎蛋卷
1片全麦吐司
1茶匙不含反式脂肪酸的人造黄油
1根小的香蕉
零卡饮料

V	F	C	PD	Ft	S
1	1	1	1	1	0

午餐
百吉饼三明治
*2杯生的蔬菜
零卡饮料

V	F	C	PD	Ft	S
2	0	2	1	1	0

晚餐
1份中式蔬菜面
1/2杯菠萝块
1杯脱脂牛奶
零卡饮料

V	F	C	PD	Ft	S
2	1	1	1	1	0

加餐
1份喜欢的水果

V	F	C	PD	Ft	S
0	1	0	0	0	0

* 规定的份数是最低量，可以根据你的需要调整。

小妙招：

此页的内容告诉你如何规划自己的每日食谱。你也可以照着做。

早餐做法

煎蛋卷

■ 将1/2杯鸡蛋液与1/2杯切碎的洋葱、番茄、青椒和土豆下锅，煎至成形。

午餐做法

百吉饼三明治

■ 在1个全麦百吉饼上均匀抹上1汤匙低卡蛋黄酱，上面放2盎司瘦肉火腿、生菜、番茄和洋葱片。

晚餐做法

中式蔬菜面

■ 准备1包拉面，煮熟待用。锅中加入1汤匙芝麻油和1汤匙花生油，油热后放入1汤匙姜丝和1汤匙大蒜碎爆炒，然后加入1/2杯西蓝花炒3分钟，再加入豆芽、新鲜菠菜和切开的圣女果各1/2杯，待蔬菜熟后加入面条并搅拌，最后撒上葱花和酱油即可食用。

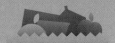

新鲜农产品	全谷物食物	肉类和乳制品

冷冻食品	罐头食品	其他杂类食品

小妙招：

　　去食品店前先把一周的购物清单准备好，这样你在做饭时就不会因为缺少食材而烦恼。

新鲜农产品	全谷物食物
香蕉	全麦面包
菠萝	全麦百吉饼
西蓝花	全麦麦片
豆芽	全麦意大利
菠菜	
圣女果	
1把葱	

▲

在计划完本周的菜单后，将菜单中的所有食物一并添加到购物清单中。

今天的日期：

今天的目标：

今天的说明：

今日饮食明细：　　　　　　　　　　　　　　　　　　　　　　每个食物组的份数

⏱ 时间	食物	数量	V	F	C	PD	Ft	S

血糖：

晨起空腹	晚餐前

今天的活动：　　　　　　　　　🕐 时间

总时间	

激励提示：

别忘了吃早餐。如果没有时间，可以提前把食物准备好，出门时随身携带，方便食用。

关键词：

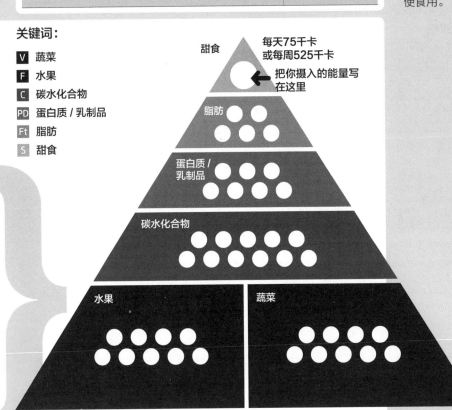

- V 蔬菜
- F 水果
- C 碳水化合物
- PD 蛋白质 / 乳制品
- Ft 脂肪
- S 甜食

甜食

每天75千卡或每周525千卡

把你摄入的能量写在这里

脂肪

蛋白质 / 乳制品

碳水化合物

水果　　　蔬菜

今天吃了多少金字塔食物份数：

当你在表格里记录食物及数量等内容时，顺便在上面食物组份数的圆圈内做标记。对于甜食，尽你所能估算一下一整天摄取的能量。

今天的日期：

今天的目标：

今天的说明：

今日饮食明细：

每个食物组的份数

⏱ 时间	食物	数量	V	F	C	PD	Ft	S

血糖：

晨起空腹	晚餐前

今天的活动：	🕐 时间
总时间	

激励提示：

　　不要强求每一口食物都营养丰富。你的目标是多选择那些对健康有益的食物，而少吃那些不利于健康的食物。

关键词：

- **V** 蔬菜
- **F** 水果
- **C** 碳水化合物
- **PD** 蛋白质 / 乳制品
- **Ft** 脂肪
- **S** 甜食

甜食　每天75千卡或每周525千卡

← 把你摄入的能量写在这里

脂肪

蛋白质 / 乳制品

碳水化合物

水果　　蔬菜

今天吃了多少金字塔食物份数：

　　当你在表格里记录食物及数量等内容时，顺便在上面食物组份数的圆圈内做标记。对于甜食，尽你所能估算一下一整天摄取的能量。

今天的日期：

今天的目标：

今天的说明：

今日饮食明细：　　　　　　　　　　　　　　　　　　　　　　　　每个食物组的份数

⏱ 时间	食物	数量	V	F	C	PD	Ft	S

血糖：

晨起空腹	晚餐前

今天的活动：	🕐 时间
总时间	

激励提示：

提升运动的优先等级。如果你认为运动是次要的事，那它慢慢就会变成最不重要的，甚至是完全被忽略的项目。

关键词：

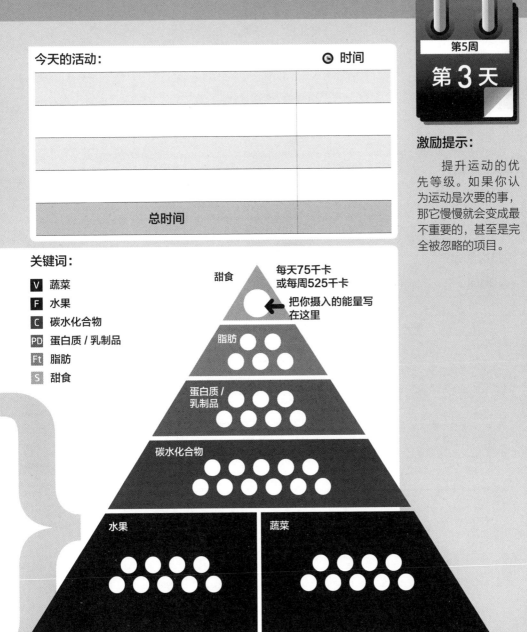

- V 蔬菜
- F 水果
- C 碳水化合物
- PD 蛋白质 / 乳制品
- Ft 脂肪
- S 甜食

甜食

每天75千卡
或每周525千卡

把你摄入的能量写在这里

脂肪

蛋白质 /
乳制品

碳水化合物

水果

蔬菜

今天吃了多少金字塔食物份数：

当你在表格里记录食物及数量等内容时，顺便在上面食物组份数的圆圈内做标记。对于甜食，尽你所能估算一下一整天摄取的能量。

今天的日期：

今天的目标：

今天的说明：

今日饮食明细：　　　　　　　　　　　　　　　　　　　　每个食物组的份数

🕐 时间	食物	数量	V	F	C	PD	Ft	S

血糖：

晨起空腹	晚餐前

今天的活动：   ⏱ 时间

总时间	

激励提示：

    一般情况下，运动时不会出现疼痛。运动后肌肉酸痛很常见，但运动时的疼痛可能就是即将受伤的信号。若你在运动时出现疼痛，请立即停止并向医生咨询。

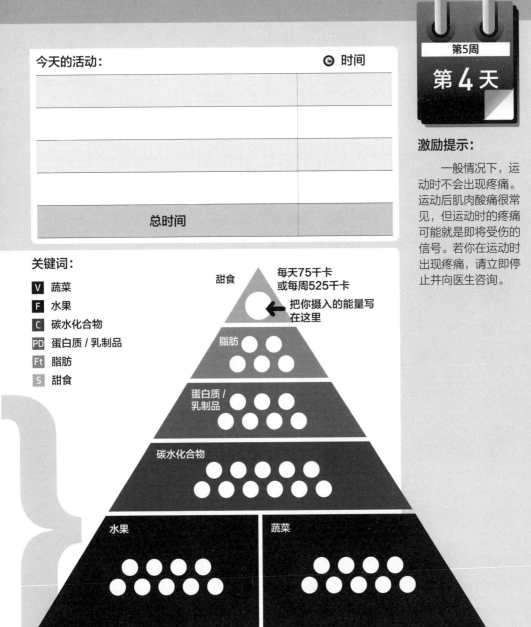

关键词：

- V 蔬菜
- F 水果
- C 碳水化合物
- PD 蛋白质 / 乳制品
- Ft 脂肪
- S 甜食

甜食   每天75千卡或每周525千卡

← 把你摄入的能量写在这里

脂肪

蛋白质 / 乳制品

碳水化合物

水果

蔬菜

今天吃了多少金字塔食物份数：

    当你在表格里记录食物及数量等内容时，顺便在上面食物组份数的圆圈内做标记。对于甜食，尽你所能估算一下一整天摄取的能量。

今天的日期：

今天的目标：

今天的说明：

今日饮食明细：

每个食物组的份数

⏱ 时间	食物	数量	V	F	C	PD	Ft	S

血糖：

晨起空腹	晚餐前

今天的活动：　　　　　　　　　🕐 时间

总时间	

激励提示：

用吃东西来缓解压力几乎总是以暴饮暴食结束。寻找其他应对压力的方法，比如运动、按时吃饭和保证充足的睡眠。

关键词：

V 蔬菜
F 水果
C 碳水化合物
PD 蛋白质 / 乳制品
Ft 脂肪
S 甜食

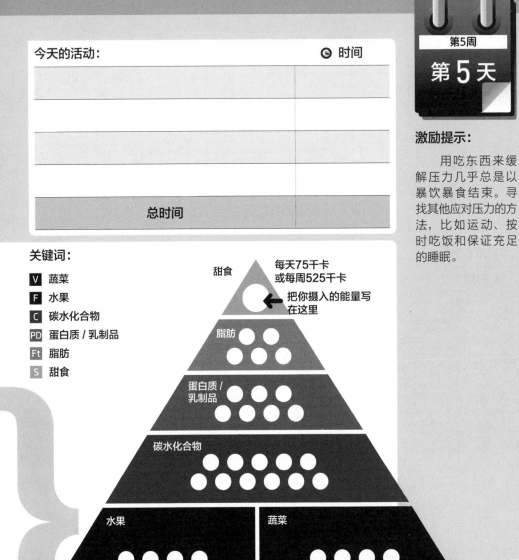

甜食　　　每天75千卡
或每周525千卡

把你摄入的能量写在这里

脂肪

蛋白质 /
乳制品

碳水化合物

水果　　　　　　　　蔬菜

今天吃了多少金字塔食物份数：

当你在表格里记录食物及数量等内容时，顺便在上面食物组份数的圆圈内做标记。对于甜食，尽你所能估算一下一整天摄取的能量。

今天的日期：

今天的目标：

今天的说明：

今日饮食明细： 每个食物组的份数

⏱ 时间	食物	数量	V	F	C	PD	Ft	S

血糖：

晨起空腹	晚餐前

今天的活动：	⏱ 时间
总时间	

激励提示：

　　当你饮食过度或疏于运动时，反应不必过于激烈，把重心放在你做得到的那部分就好。不期待一下子彻底改变，你才能很快地回到正轨。

关键词：

V 蔬菜

F 水果

C 碳水化合物

PD 蛋白质 / 乳制品

Ft 脂肪

S 甜食

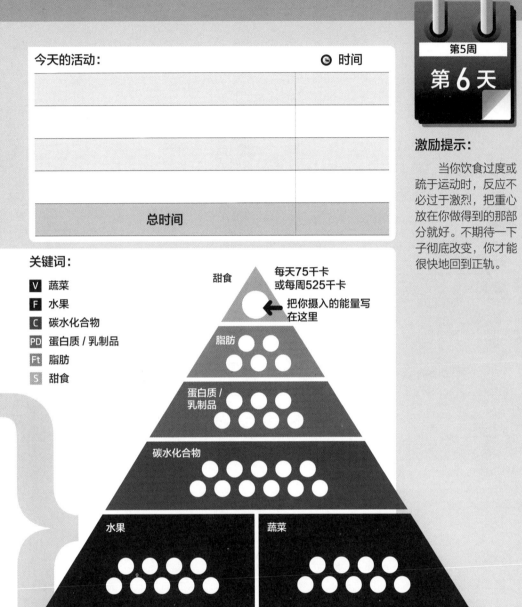

甜食

每天75千卡或每周525千卡

把你摄入的能量写在这里

脂肪

蛋白质 / 乳制品

碳水化合物

水果

蔬菜

今天吃了多少金字塔食物份数：

　　当你在表格里记录食物及数量等内容时，顺便在上面食物组份数的圆圈内做标记。对于甜食，尽你所能估算一下一整天摄取的能量。

今天的日期：

今天的目标：

今天的说明：

今天是称体重的日子，把体重记录在每周回顾和体重记录上。

今日饮食明细： 每个食物组的份数

⏱ 时间	食物	数量	V	F	C	PD	Ft	S

血糖：

晨起空腹	晚餐前

今天的活动：　　　　　　　　　　　　　　　🕐 时间

总时间	

提醒：
　　在每周回顾和体重记录中记录你今天的体重。

关键词：

V	蔬菜
F	水果
C	碳水化合物
PD	蛋白质 / 乳制品
Ft	脂肪
S	甜食

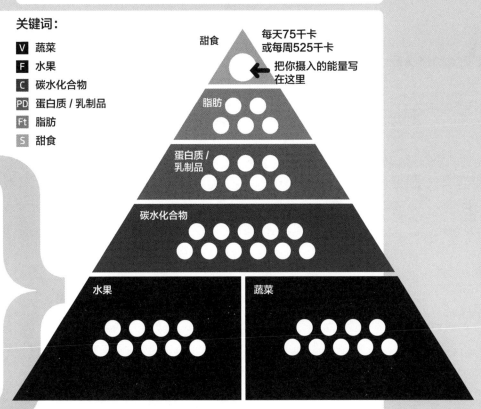

甜食　　　**每天75千卡
或每周525千卡**

**把你摄入的能量写
在这里**

脂肪

蛋白质 /
乳制品

碳水化合物

水果　　　　　　　　　蔬菜

今天吃了多少金字塔食物份数：

　　当你在表格里记录食物及数量等内容时，顺便在上面食
物组份数的圆圈内做标记。对于甜食，尽你所能估算一下一
整天摄取的能量。

我的 起始体重 [　　　]

我今天的体重 [　　　]

我的体重变化 [　　　]

我感觉：
- 太棒了
- 很好
- 一般般
- 有点灰心
- 想放弃

我最引以为豪的是：

哪些项目做得好：

哪些项目做得不太好：

这周的份数目标完成了吗？

食物组	每日份数	第1天	第2天	第3天	第4天	第5天	第6天	第7天
蔬菜		●	●	●	●	●	●	●
水果		●	●	●	●	●	●	●
碳水化合物		●	●	●	●	●	●	●
蛋白质 / 乳制品		●	●	●	●	●	●	●
脂肪		●	●	●	●	●	●	●
甜食		●	●	●	●	●	●	●

用法说明：

1. 在上表中填入各类食物的每日份数目标。
2. 将你过去一周每天记录的总份数与你的目标进行比较。
3. 如果你的总份数达到了你的目标，请勾选上表中的圆圈。

血糖的变化:

我想尝试的新食物或活动:

我今天走了多少步(可以使用计步器)?

第1天	第2天	第3天	第4天	第5天	第6天	第7天

我每天活动多少分钟?

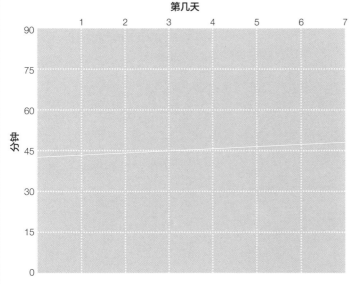

用法说明:

1. 用圆点标记每天的活动总分钟数。
2. 用一条线把图表上的每个圆点连起来。

请看右边的示例图表。 ➡

提醒:

在这个回顾中计算你的体重变化并记录在体重记录中。

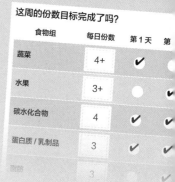

这周的份数目标完成了吗?

食物组	每日份数	第1天	第
蔬菜	4+	✔	
水果	3+		✔
碳水化合物	4	✔	✔
蛋白质 / 乳制品	3	✔	✔
脂肪	3		✔

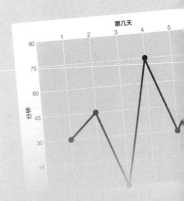

▲
上面的例子展示了如何填写每周回顾的份数目标表和活动表。

第几天	早餐	午餐	晚餐	加餐
例子	谷类 香蕉	意大利面 水果沙拉	金枪鱼包 小胡萝卜	饼干 奶酪
1				
2				
3				
4				
5				
6				
7				

运动和活动	特殊行程
上午11点游泳课 步行上班	18点儿童球赛 备注：晚餐在外面吃

使用计划表：

    制订你下周的饮食、活动和运动计划。注意可能影响你体重的特殊行程和安排，如旅行、外出就餐、社交活动和休假。

今天的主餐或所有餐点	数量

此页帮助你检查一餐是否符合健康体重金字塔推荐的份数目标。

1. 写下你这餐饭（或一整天）打算吃什么。
2. 根据你的计划来计算份数。
3. 一定要把菜单上的食物列在购物清单上。

这一餐的金字塔食物份数

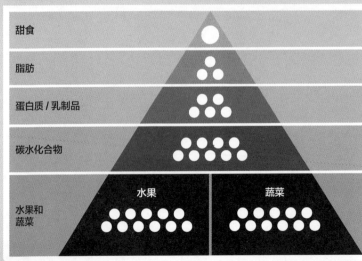

甜食

脂肪

蛋白质 / 乳制品

碳水化合物

水果和蔬菜　水果　蔬菜

75

◀ 查看左边的金字塔食物份数。

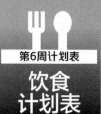

饮食计划表

今天的主餐或所有餐点	数量

此页帮助你检查一餐是否符合健康体重金字塔推荐的份数目标。

1. 写下你这餐饭（或一整天）打算吃什么。
2. 根据你的计划来计算份数。
3. 一定要把菜单上的食物列在购物清单上。

这一餐的金字塔食物份数

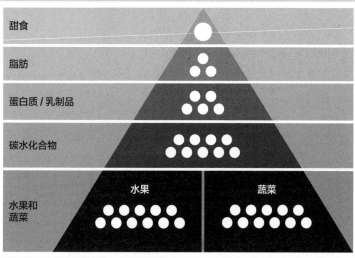

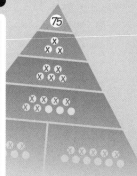

◀ 查看左边的金字塔食物份数。

当日食谱

早餐

1个小松饼，任意口味
2茶匙不含反式脂肪酸的人造黄油
2片梨
零卡饮料

V	F	C	PD	Ft	S
0	1	2	0	2	0

午餐

鸡肉卷
*1个中等大小的番茄
1个中等大小的苹果
零卡饮料

V	F	C	PD	Ft	S
1	1	1	1	1	0

晚餐

5盎司瘦肉，炙烤或烧烤
1/3杯熟糙米
1份芝麻芦笋炒胡萝卜
1小块天使蛋糕
零卡饮料

V	F	C	PD	Ft	S
2	1	1	2	1	1

加餐

*1份喜欢的蔬菜

V	F	C	PD	Ft	S
1	0	0	0	0	0

* 规定的份数是最低量，可以根据你
  的需要调整。

小妙招：

此页的内容告诉你如何规划自己的每日食谱。你也可以照着做。

晚餐做法

芝麻芦笋炒胡萝卜（6人份）

24根芦笋
6根大胡萝卜
1/4杯水
1汤匙生姜碎
1汤匙低钠酱油
1½茶匙芝麻油
1½汤匙熟芝麻

■ 将芦笋切成0.5英寸厚的薄片。把胡萝卜切成0.25英寸厚的薄片。

■ 在热的炒锅或煎锅内喷一些烹饪喷雾剂，锅内加入胡萝卜，用大火炒4分钟；然后加入芦笋和水，翻炒均匀，盖上盖子焖大约2分钟；揭开盖子并加入生姜，翻炒1~2分钟，至剩余水分蒸发。

■ 加入酱油、芝麻油和熟芝麻，把蔬菜翻炒均匀。把菜盛到盘子里，上桌。

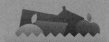

小妙招：

　　去食品店前先把一周的购物清单准备好，这样你在做饭时就不会因为缺少食材而烦恼。

新鲜农产品	全谷物食物	肉类和乳制品

冷冻食品	罐头食品	其他杂类食品

新鲜农产品	全谷物食物
1个中等大小的番茄	糙米
2把芦笋	麸皮松饼
6个大胡萝卜	1个黑麦面包
梨	1条皮塔饼
覆盆子	
3个中等大小的苹果	

▲

在计划完本周的菜单后，将菜单中的所有食物一并添加到购物清单中。

今天的日期:

今天的目标:

今天的说明:

今日饮食明细:　　　　　　　　　　　　　　　　　　　每个食物组的份数

⏰ 时间	食物	数量	V	F	C	PD	Ft	S

血糖:

晨起空腹	晚餐前

今天的活动：	🕐 时间
总时间	

激励提示：

　试着在运动的时候听听音乐。节奏快的音乐能使你振作起来，使你运动起来更容易，时间也过得更快。

关键词：

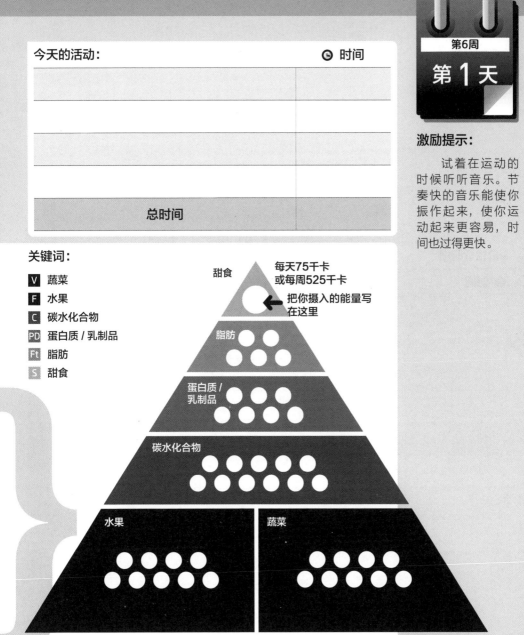

V 蔬菜
F 水果
C 碳水化合物
PD 蛋白质 / 乳制品
Ft 脂肪
S 甜食

甜食
每天75千卡
或每周525千卡
把你摄入的能量写在这里

脂肪

蛋白质 /
乳制品

碳水化合物

水果　　　蔬菜

今天吃了多少金字塔食物份数：

　当你在表格里记录食物及数量等内容时，顺便在上面食物组份数的圆圈内做标记。对于甜食，尽你所能估算一下一整天摄取的能量。

今天的日期：

今天的目标：

今天的说明：

今日饮食明细： 每个食物组的份数

⏱ 时间	食物	数量	V	F	C	PD	Ft	S

血糖：

晨起空腹	晚餐前

今天的活动:　　　　　　　　　　🕐 **时间**

总时间	

激励提示:

　　不要空腹去购物,先吃点东西再出门。饥饿的人很难抗拒拥有美丽包装和诱人气味的高能量食物。

关键词:

V　蔬菜

F　水果

C　碳水化合物

PD　蛋白质 / 乳制品

Ft　脂肪

S　甜食

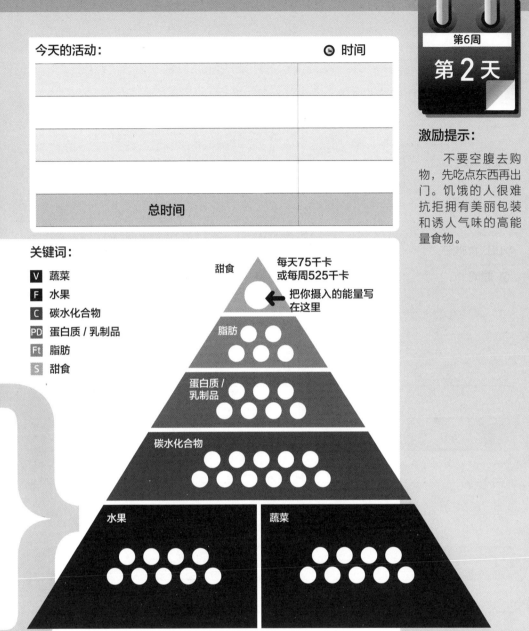

甜食

每天75千卡
或每周525千卡

把你摄入的能量写
在这里

脂肪

蛋白质 /
乳制品

碳水化合物

水果

蔬菜

今天吃了多少金字塔食物份数:

　　当你在表格里记录食物及数量等内容时,顺便在上面食物组份数的圆圈内做标记。对于甜食,尽你所能估算一下一整天摄取的能量。

今天的日期:

今天的目标:

今天的说明:

今日饮食明细: 每个食物组的份数

◷ 时间	食物	数量	V	F	C	PD	Ft	S

血糖:

晨起空腹	晚餐前

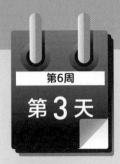

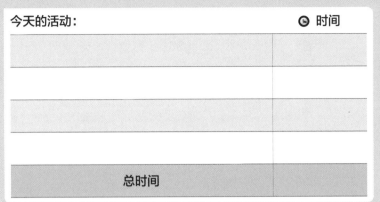

今天的活动：	◷ 时间
总时间	

激励提示：

　　不管体重如何，你都该肯定你独特的价值，相信自己有能力为社会和他人做出贡献。

关键词：

V 蔬菜

F 水果

C 碳水化合物

PD 蛋白质 / 乳制品

Ft 脂肪

S 甜食

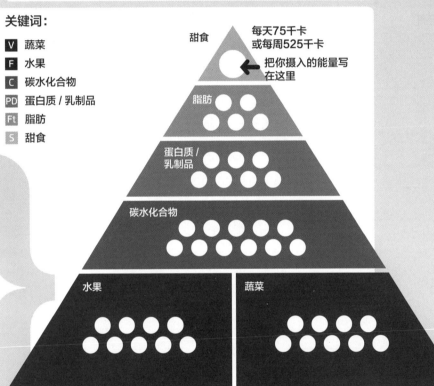

甜食

每天75千卡
或每周525千卡

把你摄入的能量写在这里

脂肪

蛋白质 /
乳制品

碳水化合物

水果

蔬菜

今天吃了多少金字塔食物份数：

　　当你在表格里记录食物及数量等内容时，顺便在上面食物组份数的圆圈内做标记。对于甜食，尽你所能估算一下一整天摄取的能量。

今天的日期：

今天的目标：

今天的说明：

今日饮食明细：

每个食物组的份数

⏱ 时间	食物	数量	V	F	C	PD	Ft	S

血糖：

晨起空腹	晚餐前

今天的活动：	◔ 时间
总时间	

激励提示：

不管你做的项目看起来多么微不足道，你都要嘉奖自己，这会让你更有动力。每完成一个目标，你都要设定一个新的更具挑战性的目标。

关键词：

- V 蔬菜
- F 水果
- C 碳水化合物
- PD 蛋白质 / 乳制品
- Ft 脂肪
- S 甜食

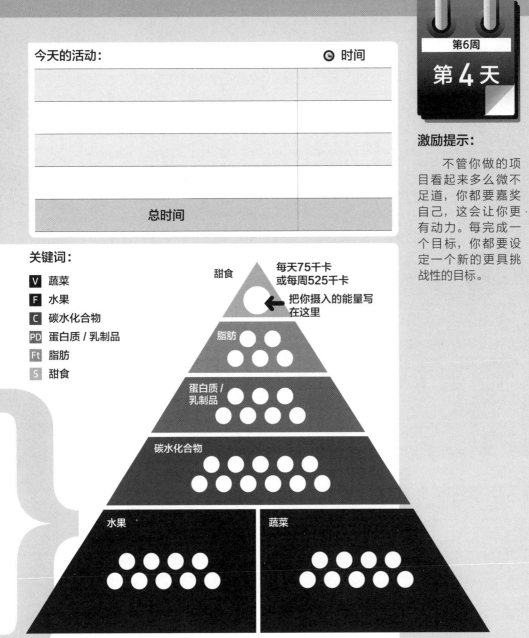

甜食 每天75千卡或每周525千卡

把你摄入的能量写在这里

脂肪

蛋白质 / 乳制品

碳水化合物

水果

蔬菜

今天吃了多少金字塔食物份数：

当你在表格里记录食物及数量等内容时，顺便在上面食物组份数的圆圈内做标记。对于甜食，尽你所能估算一下一整天摄取的能量。

今天的日期：

今天的目标：

今天的说明：

今日饮食明细： 每个食物组的份数

⏱ 时间	食物	数量	V	F	C	PD	Ft	S

血糖：

晨起空腹	晚餐前

今天的活动：

⊙ 时间

总时间	

激励提示：

完全不碰爱吃的食物，例如巧克力，只会让你对它更加渴望。作为对自己的犒赏，偶尔吃点爱吃的食物是比较实际的做法，但量不要多。

关键词：

V 蔬菜
F 水果
C 碳水化合物
PD 蛋白质 / 乳制品
Ft 脂肪
S 甜食

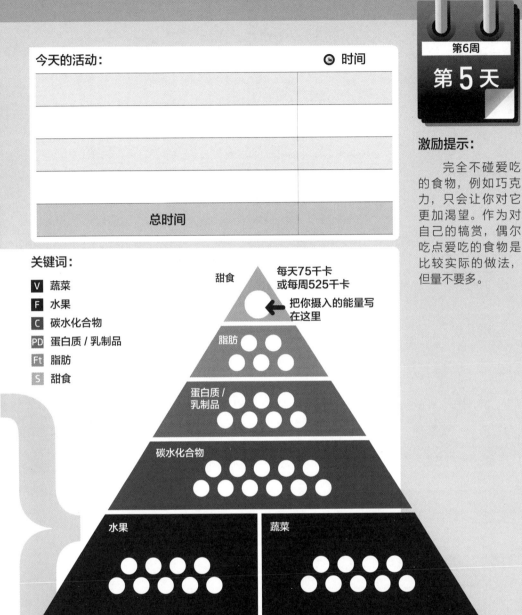

甜食

每天75千卡
或每周525千卡

把你摄入的能量写在这里

脂肪

蛋白质 /
乳制品

碳水化合物

水果

蔬菜

今天吃了多少金字塔食物份数：

当你在表格里记录食物及数量等内容时，顺便在上面食物组份数的圆圈内做标记。对于甜食，尽你所能估算一下一整天摄取的能量。

今天的日期：

今天的目标：

今天的说明：

今日饮食明细：

每个食物组的份数

⏱ 时间	食物	数量	V	F	C	PD	Ft	S

血糖：

晨起空腹	晚餐前

今天的活动：　　　　　　　　　　　🕐 时间

总时间	

激励提示：

　　当你没有时间做一顿健康的饭菜时，去杂货店或熟食店买一份健康的三明治、汤或低脂低卡的熟食吃。

关键词：

V 蔬菜
F 水果
C 碳水化合物
PD 蛋白质 / 乳制品
Ft 脂肪
S 甜食

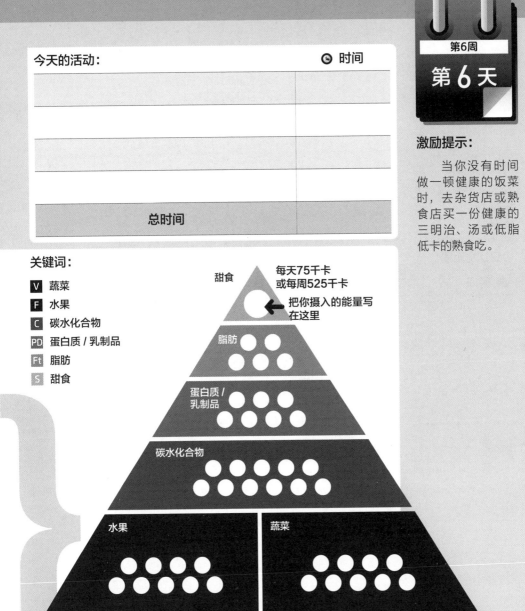

甜食　　　　　每天75千卡
　　　　　　　或每周525千卡

← 把你摄入的能量写在这里

脂肪

蛋白质 / 乳制品

碳水化合物

水果　　　　　　　　蔬菜

今天吃了多少金字塔食物份数：

　　当你在表格里记录食物及数量等内容时，顺便在上面食物组份数的圆圈内做标记。对于甜食，尽你所能估算一下一整天摄取的能量。

今天的日期：

今天的目标：

今天的说明：

今天是称体重的日子，把体重记录在每周回顾和体重记录上。

今日饮食明细：

每个食物组的份数

⏱ 时间	食物	数量	V	F	C	PD	Ft	S

血糖：

晨起空腹	晚餐前

今天的活动：	⏱ 时间
总时间	

提醒： 🔒

在 每 周 回顾和体重记录中 记录你今天的体重。

关键词：

- V 蔬菜
- F 水果
- C 碳水化合物
- PD 蛋白质 / 乳制品
- Ft 脂肪
- S 甜食

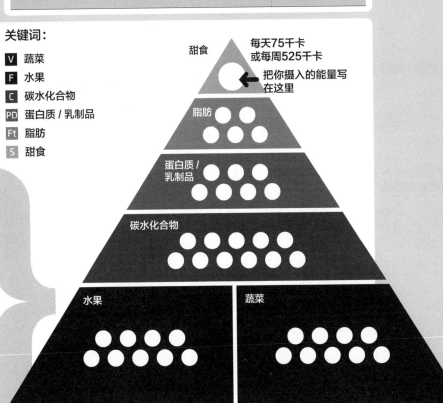

甜食　每天75千卡 或每周525千卡

把你摄入的能量写 在这里

脂肪

蛋白质 / 乳制品

碳水化合物

水果　蔬菜

今天吃了多少金字塔食物份数：

当你在表格里记录食物及数量等内容时，顺便在上面食 物组份数的圆圈内做标记。对于甜食，尽你所能估算一下一 整天摄取的能量。

我的起始体重

我今天的体重

我的体重变化

我感觉:
- 太棒了
- 很好
- 一般般
- 有点灰心
- 想放弃

我最引以为豪的是:

哪些项目做得好:

哪些项目做得不太好:

这周的份数目标完成了吗?

食物组	每日份数	第1天	第2天	第3天	第4天	第5天	第6天	第7天
蔬菜		○	○	○	○	○	○	○
水果		○	○	○	○	○	○	○
碳水化合物		○	○	○	○	○	○	○
蛋白质 / 乳制品		○	○	○	○	○	○	○
脂肪		○	○	○	○	○	○	○
甜食		○	○	○	○	○	○	○

用法说明:

1. 在上表中填入各类食物的每日份数目标。
2. 将你过去一周每天记录的总份数与你的目标进行比较。
3. 如果你的总份数达到了你的目标,请勾选上表中的圆圈。

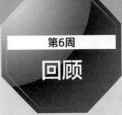

回顾

血糖的变化:

我想尝试的新食物或活动:

提醒:

在 这 个回顾中计算你的体重变化并记录在体重记录中。

我今天走了多少步(可以使用计步器)?

第1天	第2天	第3天	第4天	第5天	第6天	第7天

我每天活动多少分钟?

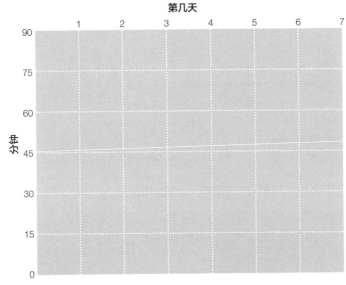

用法说明:

1. 用圆点标记每天的活动总分钟数。
2. 用一条线把图表上的每个圆点连起来。

请看右边的示例图表。→

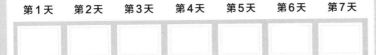

这周的份数目标完成了吗?

食物组	每日份数	第1天	第
蔬菜	4+	✔	
水果	3+	○	✔
碳水化合物	4	✔	✔
蛋白质 / 乳制品	3	✔	✔
脂肪	3		

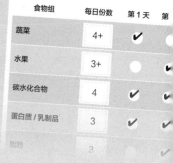

▲
上面的例子展示了如何填写每周回顾的份数目标表和活动表。

第几天	早餐	午餐	晚餐	加餐
例子	谷类 香蕉	意大利面 水果沙拉	金枪鱼包 小胡萝卜	饼干 奶酪
1				
2				
3				
4				
5				
6				
7				

运动和活动	特殊行程
上午11点游泳课 步行上班	18点儿童球赛 备注：晚餐在外面吃

使用计划表：

制订你下周的饮食、活动和运动计划。注意可能影响你体重的特殊行程和安排，如旅行、外出就餐、社交活动和休假。

第7周计划表

饮食
计划表

此页帮助你检查一餐是否符合健康体重金字塔推荐的份数目标。

1. 写下你这餐饭（或一整天）打算吃什么。

2. 根据你的计划来计算份数。

3. 一定要把菜单上的食物列在购物清单上。

今天的主餐或所有餐点	数量

这一餐的金字塔食物份数

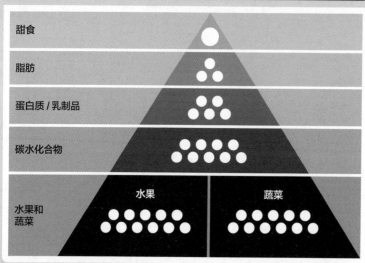

◀ 查看左边的金字塔食物份数。

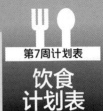

此页帮助你检查一餐是否符合健康体重金字塔推荐的份数目标。

1. 写下你这餐饭（或一整天）打算吃什么。
2. 根据你的计划来计算份数。
3. 一定要把菜单上的食物列在购物清单上。

今天的主餐或所有餐点	数量

这一餐的金字塔食物份数

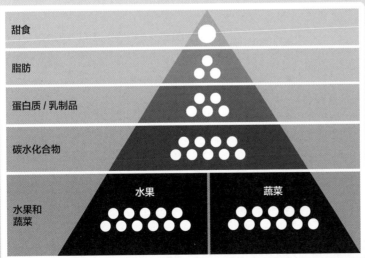

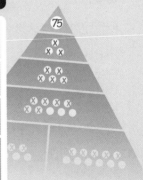

▸ 查看左边的金字塔食物份数。

当日食谱

早餐

1片全麦吐司
1½汤匙果酱
1个大柚子
零卡饮料

V	F	C	PD	Ft	S
0	2	1	0	0	1

午餐

加州汉堡
1个小的苹果
零卡饮料

V	F	C	PD	Ft	S
1	1	2	2	1	0

晚餐

1份希腊沙拉
8块全麦饼干
零卡饮料

V	F	C	PD	Ft	S
2	0	1	1	2	0

加餐

*1份喜欢的蔬菜
4汤匙脱脂酸奶油

V	F	C	PD	Ft	S
1	0	0	0	1	0

* 规定的份数是最低量，可以根据你的需要调整。

小妙招：

此页的内容告诉你如何规划自己的每日食谱。你也可以照着做。

午餐做法

加州汉堡

■ 将3盎司煮熟的瘦牛肉饼与半个烤洋葱（切丝）、番茄片和生菜一起加在涂过1汤匙低卡蛋黄酱的小号全麦圆面包里。

晚餐做法

希腊沙拉（1人份）

2杯红叶和绿叶生菜
1/4杯黄瓜丁
1/4杯甜椒丁
1/4杯胡萝卜丁
1/4杯碎羊奶干酪
1片红洋葱
2个去核卡拉马塔橄榄
2个黄金辣椒
1汤匙香醋

■ 把生菜、黄瓜丁、甜椒丁和胡萝卜丁放在碗里，搅拌均匀。

■ 上面放上碎羊奶干酪和分成环状的洋葱片。

■ 用卡拉马塔橄榄和黄金辣椒点缀。

■ 淋上香醋，立即食用。

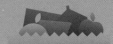

新鲜农产品	全谷物食物	肉类和乳制品

冷冻食品	罐头食品	其他杂类食品

小妙招：

去食品店前先把一周的购物清单准备好，这样你在做饭时就不会因为缺少食材而烦恼。

新鲜农产品	全谷物食物
红叶生菜	1个全麦面包
绿叶生菜	盒装全麦饼干
1个甜椒	8盎司意大利
袋装小胡萝卜	老式燕麦片
1个红洋葱	
2个黄金辣椒	

▲

在计划完本周的菜单后，将菜单中的所有食物一并添加到购物清单中。

今天的日期:

今天的目标:

今天的说明:

今日饮食明细: 每个食物组的份数

⏱ 时间	食物	数量	V	F	C	PD	Ft	S

血糖:

晨起空腹	晚餐前

今天的活动： 🕐 时间

总时间	

激励提示：

事先安排好一天的行程，避免冲突和慌张，这有助于减轻压力。

关键词：

- V 蔬菜
- F 水果
- C 碳水化合物
- PD 蛋白质 / 乳制品
- Ft 脂肪
- S 甜食

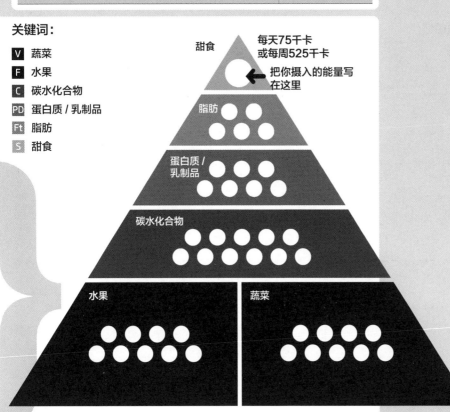

甜食 — 每天75千卡或每周525千卡

把你摄入的能量写在这里

脂肪

蛋白质 / 乳制品

碳水化合物

水果

蔬菜

今天吃了多少金字塔食物份数：

当你在表格里记录食物及数量等内容时，顺便在上面食物组份数的圆圈内做标记。对于甜食，尽你所能估算一下一整天摄取的能量。

今天的日期：

今天的目标：

今天的说明：

今日饮食明细：　　　　　　　　　　　　　　　　　　每个食物组的份数

⏰ 时间	食物	数量	V	F	C	PD	Ft	S

血糖：

晨起空腹	晚餐前

今天的活动：	🕐 时间
总时间	

第7周

第 2 天

激励提示：

　　为了避免在电影院里多吃零食，离家前最好吃点健康的东西，在电影院里喝点水或零卡饮料就行。

关键词：

V 蔬菜
F 水果
C 碳水化合物
PD 蛋白质 / 乳制品
Ft 脂肪
S 甜食

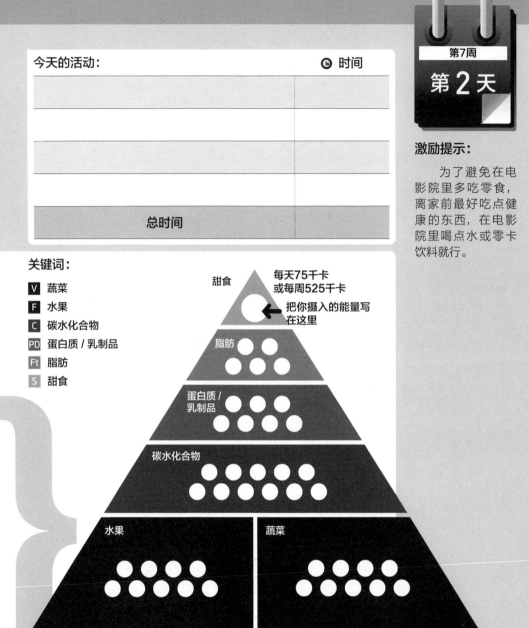

甜食

每天75千卡
或每周525千卡

把你摄入的能量写在这里

脂肪

蛋白质 /
乳制品

碳水化合物

水果　　　　　蔬菜

今天吃了多少金字塔食物份数：

　　当你在表格里记录食物及数量等内容时，顺便在上面食物组份数的圆圈内做标记。对于甜食，尽你所能估算一下一整天摄取的能量。

今天的日期：

今天的目标：

今天的说明：

今日饮食明细： 　　　　　　　　　　　　　　　　　　　　　　每个食物组的份数

🕐 时间	食物	数量	V	F	C	PD	Ft	S

血糖：

晨起空腹	晚餐前

今天的活动： 🕐 时间

总时间	

激励提示：

　　运动的时候尝试多种搭配方式。不要只局限于一种活动，比如散步，偶尔也试试骑自行车或游泳。

关键词：

- V 蔬菜
- F 水果
- C 碳水化合物
- PD 蛋白质 / 乳制品
- Ft 脂肪
- S 甜食

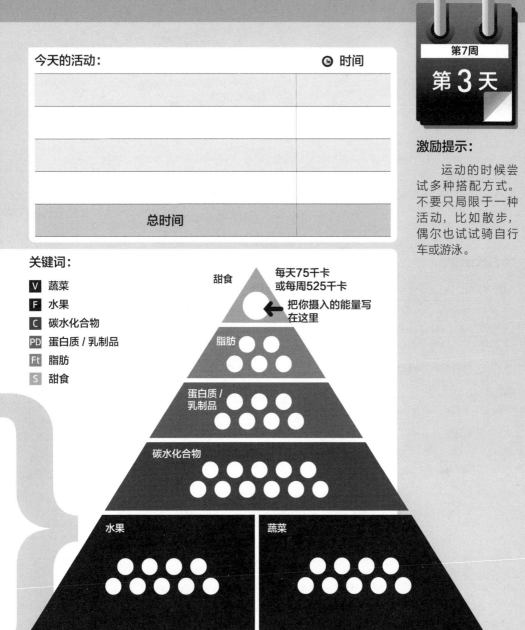

甜食

每天75千卡
或每周525千卡

把你摄入的能量写
在这里

脂肪

蛋白质 /
乳制品

碳水化合物

水果　　　　蔬菜

今天吃了多少金字塔食物份数：

　　当你在表格里记录食物及数量等内容时，顺便在上面食物组份数的圆圈内做标记。对于甜食，尽你所能估算一下一整天摄取的能量。

今天的日期：

今天的目标：

今天的说明：

今日饮食明细： 每个食物组的份数

⏱ 时间	食物	数量	V	F	C	PD	Ft	S

血糖：

晨起空腹	晚餐前

今天的活动：　　　　　　　　　🕐 时间

总时间

激励提示：

　　试着自己种一些蔬果，这没你想的那么难。在没有足够场地的情况下，你可以在户外的花盆里种点儿番茄和辣椒。

关键词：

V　蔬菜
F　水果
C　碳水化合物
PD　蛋白质 / 乳制品
Ft　脂肪
S　甜食

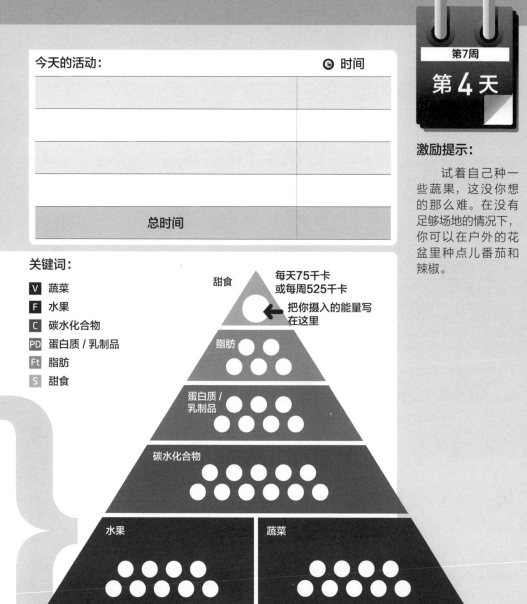

甜食　　每天75千卡
　　　　或每周525千卡

　　　　把你摄入的能量写
　　　　在这里

脂肪

蛋白质 /
乳制品

碳水化合物

水果　　　　　　蔬菜

今天吃了多少金字塔食物份数：

　　当你在表格里记录食物及数量等内容时，顺便在上面食物组份数的圆圈内做标记。对于甜食，尽你所能估算一下一整天摄取的能量。

今天的日期：

今天的目标：

今天的说明：

今日饮食明细： 每个食物组的份数

⏱ 时间	食物	数量	V	F	C	PD	Ft	S

血糖：

晨起空腹	晚餐前

今天的活动：　　　　　　　　　　🕐 时间

总时间	

激励提示：

抛开全或无的思维，在食物选择上不要太绝对，不要给食物贴上"好"或"坏"的标签。大部分食物只要适量都可以吃，偶尔吃点甜点也没关系。

关键词：

V 蔬菜

F 水果

C 碳水化合物

PD 蛋白质 / 乳制品

Ft 脂肪

S 甜食

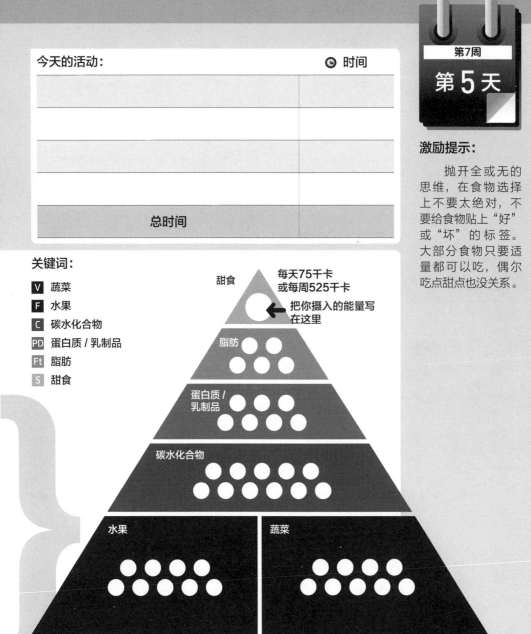

甜食　　每天75千卡
或每周525千卡

把你摄入的能量写在这里

脂肪

蛋白质 /
乳制品

碳水化合物

水果　　　　　　蔬菜

今天吃了多少金字塔食物份数：

当你在表格里记录食物及数量等内容时，顺便在上面食物组份数的圆圈内做标记。对于甜食，尽你所能估算一下一整天摄取的能量。

今天的日期：

今天的目标：

今天的说明：

今日饮食明细：　　　　　　　　　　　　　　　　　　　　　　　每个食物组的份数

⏰ 时间	食物	数量	V	F	C	PD	Ft	S

血糖：

晨起空腹	晚餐前

今天的活动：　　　　　　　　　　　　　　　　　🕐 时间

总时间	

关键词：

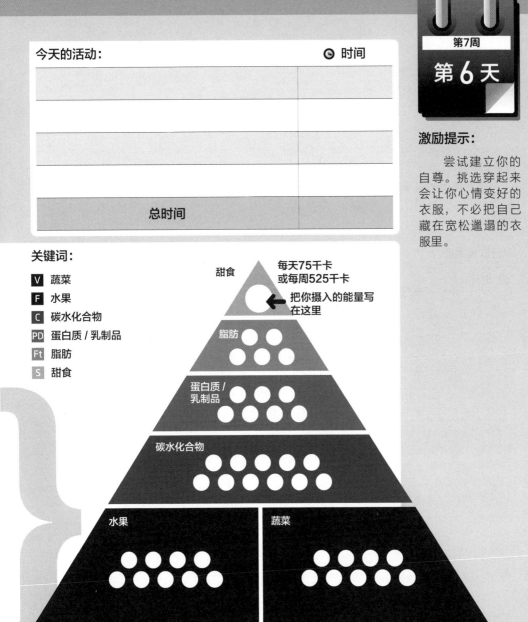

V 蔬菜
F 水果
C 碳水化合物
PD 蛋白质／乳制品
Ft 脂肪
S 甜食

甜食

每天75千卡
或每周525千卡

把你摄入的能量写在这里

脂肪

蛋白质／乳制品

碳水化合物

水果

蔬菜

今天吃了多少金字塔食物份数：

　　当你在表格里记录食物及数量等内容时，顺便在上面食物组份数的圆圈内做标记。对于甜食，尽你所能估算一下一整天摄取的能量。

今天的日期：

今天的目标：

今天的说明：
今天是称体重的日子，把体重记录在每周回顾和体重记录上。

今日饮食明细：   每个食物组的份数

🕐 时间	食物	数量	V	F	C	PD	Ft	S

血糖：

晨起空腹	晚餐前

今天的活动：　　　　　　　　　　　🕐 **时间**

总时间	

提醒：

　　在每周回顾和体重记录中记录你今天的体重。

关键词：

V 蔬菜

F 水果

C 碳水化合物

PD 蛋白质／乳制品

Ft 脂肪

S 甜食

甜食

每天75千卡
或每周525千卡

把你摄入的能量写在这里

脂肪

蛋白质／
乳制品

碳水化合物

水果

蔬菜

今天吃了多少金字塔食物份数：

　　当你在表格里记录食物及数量等内容时，顺便在上面食物组份数的圆圈内做标记。对于甜食，尽你所能估算一下一整天摄取的能量。

我的
起始体重

我今天的体重

我的体重变化

我感觉：
- 太棒了
- 很好
- 一般般
- 有点灰心
- 想放弃

我最引以为豪的是：

哪些项目做得好：

哪些项目做得不太好：

这周的份数目标完成了吗?

食物组	每日份数	第1天	第2天	第3天	第4天	第5天	第6天	第7天
蔬菜		●	●	●	●	●	●	●
水果		●	●	●	●	●	●	●
碳水化合物		●	●	●	●	●	●	●
蛋白质 / 乳制品		●	●	●	●	●	●	●
脂肪		●	●	●	●	●	●	●
甜食		●	●	●	●	●	●	●

用法说明：

1. 在上表中填入各类食物的每日份数目标。
2. 将你过去一周每天记录的总份数与你的目标进行比较。
3. 如果你的总份数达到了你的目标，请勾选上表中的圆圈。

血糖的变化：

提醒：

在这个回顾中计算你的体重变化并记录在体重记录中。

我想尝试的新食物或活动：

我今天走了多少步（可以使用计步器）？

第1天	第2天	第3天	第4天	第5天	第6天	第7天

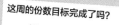

这周的份数目标完成了吗？

食物组	每日份数	第1天	第
蔬菜	4+	✔	
水果	3+	○	
碳水化合物	4	✔	
蛋白质/乳制品	3	✔	
脂肪	3		

我每天活动多少分钟？

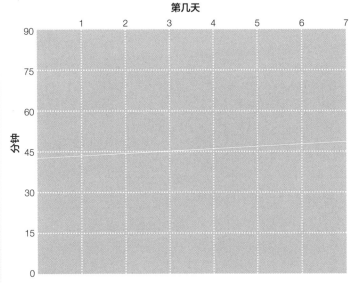

第几天

分钟

用法说明：

1. 用圆点标记每天的活动总分钟数。
2. 用一条线把图表上的每个圆点连起来。

请看右边的示例图表。→

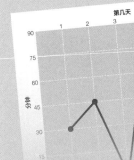

第几天

分钟

▲
上面的例子展示了如何填写每周回顾的份数目标表和活动表。

第几天	早餐	午餐	晚餐	加餐
例子	谷类 香蕉	意大利面 水果沙拉	金枪鱼包 小胡萝卜	饼干 奶酪
1				
2				
3				
4				
5				
6				
7				

运动和活动	特殊行程
上午11点游泳课 步行上班	18点儿童球赛 备注：晚餐在外面吃

一周概况

使用计划表：

　　制订你下周的饮食、活动和运动计划。注意可能影响你体重的特殊行程和安排，如旅行、外出就餐、社交活动和休假。

第8周计划表

饮食计划表

今天的主餐或所有餐点	数量

此页帮助你检查一餐是否符合健康体重金字塔推荐的份数目标。

1. 写下你这餐饭（或一整天）打算吃什么。
2. 根据你的计划来计算份数。
3. 一定要把菜单上的食物列在购物清单上。

这一餐的金字塔食物份数

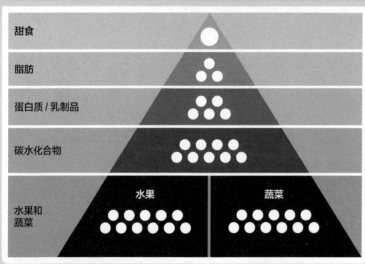

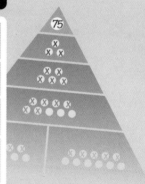

◀ 查看左边的金字塔食物份数。

今天的主餐或所有餐点	数量

此页帮助你检查一餐是否符合健康体重金字塔推荐的份数目标。

1. 写下你这餐饭（或一整天）打算吃什么。
2. 根据你的计划来计算份数。
3. 一定要把菜单上的食物列在购物清单上。

这一餐的金字塔食物份数

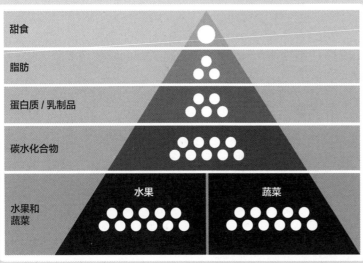

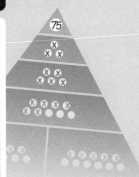

◂ 查看左边的金字塔食物份数。

当日食谱

早餐
墨西哥卷饼
1个中等大小的橙子
零卡饮料

V	F	C	PD	Ft	S
1	1	2	1	0	0

午餐
菠菜水果沙拉
2汤匙脱脂法式调味品
1杯脱脂牛奶
8整粒花生或4整粒腰果
零卡饮料

V	F	C	PD	Ft	S
2	1	0	1	2	0

晚餐
3盎司烤鱼或虾
2/3杯熟糙米
*1杯熟西蓝花
*2杯生菜
2汤匙脱脂沙拉酱
1杯混合浆果
零卡饮料

V	F	C	PD	Ft	S
2	1	2	1	1	0

加餐
*1份喜欢的水果

V	F	C	PD	Ft	S
0	1	0	0	0	0

* 规定的份数是最低量，可以根据你的需要调整。

小妙招：

此页的内容告诉你如何规划自己的每日食谱。你也可以照着做。

早餐做法

墨西哥卷饼

■ 将1/2杯番茄丁、2汤匙洋葱碎和1/4杯罐装玉米粒及部分罐内原汁同时下锅翻炒，锅内加1/2杯素蛋粉和蔬菜继续翻炒，馅料炒好后盛出并铺在零脂玉米饼上，最后淋上2汤匙沙拉酱，卷起玉米饼。

午餐做法

菠菜水果沙拉

■ 在2杯嫩菠菜上面放1/2杯青椒条、荸荠及1/2杯橘子片。

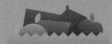

新鲜农产品	全谷物食物	肉类和乳制品

冷冻食品	罐头食品	其他杂类食品

小妙招：

去食品店前先把一周的购物清单准备好，这样你在做饭时就不会因为缺少食材而烦恼。

新鲜农产品	全谷物食物
1个中等大小的番茄	全麦玉米饼
1把大葱	糙米
蘑菇	1包英式松饼
1个洋葱	盒装全麦饼干
菠菜	
生菜	
西蓝花	

▲

在计划完本周的菜单后，将菜单中的所有食物一并添加到购物清单中。

今天的日期：

今天的目标：

今天的说明：

今日饮食明细： 每个食物组的份数

⏰ 时间	食物	数量	V	F	C	PD	Ft	S

血糖：

晨起空腹	晚餐前

今天的活动：　　　　　　　　　🕐 时间

总时间	

激励提示：

　　有了健康的生活方式、包括均衡的饮食、每天定量的体力活动、充足的睡眠和适当的压力管理等，体重自然会逐渐达到预期。

关键词：

V	蔬菜
F	水果
C	碳水化合物
PD	蛋白质 / 乳制品
Ft	脂肪
S	甜食

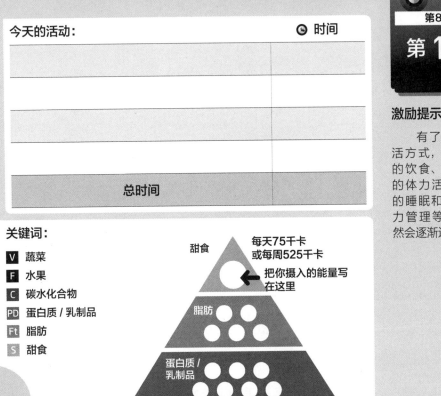

甜食　　　每天75千卡
　　　　　或每周525千卡

把你摄入的能量写在这里

脂肪

蛋白质 / 乳制品

碳水化合物

水果　　　　　蔬菜

今天吃了多少金字塔食物份数：

　　当你在表格里记录食物及数量等内容时，顺便在上面食物组份数的圆圈内做标记。对于甜食，尽你所能估算一下一整天摄取的能量。

今天的日期：

今天的目标：

今天的说明：

今日饮食明细：

每个食物组的份数

⏱ 时间	食物	数量	V	F	C	PD	Ft	S

血糖：

晨起空腹	晚餐前

今天的活动：　　　　　　　　　　　🕐 时间

总时间	

激励提示：

　　为了继续减重或保持现有的合理体重，你还是要继续之前被证明行之有效的策略。当然策略也需要根据不断变化的实际情况来调整。

关键词：

V 蔬菜
F 水果
C 碳水化合物
PD 蛋白质 / 乳制品
Ft 脂肪
S 甜食

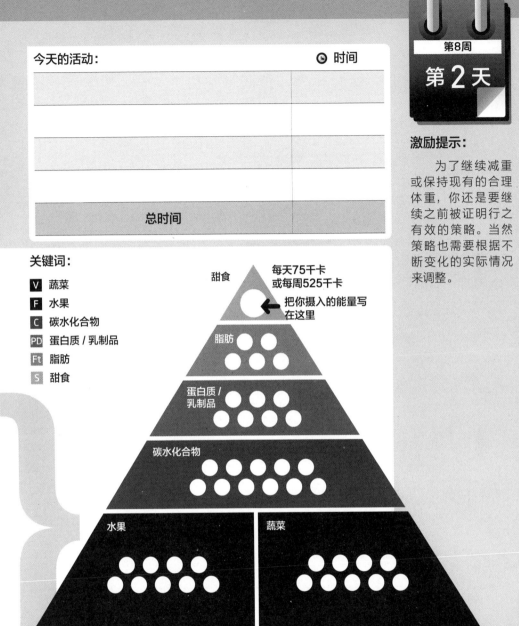

甜食

每天75千卡
或每周525千卡

把你摄入的能量写在这里

脂肪

蛋白质 /
乳制品

碳水化合物

水果

蔬菜

今天吃了多少金字塔食物份数：

　　当你在表格里记录食物及数量等内容时，顺便在上面食物组份数的圆圈内做标记。对于甜食，尽你所能估算一下一整天摄取的能量。

今天的日期：

今天的目标：

今天的说明：

今日饮食明细：

每个食物组的份数

⏱ 时间	食物	数量	V	F	C	PD	Ft	S

血糖：

晨起空腹	晚餐前

今天的活动：

🕐 时间

总时间	

关键词：

V 蔬菜
F 水果
C 碳水化合物
PD 蛋白质 / 乳制品
Ft 脂肪
S 甜食

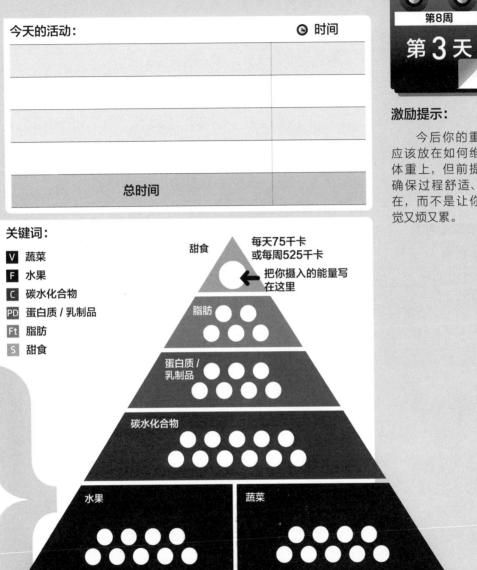

甜食　　每天75千卡
或每周525千卡

把你摄入的能量写在这里

脂肪

蛋白质 / 乳制品

碳水化合物

水果　　蔬菜

今天吃了多少金字塔食物份数：

当你在表格里记录食物及数量等内容时，顺便在上面食物组份数的圆圈内做标记。对于甜食，尽你所能估算一下一整天摄取的能量。

今天的日期：

今天的目标：

今天的说明：

今日饮食明细：

每个食物组的份数

⏰ 时间	食物	数量	V	F	C	PD	Ft	S

血糖：

晨起空腹	晚餐前

今天的活动：   🕐 时间

总时间	

激励提示：

　　不管减重多少，你能坚持记录日志到今天，这种精神就是非常值得赞赏的。

关键词：

V 蔬菜

F 水果

C 碳水化合物

PD 蛋白质 / 乳制品

Ft 脂肪

S 甜食

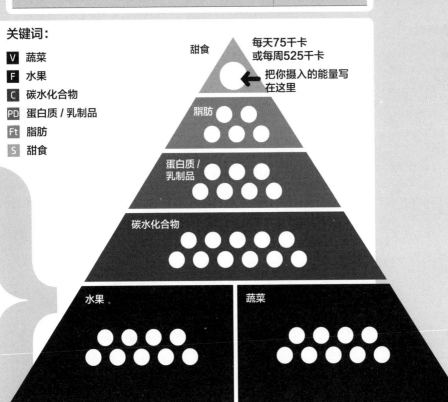

甜食

每天75千卡或每周525千卡

把你摄入的能量写在这里

脂肪

蛋白质 / 乳制品

碳水化合物

水果

蔬菜

今天吃了多少金字塔食物份数：

　　当你在表格里记录食物及数量等内容时，顺便在上面食物组份数的圆圈内做标记。对于甜食，尽你所能估算一下一整天摄取的能量。

今天的日期：

今天的目标：

今天的说明：

今日饮食明细： 每个食物组的份数

⏱ 时间	食物	数量	V	F	C	PD	Ft	S

血糖：

晨起空腹	晚餐前

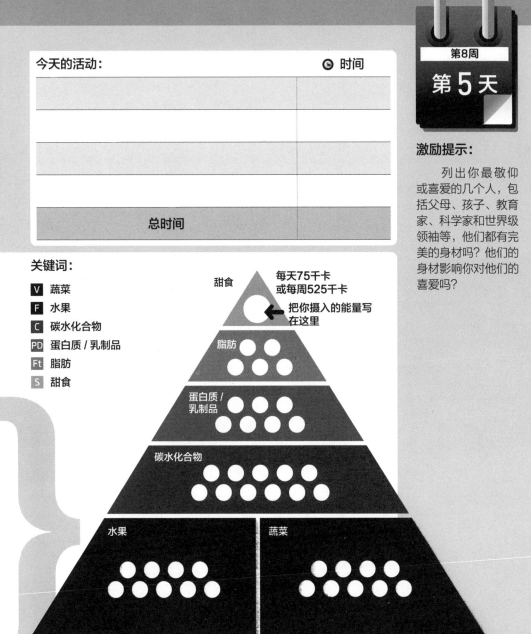

今天的活动：	⏰ 时间
总时间	

激励提示：

列出你最敬仰或喜爱的几个人，包括父母、孩子、教育家、科学家和世界级领袖等，他们都有完美的身材吗？他们的身材影响你对他们的喜爱吗？

关键词：

- **V** 蔬菜
- **F** 水果
- **C** 碳水化合物
- **PD** 蛋白质 / 乳制品
- **Ft** 脂肪
- **S** 甜食

甜食

每天75千卡或每周525千卡

把你摄入的能量写在这里

脂肪

蛋白质 / 乳制品

碳水化合物

水果

蔬菜

今天吃了多少金字塔食物份数：

当你在表格里记录食物及数量等内容时，顺便在上面食物组份数的圆圈内做标记。对于甜食，尽你所能估算一下一整天摄取的能量。

今天的日期：

今天的目标：

今天的说明：

今日饮食明细： 每个食物组的份数

⏰ 时间	食物	数量	V	F	C	PD	Ft	S

血糖：

晨起空腹	晚餐前

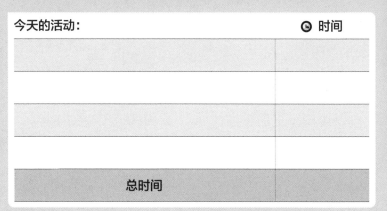

今天的活动：	⏰ 时间
总时间	

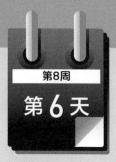

第8周

第 **6** 天

激励提示：

　　送张卡片或送束鲜花给别人，或到社区当志愿者。日行一善会让你充满自信。

关键词：

- **V** 蔬菜
- **F** 水果
- **C** 碳水化合物
- **PD** 蛋白质 / 乳制品
- **Ft** 脂肪
- **S** 甜食

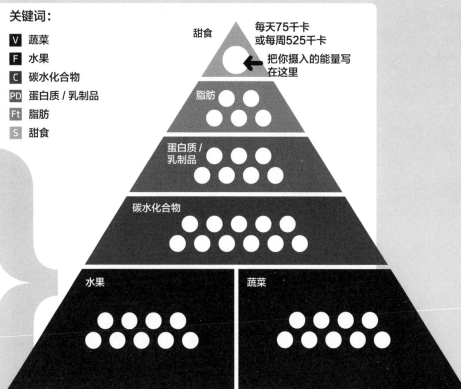

甜食

每天75千卡
或每周525千卡

把你摄入的能量写在这里

脂肪

蛋白质 / 乳制品

碳水化合物

水果

蔬菜

今天吃了多少金字塔食物份数：

　　当你在表格里记录食物及数量等内容时，顺便在上面食物组份数的圆圈内做标记。对于甜食，尽你所能估算一下一整天摄取的能量。

今天的日期：

今天的目标：

今天的说明：
今天是称体重的日子，把体重记录在每周回顾和体重记录上。

今日饮食明细： 每个食物组的份数

⏱ 时间	食物	数量	V	F	C	PD	Ft	S

血糖：

晨起空腹	晚餐前

今天的活动：	🕐 时间
总时间	

第8周

第7天

提醒：

在每周回顾和体重记录中记录你今天的体重。

关键词：

- V 蔬菜
- F 水果
- C 碳水化合物
- PD 蛋白质 / 乳制品
- Ft 脂肪
- S 甜食

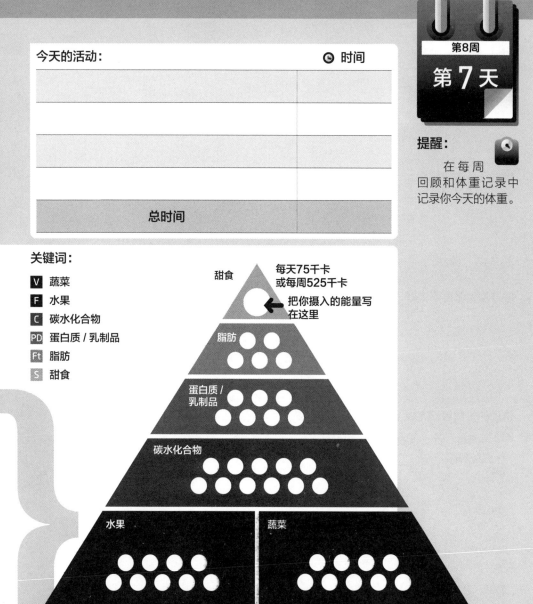

甜食

每天75千卡或每周525千卡

把你摄入的能量写在这里

脂肪

蛋白质 / 乳制品

碳水化合物

水果

蔬菜

今天吃了多少金字塔食物份数：

当你在表格里记录食物及数量等内容时，顺便在上面食物组份数的圆圈内做标记。对于甜食，尽你所能估算一下一整天摄取的能量。

我的
起始体重

我今天的体重

我的体重变化

我感觉:
- 太棒了
- 很好
- 一般般
- 有点灰心
- 想放弃

我最引以为豪的是:

哪些项目做得好:

哪些项目做得不太好:

这周的份数目标完成了吗?

食物组	每日份数	第1天	第2天	第3天	第4天	第5天	第6天	第7天
蔬菜		●	●	●	●	●	●	●
水果		●	●	●	●	●	●	●
碳水化合物		●	●	●	●	●	●	●
蛋白质 / 乳制品		●	●	●	●	●	●	●
脂肪		●	●	●	●	●	●	●
甜食		●	●	●	●	●	●	●

用法说明:

1. 在上表中填入各类食物的每日份数目标。
2. 将你过去一周每天记录的总份数与你的目标进行比较。
3. 如果你的总份数达到了你的目标,请勾选上表中的圆圈。

血糖的变化:

我想尝试的新食物或活动:

提醒:

在这个回顾中计算你的体重变化并记录在体重记录中。

我今天走了多少步(可以使用计步器)?

第1天	第2天	第3天	第4天	第5天	第6天	第7天

我每天活动多少分钟?

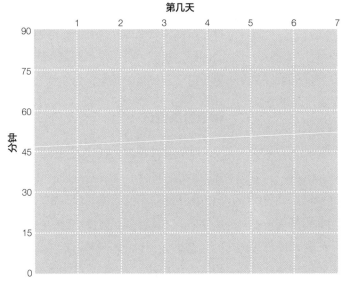

用法说明:

1. 用圆点标记每天的活动总分钟数。
2. 用一条线把图表上的每个圆点连起来。

请看右边的示例图表。 ➜

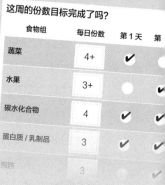

这周的份数目标完成了吗?

食物组	每日份数	第1天	第
蔬菜	4+	✔	○
水果	3+	○	✔
碳水化合物	4	✔	✔
蛋白质 / 乳制品	3	✔	✔
脂肪	3		✔

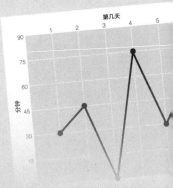

▲
上面的例子展示了如何填写每周回顾的份数目标表和活动表。

健康体重是给自己一生的承诺

回想一下你在开始进行Mayo Clinic糖尿病饮食时为自己设定的目标。经过10周的坚持，现在的结果符合你的期望吗？

严格地用数字来衡量你的进步。将你刚开始时的体重和现在的体重进行比较，结果可能会让你满意，也可能让你有挫败感。很多人错误地认为体重永远都减不够，所以一直困在无止境的减重循环中。

控制体重不仅仅是减重多少的问题，它也可以帮助你更好地控制糖尿病，甚至阻断糖尿病的进展。

经过不懈的努力，你现在吃得更好，活动得也更多。想想你已经学会的能够帮助你扫除障碍和改变不健康行为的新策略。回想一下这段时间你品尝过的新食材和新食谱。这些改变都在改善你的健康状况。

无论减重多少，你都向更健康的自己迈进了一步。如果你觉得需要再减重，可以依照前几周的模式继续下去。如果你对现在的成果比较满意，那么维持体重就是你接下来的任务。

终身受用的良策

不管你是选择继续减重，还是维持目前的体重，《糖尿病饮食生活》已经把你需要的体重控制技巧和资源都传授给你了。

以下是一些基本的指导原则，可以帮助你将学到的知识融入一生的健康生活中。

掌握基本原则

继续保持健康的生活方式，体重自然能控制好。坚持营养均衡、分量适中的饮食和日常体育锻炼，保证充足的睡眠和适当的压力管理，不单是给减重者的建议，更是每个人一生中都要努力做到的。

有志者事竟成

根据实践结果，继续运用那些对你有效的策略。此外，也要根据情况变化修正相应的策略。不论策略如何改变，目的都是使你的减重计划更能适应新的挑战。

把在Mayo Clinic糖尿病饮食中学到的新的、健康的行为融入日常生活才是你的终极目标。千万不要在10周之后回到之前的老样子，将这些好习惯束之高阁。

更有趣

你应该高高兴兴地去做维持体重这件事。在这个过程中要让自己感受到愉快和舒适，而不是烦恼和无趣。当你开始找借口或拖拖拉拉的时候，就表明这些行为很快会被你抛弃。

眼光长远

不管你已经减了多少体重，坚持参加这个项目才是你取得的最重要的成就。

在10周或10个月甚至10年的时间里考虑控制体重是很重要的。控制体重是一辈子的事。不管你的期望是什么，只要坚持下去，你就能达到目标——也许这比你想象的还要快。

肯定自己

你在减重过程中扮演的关键角色是值得肯定的。凭借着坚定的决心，你开始行动，投入精力和耐力，才没有半途而废。现在你已经有了继续下去的经验和辅助工具。为自己取得的成绩喝彩，这有助于提升你的信心，使你面对未来的挑战时更从容。

展望未来

在未来的几个月或几年里，偶尔花点时间来重新审视一下你对保持健康体重和控制血糖的承诺。提醒自己健康的生活方式会给你带来很多益处。

在思考和行动的过程中，不要忽视那些负面情绪，试着找出它们出现的原因并寻找解决办法。随着时间的推移，你将有能力适应不断变化的情况，并随之调整策略和生活习惯。

在记录《糖尿病饮食生活日志》的10周里，你需要一直使用体重秤来跟踪进展并保持积极性。你可能会发现持续保持体重和血糖记录是必要的，可以一直持续下去。

第1周习惯追踪表								
做到了就打 ✓	第1天	第2天	第3天	第4天	第5天	第6天	第7天	总计
养成5个好习惯								
1. 吃健康的早餐								
2. 吃蔬菜和水果								
3. 吃全谷物食物								
4. 吃健康的脂肪								
5. 运动								
改掉5个旧习惯								
1. 吃东西时不看电视								
2. 戒糖								
3. 不吃零食								
4. 吃适量的肉和乳制品								
5. 不到餐馆就餐								
追加5个新习惯								
1. 对食物进行记录								
2. 对日常活动进行记录								
3. 多运动								
4. 吃"真正的食物"								
5. 设定每日目标								
总计								

用法说明：

1. 每一天结束时，检查一下你完成了哪些项目。
2. 周末对列和行进行合计，以查看你的进展。

第2周习惯追踪表							
第8天	第9天	第10天	第11天	第12天	第13天	第14天	总计
养成5个好习惯							
改掉5个旧习惯							
追加5个新习惯							

习惯
追踪表

提醒：

合计习惯追踪表的列和行，看看哪些习惯你坚持得好，哪些对你而言是有困难的。

见《糖尿病饮食生活》第66~68页

▲
上面的例子告诉你如何填写习惯追踪表。

减重！

今天的目标：

今天的活动： 🕐 时间

总时间	

今天的日期

提醒：
记得在每周末称体重。

今日饮食明细：

🕐 时间	食物	数量

血糖：

晨起空腹	晚餐前

减重！ 每日记录 · 第☐天

今天的目标：

今天的活动： 🕐 时间

总时间	

提醒：
记得在每周末称体重。

今日饮食明细：

🕐 时间	食物	数量

血糖：

晨起空腹	晚餐前

221

今天的目标：

今天的活动： 🕐 时间

总时间	

今天的日期

提醒：
记得在每周末称体重。

今日饮食明细：

🕐 时间	食物	数量

血糖：

晨起空腹	晚餐前

减重！

今天的目标：

今天的活动： 🕐 时间

总时间	

今天的日期

提醒：

记得在每周末称体重。

今日饮食明细：

🕐 时间	食物	数量

血糖：

晨起空腹	晚餐前

223

减重！ 每日记录 · 第□天

今天的目标：

今天的活动： 🕐 时间

总时间	

今天的日期

提醒：
记得在每周
末称体重。

今日饮食明细：

🕐 时间	食物	数量

血糖：

晨起空腹	晚餐前